体检与保健

TIJIAN YU BAOJIAN

主　编

徐世全

敬　华

李　梅

中国人民解放军
第 306 医院保健办编著

人民军医出版社
People's Military Medical Press
北　京

图书在版编目(CIP)数据

体检与保健/徐世全,敬　华,李　梅主编.一北京:人民军医出版社,2005.6
ISBN 7-80194-243-4

Ⅰ.体…　Ⅱ.①徐…②敬…③李…　Ⅲ.①体格检查-基本知识②保健-基本知识　Ⅳ.①R194.3②R161

中国版本图书馆CIP数据核字(2004)第019115号

策划编辑:秦素利　**加工编辑**:周文英　**责任审读**:周晓洲
版式设计:赫英华　**封面设计**:吴朝洪　**责任监印**:陈琪福
出 版 人:齐学进
出版发行:人民军医出版社　**经销**:新华书店
通信地址:北京市复兴路22号甲3号　**邮编**:100842
电话:(010)66882586(发行部)、51927290(总编室)
传真:(010)68222916(发行部)、66882583(办公室)
网址:www.pmmp.com.cn

印刷:三河市春园印刷有限公司　**装订**:春园装订厂
开本:850mm×1168mm 1/32
印张:13.125　**字数**:236千字
版次:2005年6月第1版　**印次**:2005年6月第4次印刷
印数:14051～17100
定价:25.00元

内容提要

本书为临床工作和体检经验丰富的解放军306医院专家精心撰写，针对在体检和医疗保健中存在的盲点和误区，首先强调体检与医疗保健的重要性，然后详细介绍了内科、外科、妇科、眼科、耳鼻咽喉科、口腔科等专科检查，讨论了血常规、尿常规、肝功能、肾功能、血脂、血糖、心脏标志物、乙肝病毒标志物、肿瘤标志物、心电图、X线、CT、磁共振、造影等常规检查项目的临床意义。系统论述了常见病，如口腔疾病、高血压、血脂紊乱、冠心病、卒中(中风)、糖尿病、甲状腺疾病、消化道疾病、眼科疾病、中老年慢性腰腿痛、颈椎病的保健等。内容全面具体，通俗易懂，实用性强，实为一本权威性体检与保健指南。适合各行业及各年龄段尤其是中老年读者阅读参考。

责任编辑　秦素利　周文英

编著者名单

主　　编　徐世全　敬　华　李　梅

编写人员　（以姓氏笔画为序）

马华松　王　萍　王玉珍　王宗烨
王晓非　王维华　王普艳　亓　鹏
牛忠英　师天鹏　伍春荣　刘欣波
刘彦君　许樟荣　杜建新　李　梅
李丽华　李丽雅　李家兰　杨鹤鸣
吴　玮　张军学　张建中　张朝利
陆野燕　畅　坚　施生根　罗　灵
岳　明　金　真　屈昌民　赵　军
胡莲娜　袁　群　贾海英　徐世全
高铁山　海　涌　曹东平　崔　彦
梁会泽　彭文鸿　敬　华　韩浩伦
管兴志

前言

古人云，人生七十古来稀。科学的进步使国人的人均寿命已经超过了70岁，许多老人年过七旬，依然非常精神，且能积极地参与许多社会活动，依然在充分地享受美好的生活。

但是，在现代科技飞速发展的同时，人们也感到了前所未有的工作与生活上的压力。40岁出头的女明星风华正茂，却死于癌症；刚过50岁的成就突出的科学家却积劳成疾，倒在了心爱的工作岗位上。更有甚者，二三十岁的年轻人，有的却已经发生了心肌梗死，有的已经患了高血压病、糖尿病或高血脂。还有的中青年人，因为承受不了工作与生活的压力，而过早地离开了人世。每每遇到这类事情，作为医生，我们都痛心疾首；作为医院管理者，我们思绪万千。我们拿什么奉献给我们的广大患者，拿什么奉献给我们的社会？

经过认真的考虑和讨论，我院的一批中青年医学专家决定编写《体检与健康》一书，以此来宣传医学科普知识。注重身体健康，定期体检可以使许多疾病能够得到及时的发现和治疗。医院不仅是治病的场所，也是宣传普及科学知识、提倡预防疾病的重要课堂。生活方式带来的疾病，要从改变不健康生活方式的源头来抓起，来预防。国外有关卫生经济学的研究证实，许多人一生所花费医疗费的80%是花在了临终前的抢救上。如果，我们将医疗花费提前使用，在未病或在刚得病时就能得到很好的科学的预防或治疗，那么，就会事半功倍，投资少而效益好。重视体检，重视预防保健，就可以得到这样的效果。

因此，在我院保健办公室的具体组织下，由我院各科室中青年专家编写的这本《体检与健康》出版了。这本书会帮助我们理解为什么要体检，帮助我们了解体检中一些指标的意义，指导我们如何去预防疾病和如何去科学地治疗疾病。在防病治病的过程中，只有医务人员一方面的积极性是远远不够的，群体的健康需要全社会人员的参与。当今世界上许多疾病是可以通过健康的生活方式来预防和治疗的。希望本书的出版在这方面能起到积极的作用。

本书部分插图参考金东洙等主编的《系统解剖学》第2版全国医学成人高等教育专科教材，特此致谢。

我们欢迎广大读者对本书和对我们的工作提出意见与建议，我们将在为广大患者服务的过程中不断地改善我们的服务质量，提高我们的医疗水平。同时，在不断改善医疗服务的过程中，努力减轻患者的精神负担和经济负担，为社会的进步作出我们的贡献。

解放军306医院院长、主任医师、外科教授　邹德威

解放军306医院政委、党委书记　胡培禹

目录

【血液流变学和血液凝固功能检查】

【妇科激素检查】

【心电图检查】

【超声检查】

【X线检查】

【CT检查】

第一部分 健康体检的内容及意义

第一节 健康体检重要性的概述

人类为生存而奋斗，其目的就是要生活得更加美好，美好生活最重要的基础就是需要强健的身体，有人把健康、家庭与事业三者的关系做了一个数学方程：设健康为1，如果家庭幸福在1后面加0，就是10倍的好；如果事业成功在10后面再加0，就是100倍的好；但是如果身体不好了，去掉了前面的1，其结果全部等于0。这就是说健康对于人的一生来说，是最重要的事情，我们必须百倍地注意，重视健康就是重视一切。近年来，加入到一年一度健康体检行列的人数越来越多，进行保健咨询、购买保健书籍的人也越来越多，健康体检逐渐成为我们生活中不可缺少的一部分。

1. 中国人的疾病谱变化

唯物主义辩证法认为，世界上的一切事物都在不断地变化，处于暂时的动态平衡之中，人类与疾病的抗争也是如此。随着人们生活水平的提高、生活方式的改变、医学科技的发展，一些疾病的发病率和病死率在降低，而另一些疾病的发病率和病死率在上升；有的疾病被消灭了，但有些新的疾病又出现了，此消彼长，永不停歇，人类将为自己的健康坚持不懈地努力。

近几年来，我国居民的疾病谱已经和正在发生变化。一些急慢性传染病比如流感、痢疾、肝炎、疟疾等疾病的发病率明显下降，而一些非传染性慢性疾病则急剧上升，例如冠心病、糖尿病、脑血管病、癌症等。

糖尿病、高血压、冠心病的发病年龄提前，青年人甚至少年患中老年疾病者并不罕见。有研究发现，我国年轻人动脉粥样硬化发病年龄最小的为 16 岁，高分布人群在 20～30 岁之间，其中男性比女性高 4.9 倍。年轻人冠心病占总发病率的 4.3%。专家指出，由于高胆固醇血症和体重超重人群的增加，加上庞大的吸烟人群，使得近 10 年来，我国冠心病的发病率男性增加了 42.2%，女性增加了 12.5%。

1999 年，国家卫生部公布的我国城市地区前 10 位死因顺位为：恶性肿瘤、脑血管疾病、心脏病、呼吸系统病、损伤和中毒、消化系统病、内分泌营养和代谢免疫疾病、泌尿生殖疾病、精神病、神经病。这 10 大死因合计占总死亡人数的 91.6%。

2001 年，国家卫生部公布的我国城市地区前 10 位死因顺位为：恶性肿瘤、脑血管疾病、心脏病、呼吸系统病、损伤和中毒、内分泌营养和代谢免疫疾病、消化系统病、泌尿生殖疾病、精神病、神经病。这 10 大死因合计占总死亡人数的 92.0%。从时隔 2 年的城市死亡原因排序看，惟一的变化是内分泌营养和代谢免疫疾病作为 1999 年的第 7 位死因提前到 2001 年的第 6 位。北京市因糖尿病导致的死亡人数已经是10年前的2.4倍，脑血管病变成为北京人的第一杀手。仔细分析这10类死因，多数属于可防可治的。如恶性肿瘤可通过体检得到极早发现和极早的科学治疗，许多患者可以有较好的预后，甚至可以防止癌症的发生或延长寿命或提高生活质量。

世界卫生组织结合世界各国的情况，公布了2002年度排名前10位的健康危险因素为：体重不足、不安全性交、高血压、吸烟、饮酒、饮用水污染、环境与卫生、缺铁、室内污染、高胆固醇和肥胖。显然，对于我国来说，体重不足、不安全性交不属于排在前面的健康危险因素；饮用水污染、环境卫生、室内污染和缺铁正在明显地改善或已经和正在解决；其他的危险因素已经受到了全社会的高度重视。另外，国外的资料表明，中年人体重超重是早死的危险因素。

除了这些危及健康的主要因素外，还有一个不可忽视的问题就是身心健康。另外，人群中约有三分之一处于“亚健康”状态，这在“白领”人群中更为突出，公司“白领”、知识分子、企业老总、大中学生都是“亚健康”的高发人群。有调查显示，27％的知识分子处于“亚健康”。“亚建康”大多表现为情绪紧张、心烦意乱、胸闷弊气、夜寐不安、食欲不佳、面色无华、常感疲劳，而又查不出什么疾病。

现代社会的疾病谱已经发生或正在发生明显的变化，这是健康保健工作的指南。针对疾病的变化和与疾病的抗争，不仅仅是药物治疗的问题，更重要的是需要科学的知识和科学的生活方式。我们每天勤奋的工作，但很多人很少投入时间、精力和金钱去考虑一下自己的健康问题，待疾病来临时，却又显示得紧张和手足无措。如若每年或每半年抽出一定时间，作一次全面的体检，了解一下自己的健康状态，及时发现自己身体的异常改变，在医务人员指导下，实行健康的生活方式，克服和避免现代快节奏生活带来的“亚健康状态”，使自己身体、精神和社会活动上都处于真正的健康状态，这就是健康体检带给您的回报。

（许樟荣）

2. 健康体检在疾病防治中的重要性

孙子兵法有一句名言叫“知己知彼，百战不殆”。一年一度的健康体检就是一个知己知彼的体现，对于体检者来说是一个知己的过程，可以及时发现疾病或某些异常状态，可以及时地进行必要的治疗或预防；对于体检单位和医院的医生来说是一个知彼的过程，单位可以对了解到员工的身体状况，有针对性地安排工作，关心员工；医生对自己负责的医疗范围的人群健康状态有了了解，有了个人的健康档案，能够更清楚地知道某个人的发病是初发还是早就存在，有利于针对性治疗。有了体检，我们就能发现以往我们所不了解的情况，就能使健康保健工作落实到实处，更加有针对性地治疗和预防疾病，确实做到防患于未然。

近年来，人们深切地体会到体检的重要性，也越来越重视体检，每年通过体检发现疾病而得到及时治疗的病例也很多。如某单位一年完成了1 930名工作人员的体检，人员的年龄分布为：36～44 岁组 52 名，45～59 岁组 855 名，60～82 岁组 993 名，共检出各系统疾病

10 652例次，平均每人 5～6 病次。检出恶性肿瘤 5 例，通过及时的手术、早期的治疗，都能够健康生活甚至治愈。体检发现最常见的 5 种异常情况为：前列腺肥大，占男性的 53%；眼底动脉硬化，占 50%；口腔疾病，占 50%；脂肪肝，占 47%；血脂异常，占 35%。中老年人常见的其他疾病为：高血压，占 22%；胆结石、胆囊炎，占 20%；冠心病，占 12%；白内障，占 9%；高血糖，占 7%；慢性支气管炎及肺气肿占 6%。

从上述体检结果中可以发现，许多疾病或异常状态平时是没有临床表现的，尽管事实上病变在发生和发展，病人可以无任何不适，例如，相当多的高血压、胆囊病变、糖尿病、冠心病病人并无症状。近几年，在我院每年的体检人员中，都会发现恶性肿瘤，如肺癌、肾癌、肝癌、胃癌等，而病人自己却毫无任何不良感觉。这些病人的癌症是通过体检得到及时发现的，大多得到早期的、妥善的治疗，预后很好，多数病人仍在正常工作。可以这样说，常规年度体检是保证这些病人得到及时正确治疗的前提。只有早发现，才能保证早治疗，只有早治疗，才能避免一些不良的后果。但确实有一些病人，一旦发现恶性肿瘤，已经属于晚期，失去了最佳的治疗时机。这些情况说明，只重视年度体检还不够，体检也要实行分类管理，既要照顾全面，又要突出重点，在某些方面存在强烈危险因素的人，更要注重这方面的检查。如以往有过慢性肝炎病史尤其是有过肝硬化的病人，更要注意定期地复查肝脏超声和反映肝脏肿瘤的血液化验，有血脂异常或心电图异常者需要加强对心脏方面的检查。

体检的重要性不仅在于早发现疾病，还在于通过体检，我们每人有了自己的健康档案，以便进行纵向的对比。这种纵向的对比非常重要。例如，一位高血压病人，今年的血压、尿蛋白较去年高（以往尿蛋白正常），这就说明病情可能在发展，且很可能累及肾脏。另一位病人今天牙痛、发热，血白细胞 $8.5\times10^9/L$，而以往多次体检的白细胞结果为 $4\times10^9/L$，那么尽管他的白细胞在正常范围，仍应考虑合并细菌性感染。各人之间检查结果可有很大差异，而个体的变化则相对恒定。因此，自己与自己纵向比较，更能反映个人的健康状况。

体检还会告诉我们，如何进行健康保健。许多疾病的发生与发展与不健康的生活方式有关。这些疾病的治疗不仅需要药物，更需要改变生活方式，需要有关的知识和行为。通过体检，可以更好地了解自己，珍惜健康、热爱生命。

（许樟荣）

第二节　体检的组织与准备

1. 集体体检组织管理

定期的身体检查或测试，是做好自我保健的一个重要手段，因此，要坚持和完善体检制度，健全医疗档案，及时准确全面地掌握健康状况。

医学健康专家劝告大家，一般人平均每半年至少要进行一次全面的健康检查，1 年进行 2 次，因为有许多疾病是在尚无自觉症状时，在体检中发现的。正所谓“预防胜于治疗”。对于有特殊病情的病人来说，则需要根据专业医生的建议和病情的需要来进行相应次数的健康检查，出于对自己的健康负责，这种必要的检查是不可缺少的。

(1)体检前准备：首先，组织单位要成立体检工作领导小组，对体检工作进行认真布署并对参检人员进行动员；其次，要认真填写《体检簿》中的每一项内容，如一般情况、既往病史、现患主要疾病等，便于医务人员了解体检者的全面情况，为最后的体检诊断提供资料；第三，体检单位负责人要与医院取得联系，到医院领取体检所需物品，如化验单、尿杯、便盒等，同时将注意事项告知体检者本人，诸如哪些项目需要空腹，哪些项目需要憋尿，必要时给每人发一份体检须知。

(2)体检中协调：根据体检常规及各单位的经济实力，有的项目如B超、心电图、胸透等可以作为常规体检项目，而有的大型仪器设备如CT、MRI等一般不作为常规体检内容。体检开始后，体检组织者要与医院体检办公室保持联系，对体检中发现阳性结果的，如需进一步做CT、MRI或其他检查项目检查的应及时安排，以免贻误病情。

(3)体检后总结：体检结束后，医院应及时根据体检情况做出体检小结，并根据体检结果有针对性地提出防治及保健意见，各组织单位应将每个人的体检结果以书面形式及时反馈给参检者本人，使每位参检人员对自己的体检情况做到心中有数。

2. 如何选择体检医院?

目前社会上的医院形形色色，小到一个诊所，大到具备上千张床位的三级甲等医院，均承诺具备体检条件。

但是，要做好一年一次的体检或平时的健康体检，做到经济耗费与体检效果的最佳效益，还需要单位和个人对体检的医院进行一番比较，精心选择。

(1)要选择硬件条件齐全的医院：一是诊室完善，根据一般体检项目要求，至少要具备内外科、眼科、口腔科、耳鼻咽喉科、妇产科、检验科、B超室、心电图室、放射科等科室。二是设备齐全，不仅要具备体检所需的设备，最好还要具备如CT、MRI等大型设备，便于在体检中发现阳性体征时能够做到及时复查，以免贻误诊断，三是有良好的就诊环境，如果体检中发现疾病，具有安排住院治疗的能力和条件，便于及时治疗，如果您选择的体检医院硬件设备不全，检查出问题后还需要到其他有条件的医院进一步检查，这样，前面的检查只能供参考。还必须从头到尾再重复检查一遍，既浪费了钱还耽搁了时间。

(2)要选择医疗技术精湛的医院：体检的过程是对体检者的身体情况进行综合分析的过程，所以，要选择内外妇儿各专科医生齐全的医院，而且医务人员要具备较高的综合分析能力，有高年资高级职称的医务人员，主检医生必须具有依据辅助检查和专科检查结果做出综合体检结论，进行健康咨询和疾病防治指导的能力，这样，我们可以获得对各种病症的了解和预防，并且从中得到适当的健康咨询，增加自已的健康意识，从而及时对症下药，防病于未然，治病于未然。

3. 体检前个人应当做什么准备？

有人问："体检还需要做什么准备吗？"的确如此，体检前有无准备不仅关系到您能否如期完成体检，而且可以影响体检结果的准确性。那么体检前应做哪些准备呢？

(1)保持日常生活习惯：受检者在饮食、睡眠、情绪、运动方面不宜有太大变化。因为睡眠不足、饮食不当、情绪紧张、过度疲劳等均可导致机体免疫力下降，易患感冒，可能导致转氨酶一过性升高，影响体检结果判定。

(2)一般需要禁食和停药：许多检查当日需要空腹。如化验肝功能、肾功能、血糖、血脂、血黏度；胃镜、肠镜及腹部B超检查等。上午进行体检者，早餐要禁食；下午进行体检者，上午9时以前可吃少许清淡饮食，但午餐要绝对禁止。体检前应停服药品及保健品，以免影响肝、肾功能；有些疾病需要长期坚持服药，不能间断，则应当按日常计划服药，在体检时向医生说明正在服用的药物名称和剂量，以便正确分析体检结果。

(3)找出原有体检结果：以前做过体检或在医院检查过应携带原有检查结果报告单，以便填写体检表中既往史，并有利体检医生对比分析、连续观察。如原有异常体检结果应适当复查或增加体检项目。如以往化验乙肝病毒阳性者，应化验肝功能、乙肝五项，甚至做乙肝DNA检测，以了解感染程度及预后；原有心脏杂音者可以进行心脏彩超检查避免漏诊或再次复检。

(4)特殊检查的准备：胃镜检查前需要肝功能及肝炎病毒化验检查结果，禁食至少6～8小时并取下假牙。肠镜检查前需服用泻药。脑电图检查前日、当日应停服各种神经兴奋剂、镇静剂，洗净头发，忌用头油、发胶、摩丝，餐后3小时检查，最好不穿化纤衣服以防静电干扰。眼科视力检查前，配镜者应提前摘下眼镜，使眼屈光系统充分休息放松，以免影响裸眼视力检查结果。腹部B超检查膀胱、子宫者，检查前4小时内不能排尿，需多饮水，使膀胱充盈后方可清楚显示需查器官。女性妇科体检及化验尿常规应避开月经期。

(5)其他准备和注意事项：体检前晚上应当洗澡，以便医生进行检查；体检时应着宽松休闲衣裤，便于穿脱及测量血压；注意保管好个人物品，如手机、手表、眼镜等易遗忘的物品；化验尿常规以留取晨起第一次小便为佳，因尿液相对浓缩，容易发现问题；胸部透视或拍胸片应避免戴有记忆合金及金属扣的胸罩；色盲、色弱是遗传基因所致，非锻炼治疗所能改变，不必刻意遮掩，早期发现有利于个人选择或调整适合学习的专业或职业。

（李　梅　曹东萍）

第三节　体检的一般项目和专科检查及其意义

【体检的一般项目】

1. 完整填写一般项目的重要性是什么？

体检表格一般有三类：①简单的体检表：包括姓名、性别、年龄、职业、联系方式（电话、传真、电子信箱、家庭住址及邮政编码）；②详细体检表册：包括出生年月，籍贯，婚姻状况，（已婚、未婚、离异、丧偶、再婚）；文化程度，性格（开朗、内向、抑郁），生活自理能力（完全自理、部分自理、不能自理），饮食习惯（主食、两/日、嗜好、荤、素、甜、咸、酸、辣），饮酒史（有、无，日均纯酒精含量× ml，已×年、戒酒×年),吸烟史(有、无、×支/日已×年、戒烟×年),个人爱好(书画、钓鱼、养花、养鱼、棋牌、工艺、设计、书报、集邮、乐器),运动方式(拳、剑、跳舞、跑步、散步、球类、骑车、游泳、其他),睡眠(×小时/日),家庭状况(×代同住、和睦、一般、不和),经济状况(人均收入×元),社会交往(多、中、少),心理状态(良、中、差),居住条件(良、中、差),生活满意度(良、中、差),健康自我评价(良、中、差);③某些招工体检、研究生入学体检、司机健康年检等自带体检表,由招收单位或交通队指定发放。

“一般项目”是体检的基础,内容应填写清楚不致张冠李戴。如性别不同,则检查项目各异,男性查前列腺,女性查子宫附件。有些疾病性别不同发病率亦有区别,如胃溃疡男性是女性的5～6倍,而胆石症女性是男性的2倍。有些检查正常值男女不同,如化验血沉最高正常值男性是15mm/小时、女性是20mm/小时。年龄不同多发疾病不同,如心脏疾患,年轻人优先考虑先天性心脏病、病毒性心肌炎;老年人则以冠心病、高血压为主。婚姻状况中,如离婚、丧偶可能对某些疾病的发生产生一定的影响。另外,某些人患病可能与职业有关,如长期伏案工作易患颈椎病,采石工人易患矽肺等。文化程度,经济条件则可影响人的生活方式及生活质量。

总之,填好写全“一般项目”有助于医生有针对性地为您选择体检项目、判断体检结果。体检不仅是从抽血、胸透时才开始,而是从文字资料填写开始就可以部分了解身体状况。体检结束后可将体检结果直接传送给体检者,必要时及时通知复查。

2. 为什么要问家族史？有何意义？

询问家族史目的是了解有无遗传疾病。世界卫生组织指出人的健康长寿影响因素中遗传因素占15％、社会因素占10％、医疗条件占8％、气候条件占7％、其余60％在个人保健。遗传倾向性疾病的主要特点表现为：在亲祖代和子孙代中出现一定数量的遗传病人或有亲缘关系婚配所生育的孩子中遗传病发病率高于一般人，而且单卵双生子比异卵双生子患遗传病机会多。因此，仔细询问并如实回答家族史可以得到某些疾病的线索或评估其患病的风险，从而进行必要的定期监测和预防。家族史在以下3方面有更大的意义：

(1)预测在家族中遗传性疾病发生概率：据遗传病史可推算患者或其家属所生育子女再患病的发生率：如遗传性共济失调、舞蹈病、胎儿畸形等。再如血友病是一组遗传性凝血功能障碍的出血性疾病，血友病病人或携带其基因的女性与正常男性结婚，所生育儿子有半数发病、其女儿有半数为血友病基因携带者；而男性病人与正常女性结婚其女儿均是血友病基因携带者，儿子则全部健康。通过婚前体检、健康体检可帮助参检者对是否适合结婚、生育或是否需要避孕、绝育、胚胎移植等作出选择。

(2)肿瘤遗传疾病：几乎所有肿瘤晚期均有染色体改变，肿瘤形成过程中也有肿瘤基因及肿瘤抑制基因参与。如白血病、淋巴瘤、黑色素瘤等肿瘤具有细胞遗传学改变特征，体检时应予注意。

(3)高血压、糖尿病、高脂血症

随着人们生活水平提高，高血压、糖尿病、高脂血症等疾病的发生率升高，这些疾病同时也有一定的遗传倾向。遗传是高血压病发生的一个重要因素。父母亲是高血压者，其子女患高血压的概率是双亲血压正常者的5倍，而单卵双生子（即由一个受精卵所形成的双胞胎）患高血压概率高于双卵双生子（两个受精卵形成的双胞胎）；糖尿病也多有遗传倾向。其中1型糖尿病多属多基因遗传范畴，遗传度约49%，也有少见的线粒体糖尿病，表现为母系遗传，即由母亲遗传给后代。而2型糖尿病更有很强的家族遗传性，遗传度高于60%；高脂血症除环境因素外也与许多遗传基因有关。平均遗传度：高胆固醇血症为55%，高三酰甘油血症为35%，载脂蛋白a则高达99%。

3. 为什么问既往史？哪些既往史有重要意义？

（1）询问既往史的意义

第一，有利于明确诊断：医学上许多疾病诊断需要重复验证，仅凭一次体检结果不能轻易定论。如高血压诊断需要两次以上测量结果，一次体检发现血压增高、血糖异常、心电图T波改变等不一定就是高血压、糖尿病、冠心病；也可能是情绪紧张、饮食改变、睡眠欠佳、过度劳累所致。若既往有类似病史，结合此次体检结果则可明确诊断。

第二，有助于增减体检项目：如既往患“甲状腺功能亢进”此次体检项目中可考虑加查甲状腺功能五项；既往患过“肺结核”，简单胸透不够可靠，最好照胸片以了解疾病控制情况；以往是乙肝病毒携带者验血时不宜单独查

HBsAg、应查乙肝病毒五项，综合分析目前情况。

第三，有益于了解病情、调整用药：据体检结果，加上既往史，医生可判断您原有疾病是否进展、药物治疗效果如何。原有糖尿病，此次血糖化验正常，提示您饮食控制和药物治疗有效；如原有乙型肝炎，体检时发现谷丙转氨酶较前增高，医生可以建议您加服护肝药物。

(2)哪些既往史重要

①常见病，多发病：健康体检以常见多发病为基点，不可能面面俱到。目前占我国发病率前三位的疾病是心脑血管疾病、肿瘤和呼吸系统疾病。我国高血压人群已超过一亿，北京平均每 20 分钟就有一人死于心血管病。我国脑卒中（中风）发病率居世界第 2 位。如既往患有这些疾病，应予提示。

②可能影响体检结果判断的既往疾病：糖尿病在我国也有高发趋势，某些省区发病率高达 10%。如患有糖尿病且正在治疗中，体检时化验血糖未必增高，如既往史中又没有注明，主检医生可能误判或建议您加做糖耐量、糖化血红蛋白、胰岛素水平测试等重复检查，耗资误时。

③需要进一步检查的既往疾病：如您原有高脂血症，医生可以建议体检中加查显微血细胞黏度或血液流变学检查，因高脂血症时血液黏稠度多偏高。再如既往反复发作心律失常，可以选择 24 小时动态心电图监测观察您心律失常的性质，在一天中什么时段及什么情况下多发，以利指导治疗。

④传染病方面的既往史：如患有慢性肝炎、慢性细菌性痢疾等消化道传染病，明显不适合餐饮服务行业的招

工标准，不必再行此类体检。如拟行胃镜检查，原为乙肝病毒携带者，应予说明。复检后仍为阳性者可用另套设备检查，以防交叉感染。

（曹东萍）

【身高体重、腰围臀围】

1. 体检时为什么要测体重？

许多人在体检时都知道测体重是常规检查，但是为什么要测体重却不太了解。在这里我们有必要把这个问题解答一下。医生可通过测量患者的体重，了解他是过胖还是营养不足。假如体重小于正常标准，那么就得进一步了解，患者是否近期内体重明显下降还是一直在偏低，为临床诊断是否有消耗性疾病或营养不良提供依据。如果患者的体重超过正常范围，那就属于临床上所谓“肥胖”的范畴了。大家知道肥胖会引起心脑血管等疾病，那么测量体重的意义就更大了。如果了解一个人是否肥胖，只测量体重是不够的，必须同时测量身高。测体重时应该穿贴身内衣，测身高时脱去鞋子，挺胸，抬头站立。

2. 中国人正常标准体重范围如何计算？

（1）传统计算法：一直以来人们沿用老的体重评估法。它是用下列公式计算出标准体重：

男：62kg＋（身高－170）×0.6kg

女：52kg＋（身高－158）×0.5kg

（2）简便计算法：为求简便，也可采用下列公式计算标准体重：

男：（身高－80）×0.7

女：（身高－70）×0.6

(3)其他：近年来报道适合亚洲人的标准体重测量方法如下：

男：标准体重(kg)＝身高(cm)－105

女：标准体重(kg)＝身高(cm)－100

现在最流行的方法还当属体重指数衡量法。体重指数(BMI)＝体重(kg)/[身高(m)]^2，在我国BMI在小于18.5为低体重，18.5～24之间为正常，大于24为超重，大于26为轻度肥胖，大于28为中度肥胖，大于30为重度肥胖。世界卫生组织及英、美国家的标准，BMI男性大于27，女性大于25为肥胖。有学者BMI大于24为超重，大于26为肥胖。有人认为不论性别，BMI大于24即为肥胖。

3. 如何评定肥胖？

肥胖再也不是富裕的标志，更不是健康的标志，而是疾病的一种表现或先兆或危险因素，因此，对肥胖的评判标准就显得特别重要。评定肥胖有以下几种方法：

(1)身高推算法：根据身高推算出标准体重，超过理想体重的20％为超重，超过30％为轻度肥胖，超过40％为中度肥胖，超过50％为重度肥胖。

(2)百分率法：标准体重百分率＝被检查人实际体重/标准体重×100，如≥120％为轻度肥胖，≥126％为中度，≥150％为重度。

4. 什么是腰臀围比值？为什么要检查腰臀围？

腰臀围比值的测定是近年来增加的检查项目。因为最近的研究发现，中心性肥胖与心血管疾病有密切的关系。中心性肥胖者容易发生胰岛素抵抗，从而造成高血压，高血脂，冠心病。腰围的正常值男女不同，男性 95cm 以下，女性 85cm 以下。腰围/臀围男性大于 0.92，女性大于 0.81 为中心性肥胖。

检查腰围时测量以肚脐为标点的周长度。臀围是以髂前上棘（肚脐与大腿根之间的中点）为标点的周长度。在检查腰臀围时，要穿贴身内衣。被检查者挺胸直立。在判定是否肥胖时，把体重指数，腰臀围比值结合起来。

（王玉珍　王普艳）

【血压测定】

1. 如何正确测定血压？

血压的测定虽然简单，但也要有正确的测定方法才能获得准确的血压数值。要正确测定血压，必须注意以下几点：

（1）测定血压前应禁止吸烟及饮用茶、咖啡、可乐等兴奋性饮品，且至少静坐休息 5 分钟。

（2）袖带规格为长 30～35cm，宽 13～15cm，上肢过粗或过细的应选较宽或较细的袖带。且松紧度要适当，袖带应放在肘关节上 2.5cm 处。

（3）被测者取坐位，上臂裸露，肘关节与心脏位于同一水平。

（4）缓慢放气，使水银柱匀速下降（2～3mmHg/秒），以听诊出现的第一音确定收缩压，以声音消失时（柯氏第五音）为舒张压。

（5）至少 2 次血压测量，每次间隔 2 分钟以上，取平均值，如果 2 次测量值＞5mmHg，则应测第 3 次，取 3 次读数的平均值。首次需测双臂血压。

2. 何谓高血压？

成年人（年龄≥18岁）在未服用药物的情况下，收缩压≥140mmHg和（或）舒张压≥90mmHg即为高血压。既往有明确的高血压病史并正在服用降压药物治疗者，即便血压正常也应视为高血压。目前，我国采用国际统一的WHO/ISH分类法，将非药物状态下的血压水平进行分类，见表1。

表1 血压水平的定义和分类(WHO/ISH)

类别	收缩压(mmHg)	舒张压(mmHg)
理想血压	<120	<80
正常血压	<130	<85
正常高值	130～139	85～89
1级高血压(轻度)	140～159	90～99
亚组:临界高血压	140～149	90～94
2级高血压(中度)	160～179	100～109
3级高血压(重度)	≥180	≥110
单纯性收缩性高血压	≥140	<90
亚组:临界高血压	140～149	<90

3. 如何确定高血压？

由于血压可受多种因素影响而波动，即使已患高血压者，其血压也并不一定24小时均增高。因此在依据标准作出高血压诊断时，需注意以下几点：①特别强调以非同日测量值为准，以避免漏诊高血压或将生理性血压波动误诊为高血压；②使用标准的血压测量工具，目前以水银柱式血压计为准；③采用规范的血压测量方法，即测血压前的准备，测量的体位，采用的血压计及其袖带宽度读数方法都要符合规范要求；④高血压的测定以门诊偶测血压为准，动态血压监测或者自测血压，可为选择门诊测血压的时间提供帮助；⑤注意排除心律失常，尤其是心律失常对血压测定值的干扰。

4. 发现血压高需做哪些进一步检查？

高血压是危害人类健康的一类综合征，可因某些症状引起称为继发性高血压。更多的是无明显原因所致，称为原发性高血压，但其存在某些危险因素，或引起靶器官的损害出现相应表现。因此，发现高血压时，应排除继发性高血压，了解是否存在危险因素，评估靶器官的损伤程度，以及有无药物治疗的禁忌证，有目的的进行相关检查。常做的检查有以下几项：

(1)血常规、尿常规。

(2)血脂(TC、TG、LDL、HDL)、血糖(空腹或糖耐量)、肝功能、肾功能、血尿酸、高敏 C 反应蛋白、血浆纤维蛋白原、血电解质。

(3)眼底检查。

(4)心电图检查。

(5)X 线检查。

(6)双肾、肾上腺及肾动脉超声检查，超声心动图检查，外周动脉的超声检查。

(7)体重指数。

(8)病史：重点是早发心血管疾病家族史、脑出血史、冠心病史、糖尿病史以及是否存在静息为主的生活方式。

（王晓非）

【内科检查】

1. 内科体检主要内容有哪些？

（1）心脏检查：心尖搏动、心界大小、心率快慢、节律是否整齐、有无心脏及血管杂音、心包摩擦音。

（2）呼吸系统：胸部音响、肺肝界、呼吸频率快慢，有无干湿性啰音及胸膜摩擦音。

（3）消化系统：腹部有无压痛，肝脾是否肿大、有无包块及移动性浊音、肠鸣音是否正常。

（4）神经系统：意识状态是否清晰、语言是否流利，脑神经系统检查肌力、肌张力、生理反射是否正常、有无病理征。

（5）一般情况：巩膜有无黄染、结膜是否红润、眼睑及双踝部有无水肿。

2. 内科体检对哪些病症有提示作用？

人体主要脏器心、肝、脾、肺、肾都在内科体检范围之内，对许多疾病和体征，如支气管炎、肺炎、胸膜炎、心律失常、心包炎、心肺功能不全、肝脾肿大、贫血、黄疸等有初步筛查和诊断作用。

有人认为："体检反正要查心电图和腹部B超，内科体检可以免了"。事实并非如此，任何仪器设备检查都有局限性，如心电图检查对心肌缺血、心律失常有诊断定性价值，但对先天性心脏病、风湿性心脏瓣膜病诊断并无特异性；而一般体检不做心脏B超，如果不经内科视、触、叩听检查可能会漏误诊。医生用听诊器在胸部可直接听到杂音，作出诊断，并提出进一步辅助检查项目，有利于对疾病的早期发现与及时治疗。

（曹东萍）

【外科检查】

1. 外科主要检查什么？

（1）一般观察：主要包括发育、营养、体态、面容、表情、步态等观察。如肿瘤病人可能出现消瘦、贫血貌、精神状态差。脊柱及四肢疾病可能表现为步态改变、跛行。

（2）皮肤、体表及浅表淋巴结检查：皮肤颜色、弹性、光泽、是否存在瘢痕及其他改变。颌下、颈部、锁骨上下、腋窝、腹股沟等处淋巴结是否有肿大。

（3）颈部检查：淋巴结、甲状腺、气管及颈部血管观察。

（4）胸部及乳腺检查：检查胸部是否有畸形、胸廓活动度及心肺情况。乳腺检查主要观察乳腺发育情况，是否对称，是否存在畸形及乳腺触诊检查。

（5）腹部检查：腹部是否有畸形、腹部是否有压痛，肝、胆、脾是否肿大，腹部有无肿块，有无腹壁疝及腹股沟疝存在。

（6）脊柱、四肢检查：观察脊柱生理弯曲、活动情况，是否存在畸形及侧弯。四肢发育、活动情况，观察是否存在畸形、水肿及血管曲张。

（7）肛门检查：包括肛门外观检查、肛门指检、前列腺及肛门镜检查。

（8）外生殖器检查：男性体检者包括外观检查，阴茎、阴囊及睾丸、附睾触诊。女性体检者则进行妇科转科检查等。

2. 外科检查对哪些病症有一定的诊断意义？

（1）可以发现淋巴结肿大：淋巴结肿大的原因多为炎症或结核，但是有的肿瘤转移，如鼻咽部、甲状腺、食管、肺癌等首先出现在淋巴结，而淋巴瘤则首先可能在颈部或腋下或腹股沟等处的淋巴结肿大。锁骨周围淋巴结肿大还可能为胃、肠、肺肿瘤转移。

（2）甲状腺肿大：甲状腺瘤、结节性甲状腺肿、甲状腺功能亢进、地方性甲状腺肿及甲状腺癌等均表现为甲状腺肿大，经过检查发现甲状腺肿大后，可以及时做进一步的检查。

（3）胆囊炎、胆囊结石：发作时表现为右上腹疼痛，常常与胃痛相混淆。通过外科检查，可以进行初步的判断，再进一步做超声等检查进行确诊。

（4）对老年疝治疗提出指导性意见。

（5）骨质增生及椎间盘突出：中老年人常见此病，往往因为疼痛、活动障碍等症状严重影响生活质量，通过外科检查，可以提出进一步的检查或治疗意见。

（6）通过肛门指检，有助于发现直肠癌、男子前列腺癌、前列腺肥大等症。还可以明确便血、便秘的原因，有针对性地治疗。

3. 对外科检查重要性的认识是什么？

常常有人认为体检主要是做个透视、检查心电图及超声、化验血液等，对专科检查尤其是对外科检查觉得不重要甚至忽视。其实，专科体检与上述检查同样重要，二者各有偏重、相互补充。系统的外科检查可以早期发现一些病症。如骨质增生、痔、前列腺肥大、乳腺增生及腺瘤等；而一些常见的恶性肿瘤，往往可以通过外科检查发现，如乳腺癌、直肠癌等。举例来说，我国大肠癌病例中一半以上为直肠癌，而80%以上的直肠癌是可以通过肛门指诊触及而诊断的，简单的肛门指检就可以挽救许多人的生命！而部分医生及被体检者因为怕脏和碍于面子等原因却没有进行此项检查，实在可惜。乳腺检查是早期发现乳腺癌的有效方式，切不可因碍于面子而不检查。

（杨鹤鸣）

【妇科检查】

随着人们生活质量的不断提高，追求有一个健康的体魄越来越受到人们重视，妇女一年一次的妇科体检，使妇女疾病的早期发现大大提高，对于已婚妇女，尤其35岁以上妇女更为重要。通过检查可及早期发现外阴炎、阴道炎、盆腔炎、盆腔肿物（包括卵巢良恶性肿瘤，子宫肿瘤），尤其对于那些无自觉症状的宫颈癌及宫颈癌的癌前病变做到早发现、早治疗特别重要（图1-1，1-2）。

1. 妇科检查包括哪些方面？

妇科检查主要包括：外阴、阴道、宫颈、宫体、双侧卵巢、输卵管（通称附件）、盆腔。①外阴检查：阴毛的分布、形状；大小阴唇的发育情况，小阴唇有无粘连；阴蒂的大小；尿道口位置，有无息肉及其他赘生物；前庭大腺有无肿胀、脓肿；处女膜是否完整，会阴体有无裂伤；②阴道检查：看有无先天性畸形；阴道的长度；有无阴道横膈或纵隔；阴道黏膜颜色是否正常；白带量、颜色、气味；阴道前

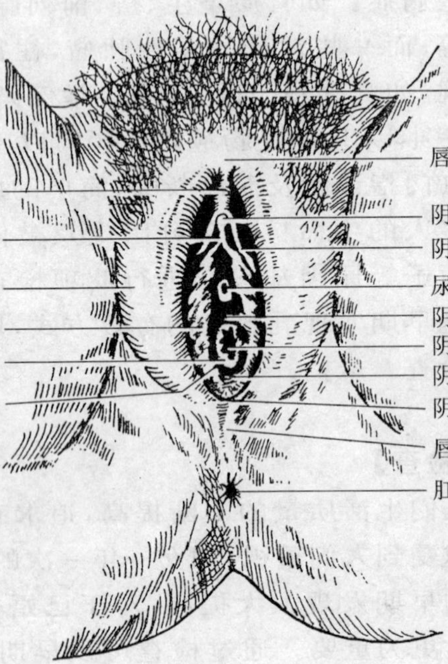

图 1-1　女性外生殖器

后壁有无膨出;③子宫颈检查:查子宫颈的大小、位置,有无糜烂及糜烂的程度,宫颈黏液的情况,做宫颈防癌刮片,35 岁以上的妇女每年至少要检查一次;④子宫体检查:查子宫大小、质地、形态、活动度、位置、有无压痛,必要时采用 B 超检查子宫的大小和内膜厚度;⑤附件检查:包括双侧卵巢和输卵管大小、质地、形态、活动度、有无压痛;⑥盆腔检查:了解盆腔有无肿块,与子宫卵巢关系;各条韧带的粗细,软硬度,触痛情况等。

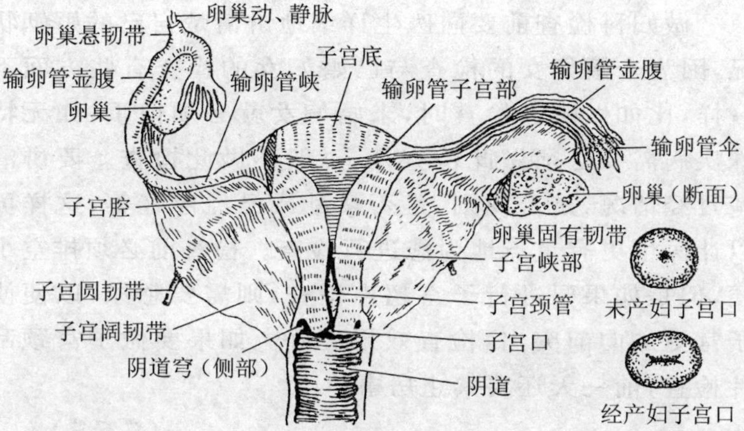

图 1-2　女性内生殖器(前面)

2. 妇科检查发现异常怎么办?

通过妇科检查常常会发现一些异常或疾病状态，一般有条件的医院会作出进一步检查或定期复查的方案，以便确定疾病的性质、严重程度，在此基础上进行合适的治疗。对于可疑宫颈癌或宫颈癌前病变合并宫颈炎的病人，要进行适当的经抗炎治疗后，再次复查，如仍有可疑时，可进一步做阴道镜检查，取活体组织检查，最后必须明确诊断，以防漏诊癌症。对于发现有盆腔包块不论是卵巢上的或子宫上的，均要高度怀疑相关部位的肿瘤，要及时做进一步检查，明确诊断。然后根据肿瘤的大小、良性或恶性、恶性程度及时制定相应的治疗方案或定期随访检查。

3. 做妇科检查前应注意什么？

做妇科检查前要向医生详细地讲清楚自己的婚姻状况，因为未婚妇女的检查与已婚妇女的检查有些方面不一样，比如做阴道检查时，未婚妇女就必须慎重，如无特殊疾病需要必须做此检查外，一般不做此检查。要讲清楚月经情况，是否规则、是否紊乱或已经停经等，这样可以让医生更有重点地为您进行检查。检查前必须排空小便，但是如果要进行子宫超声检查，则需要憋尿，以便使子宫更加向前突出，检查效果更好。如果要做子宫颈刮片检查，前一天还要禁止房事。

（路野燕）

【眼科检查】

1. 常规眼科健康体检应查哪些内容？有何临床意义？

健康体检时，都要求进行视力检查，对有特殊职业要求的人群，可能还要检查色觉、立体视觉、外眼疾病以及眼底检查等等。40 岁以上的人群一般都应该进行眼底检查。眼底检查主要是查屈光间质、眼底血管、视盘和黄斑、视网膜（图 1-3）。

（1）屈光间质：主要观察晶状体和玻璃体，是否有白内障及玻璃体浑浊。

（2）眼底血管：大多数人在进行眼底检查时最关心是否有动脉硬化。的确，视网膜上动静脉管径粗细、动脉管壁的反光及动静脉交叉压迹等，可以在一定程度上反映全身某些血管是否有硬化及程度。但是，它只能反映小

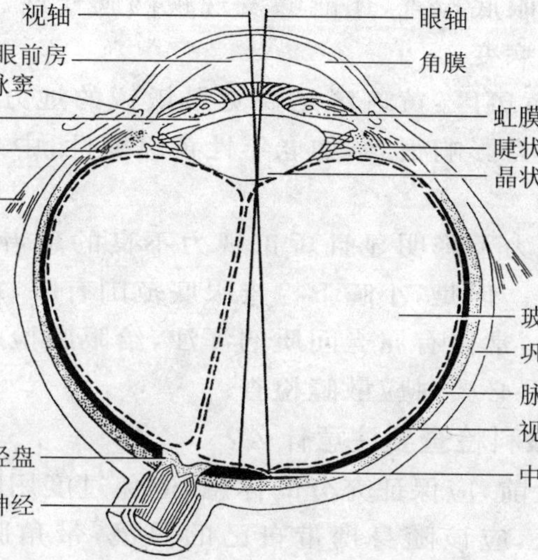

图 1-3 右眼球的水平切面

动脉硬化及老年退化性硬化，前者常与高血压病同时存在，后者常见于正常健康老人。而内科通常所说的动脉硬化主要是指大、中血管的动脉粥样硬化。所以，用眼底来判断全身动脉硬化是非常局限的。

（3）视盘：观察视盘轮廓和视杯的大小及深度，能早期发现青光眼病，对于无症状的青光眼病人来讲有重要的意义。

（4）视网膜：对患有糖尿病、肾病等全身性疾病的人，通过眼底检查，可了解有无眼底病变，程度如何；对高度近视眼患者来说，可了解是否存在视网膜退行性改变。了解以上情况对指导治疗、预防严重并发症具有重要意义。通过眼底检查,还能够发现视网膜变性、脱离、视网膜前膜等病变。

(5)黄斑区:黄斑区是视觉最敏锐的地方,黄斑部的病变对视力影响很大,如老年性黄斑变性,中心性视网膜炎等。

对视力下降明显且矫正视力不良的患者,眼底检查是必要的。但是,小瞳下检查眼底范围有限,加上老年人的瞳孔小,常伴有屈光间质的浑浊,给眼底检查带来了困难。所以,必要时应散瞳检查。

2. 眼科检查要注意什么?

体检前,应保证充分的休息,避免过度用眼。有屈光不正的人,应该随身携带自己的眼镜,带角膜接触镜的人,检查当日应改戴框架眼镜。

3. 什么情况下需要进一步检查?

(1)体检发现视力异常,戴眼镜也不能达到正常标准,有可能是眼镜度数不够了,或者发生了眼部的器质性疾病,应尽快做相应的检查,以明确诊断,及早治疗。

(2)有相当一部分人,视力正常,但医生发现您的眼底有病变,或告诉您可疑青光眼时,您也应该按照医生的建议做进一步检查,因为有一些疾病起病隐匿,发展缓慢,待出现症状时,已到了疾病的晚期,失去了治疗的最好机会。

4. 眼科特殊检查主要包括哪些?

(1)验光检查:对于视力不好,矫正视力也不正常的人,首先必须进行验光检查,让医生了解您真实的视力状况,以便进行正确的判断。

(2)眼底血管造影检查:对检查出有眼底视神经、视网膜疾病,特别是黄斑疾病的人,应酌情进行该项检查。

(3)眼压、视野、青光眼眼底图像分析:对可疑青光眼的人,上述检查是必须的,以便尽早确诊,避免延误治疗。

(4)视觉电生理检查:包括视觉诱发电位、视网膜电图、眼电图和多焦电生理技术等。主要反映视网膜、脉络膜、视神经以及视皮质的功能,可以从整体上了解患者视觉功能的状态。临床上主要应用于以下疾病:视神经疾病的诊断与疗效观察;对白内障患者术后视力的预测;对青光眼患者视神经损害程度的监测;弱视儿童的诊断及治疗效果的评价;眼外伤后的视力低下的客观界定;视力减退的医学鉴定;糖尿病视网膜病变,视网膜动、静脉阻塞,色盲,夜盲等血管性疾病检查;视网膜色素上皮疾病及脉络膜疾病的检查等。其中,多焦技术是近年在国际上最新研究成功的电生理检查技术,可以通过刺激视网膜上的不同部位,得到不同部位视网膜的功能状态,这项检查对于黄斑区疾病最为敏感,可作为黄斑区病变程度、疗效观察的可靠依据。

(胡莲娜　罗　灵　赵　军)

【口腔科检查】

1. 口腔科检查的目的是什么?

一提到口腔,很多人只想到"牙"和"吃"。实际上,口腔科涵盖颜面部、口腔部和颞颌关节部等的保健和相关疾病的诊治。牙齿,仅仅是口腔组织的一部分。就功能而言,吃即食物的摄取、咀嚼和吞咽是口腔基本功能,除了"吃"以外,口腔还对面部的容貌、表情、语言以及呼吸等发挥重要作用。

到口腔科进行健康体检非常重要，它不仅能通过口腔专业即口腔颌面外科、牙体牙髓病科、牙周病科、口腔黏膜病科、口腔修复科、口腔正畸科的检查，发现有关的缺陷与疾患，而且还可以查出与全身系统有关的疾病。有些口腔疾病可作为感染病灶，引起邻近器官或身体其他部位重要脏器的病变，某些全身性疾病也可能最先在口腔内出现表征。因此，定期进行口腔检查，了解口腔及全身的健康状况，对有关疾病早期发现、早期诊断和早期治疗有重要意义。

2. 口腔科常规体检的内容及意义？

口腔体检包括颌面部、颈部、口腔部和颞颌关节部。颌面颈部主要检查完整性、对称性、皮肤色彩等。口腔部主要检查牙齿、牙龈、颊、腭、舌和涎腺。颞颌关节主要检查其运动状况。

(1)颌面部

①完整性：观察颌面组织的完整性可以发现以下疾病：发育畸形(面裂，唇裂，牙槽裂，腭裂)；炎症(各类脓肿、囊肿可在面部或颈部形成肿胀或窦道)；肿瘤(良性肿瘤局部可以出现包块隆起、恶性肿瘤可引起皮肤、黏膜的破溃并疼痛或麻木)。口唇部长期溃疡、红肿或出现新生物，需排除梅毒、艾滋病、淋病等性传播疾病。

②对称性：正常情况下，左右侧面部、颈部基本对称，表情自然，眼、口开闭自如。静态时某局部有明显隆起，应考虑有肿瘤或因邻近器官炎症引起局部肿胀。如果面部表情不自然，眼、口不能正常闭合则应考虑有面神经麻

痹，需要进一步查明引起面神经损伤的原因。突发性面神经麻痹发生在未成年或年轻人多半由炎症引起，在中老年人需要排除有无颅脑部的肿瘤或血管疾患。

③皮肤色彩：从中医和临床经验可知，面色红润表明身体康健，面色蜡黄提示营养不良，面色灰暗示有严重的肝、肾疾病。两侧颧骨区皮肤暗红称“二尖瓣面容”，是患心脏病者典型的面部体征。鼻梁两侧出现蝶形红斑则可能患有红斑狼疮。局部皮肤发紫或深蓝，表明可能患有血管瘤。面色异常者应该进一步进行相应的检查，明确诊断，及时治疗。

(2)牙齿

①形态：正常牙齿表面完整、光滑、左右侧同名牙对称，切牙呈“铲形”，用于切割食物；尖牙为“箭头形”，用于撕裂食物；后牙咬合面较大，有很多尖、窝和沟，主要用于研磨食物。牙体缺损常见于以下疾患：龋病，楔形缺损、磨耗、发育异常(牙釉质发育不全、重度氟斑牙)，以及各类牙外伤。牙体缺损性疾患应该注意早期发现，早期治疗，否则，其进一步发展将危及牙髓，引起牙髓炎症、坏死、根尖周等疾病。

②色彩：正常乳牙呈白色，恒牙呈乳白色，半透明，牙颈部颜色较深，咬合面部颜色较浅。四环素牙为牙齿发育期间(8 岁以内)使用了大量的四环素类药物，该药物沉积于牙齿硬组织内，其牙冠颜色灰暗色、重度为灰褐色。氟斑牙为 8 岁以前所在地生活区饮水中含氟量过高，氟素在牙齿内沉积，使牙齿呈现白垩色，重者为黄褐色。牙釉质发育不全的牙齿具有对称性，可发现其牙冠

有规则的环状缺损，缺损区牙色黄褐。如果牙冠整体颜色由正常缓慢地变成灰黑色，表明该牙的牙髓已经失去活力，称为死髓牙。死髓牙较脆，特别是经过充填的死髓牙，由于牙体组织薄弱，容易出现牙齿折裂。为了预防牙折，患牙宜用人造冠加以保护。用于制作人造冠的材料有，金属（镍铬合金，钛合金，金钯合金）、陶瓷或为陶瓷与金属的融合体即烤瓷冠，可以根据患牙的位置、缺损状况以及患者的职业、经济情况等进行选择。牙冠颜色由正常缓慢地部分地变黄或局部变黑，表明患牙被染色（烟斑，茶渍或有牙垢、牙结石），需要洁治（洗牙）。

③数目：上下颌牙牙数相等，左右对称。儿童共有乳牙 20 颗，从中线向后上下左右各有乳切牙 2 颗，乳尖牙 1 颗，乳磨牙 2 颗。成人共有恒牙 28～32 颗，同样各有切牙 2 颗，尖牙 1 颗，前磨牙 2 颗，磨牙 3 颗，部分人第三磨牙不能正常萌出，因此其牙数可在 28 至 32 之间。牙数减少见于先天性缺牙或因龋病、牙周病、外伤造成的后天性缺牙。1 至数颗牙齿缺失叫牙列缺损，全部自然牙丧失称牙列缺失。牙列缺损应该及时修复以防止其邻牙移位继发其他咬合类疾病。修复牙列小的缺损（2 颗牙左右）最好采用固定义齿。修复牙列大的缺损最好采用可摘局部义齿，修复全牙列缺失采用全口义齿。对于全身状况和经济条件俱佳的牙列缺损或缺失的患者可以选择种植义齿。

④排列：正常人的牙齿生长在牙槽嵴顶上，从前向后以中切牙、侧切牙、尖牙、双尖牙和磨牙的顺序排列，相邻两颗牙齿紧靠在一起，排列成自然的弓形。个别牙过长，

过短，位于牙弓之外，排列拥挤或牙间稀疏，都属于牙颌畸形。这些畸形影响美观，妨碍食物的咀嚼和消化，影响下颌的运动，容易造成消化系统和口颌系统的病变。相邻牙牙间稀疏会出现食物嵌塞。食物嵌塞容易继发龋病和牙周病。牙齿排列异常的患者最好在 13 岁前接受口腔正畸治疗。

⑤稳定度：正常牙齿的生理动度很小。如果牙齿动度加大，自己能感觉到牙齿松动或伴有咬合疼痛时，可以初步提示该牙患有牙周疾患，应尽快到医院就诊，请口腔专科医生进行检查、诊断和治疗。牙周病病因复杂，除了细菌性感染外，还有咬合创伤、不良习惯以及全身性疾病如糖尿病等因素。牙周病是引起牙齿脱落的主要疾病，也是与全身疾病关系最为密切的口腔疾病，它可以继发消化、呼吸、心血管、内分泌等系统的疾病。

⑥咬合关系：上下颌牙齿之间的接触称作咬合。正常人正中咬合时，上下牙尖窝相对，紧密嵌合，咬合接触区形成一个自然的凹形曲面，咀嚼时，牙齿（下颌）可以沿该曲面自由地滑动，将食物碾碎。牙颌畸形、或缺牙未及时修复而继发的牙齿移位、伸长均可出现牙齿咬合关系错乱。咬合错乱不仅影响美观、咀嚼，而且容易造成牙周病和颞颌关节疾病。因牙颌畸形造成的咬合错乱应接受正畸治疗，因缺牙引起的咬合错乱需要进行咬合重建治疗。

（3）牙龈

①形态：正常的牙龈较薄，表面光滑，新月形，紧紧地包绕着牙颈。在两牙之间，牙龈为乳头状，填满牙间

隙。牙龈肥厚，覆盖大部分牙面为牙龈增生，牙龈退缩使牙颈部外露称牙龈萎缩。牙龈增生或萎缩都属于病态表现。局部牙龈明显隆起应小心有无肿瘤。牙龈表面长期呈菜花状溃烂多半为癌变所致。

②色彩：正常的牙龈呈浅粉红色，牙龈的颜色取决于牙龈上皮的厚度和角化程度、血运状况以及存在的含色素细胞，牙龈颜色的深浅因人而异，常与肤色有关，肤色白者，其龈色较肤色深，较黑者则淡。牙龈与牙齿交界的地方为龈沟，正常时分泌清亮的液体。牙龈为血红色或黑红色，表明牙龈有炎症。龈沟变深形成牙周袋，并有脓液，口臭，表明患牙有牙周炎，应及早治疗。

③质地：牙龈正常时质地坚韧，炎症时变得松软，肿胀，遇刷牙等机械刺激时极易出血。

(4)颊、腭、舌

①颊：正常颊黏膜呈现粉红色，表面光滑而湿润。在颊部黏膜出现白色的粗糙性斑块，提示患有口腔黏膜白斑病。在颊部发现白色的、相互交叉的条纹状改变，但黏膜表面的柔性及弹性仍然正常，只是在进食或牵拉口角时有轻微的刺痛，这是感染口腔扁平苔藓的临床表现。

②腭：腭部、咽部出现多个红色或紫色斑点或斑块、结节状肿块，同时牙龈有火红色带、牙龈乳头坏死以及全身状况交差，需留心患有艾滋病。

③舌：舌分背和腹两部分。舌背表面粗糙，布满丝状、菌状、轮廓和叶状乳头。这些乳头负责味觉和一般感觉。舌腹黏膜则薄且平滑，连舌头上的血管都可以很清晰地看到，舌腹黏膜在中线部形成带状，称舌系带。舌系

带的两侧有舌下腺和颌下腺导管开口，口腔中的部分唾液就是从这里流出来的。在舌边缘、舌尖、舌背及舌根等处出现持续时间较长的溃疡或形态奇异的肿物，质硬，有患舌癌的可能。正常人舌运动自由，向前伸舌时，舌尖端是圆钝的，若出现“W”形，提示舌系带过短。舌系带过短会影响舌头活动及言语功能，必须进行手术治疗。

(5)颞颌关节

颞颌关节位于耳屏前方，由颞骨的下颌关节窝和下颌骨的髁状突组成。该关节的结构和功能正常时，左右联动，灵活自如，两侧的髁状突动度协调一致，颏部中点居中，面下 1/3 无明显的增长或缩短，张、闭口时无疼痛，下颌无偏斜，关节区无响声，张大口时上下中切牙切缘之间的距离可达到 40mm。若出现张口受限、关节杂音或疼痛等现象，提示有颞颌关节疾患。

3. 口腔科特殊检查的内容及意义？

口腔体检一般只采用视、触、叩、听、探方式，了解口腔科的健康状况。当发现某局部有异常表现时，需要进行特殊性检查才可以明确诊断。特性检查的主要项目与意义如下。

(1)牙髓活力检查：发现牙齿整体颜色变暗，深龋或有隐裂时，需要采用热牙胶、冰尖或牙髓活力测试仪等刺激患牙，观测其反映并与健侧同名牙相对比，以判断患牙牙髓活力状况。

(2) X 线检查：X 线检查包括牙片、口腔 X 线全景片又名全颌曲面断层片、头颅定位 X 线片、螺旋 CT 片、关节造影片等。牙片主要用于明确以下疾病的诊断：①牙齿邻面是否有龋坏、龋病破坏程度以及龋坏是否波及牙髓腔;②牙髓病患牙根尖周的病变;③牙周病患牙的牙槽骨状况。全颌曲面断层片主要用于全面观察全口牙齿发育情况,上下颌骨骨质情况。头颅定位X线片以及结合X线头影测量技术用于研究颅面生长发育、畸形诊断、矫治设计以及矫治疗效分析。螺旋CT片用于了解颌骨结构的完整性、肿瘤诊断等。颞颌关节造影片用于了解关节盘的形态及其完整性。

(3)磁共振检查:用于观察头面部各软组织形态及相邻组织间的解剖关系。

(4)活组织检查:通过手术切取部分可疑的病变组织,进行病理学诊断。

4. 口腔科检查的注意事项是什么?

(1)体检的年龄:2.5～3岁,乳牙完全萌出之后至终生。

(2)体检的次数:每半年至1年1次。

(3)注意口腔卫生:到口腔科查体,应该先刷牙,并保持清洁。

(施生根　牛忠英　师天鹏)

【耳鼻咽喉科检查】

1. 为什么要进行耳鼻咽喉科检查?

耳、鼻、咽、喉均位于人体较深的特殊的解剖位置,对这些器官的检查都必须借助于特别的器械和光源才能完成检查。许多人认为耳鼻咽喉不易生病,但恰恰相反,这些器官都与外界直接相通,是人体疾病的多发部位,如慢性鼻炎,鼻窦炎,鼻息肉,过敏性鼻炎;中耳炎,突发性耳聋，老年性聋；慢性咽炎；喉炎，喉癌等。许多耳鼻咽喉疾病早期往往不被人重视，延误治疗，以至于发展到较严重程度，如慢性中耳炎，患者早期往往仅仅表现为流少许分泌物，而不予注意，但实际上许多中耳炎可以逐渐发展导致面瘫，颅内并发症等严重后果。鼻咽癌在早期大多没有任何症状，到出现症状时病程往往到了中晚期，给治疗带来不利影响。随着人们生活水平的提高，中老年人呼吸睡眠暂停综合征（鼾症）的发病近年逐渐增多，因其可引起诸多并发症正受到医疗界和社会的高度关注。因此，耳鼻咽喉科进行体检有非常重要的意义，体检的目的就是对疾病早期发现、早期治疗，防患于未然（图 1-4）。

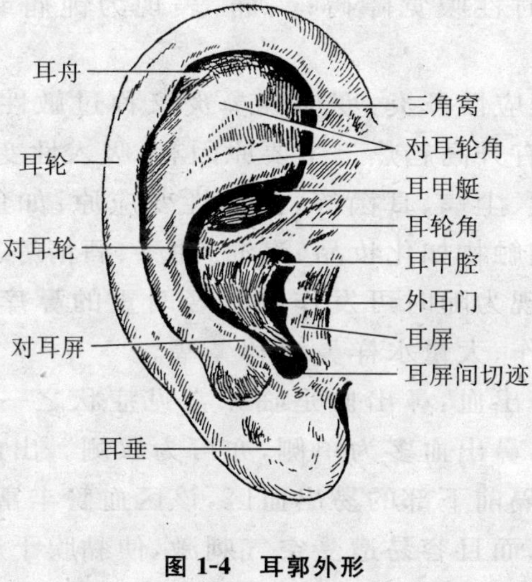

图 1-4　耳郭外形

2. 鼻腔有哪些常见病?

鼻腔疾病临床比较多见,通过体检可以明确这些疾病,所以,体检对于这些疾病的诊断有非常重要的意义。

(1)慢性鼻炎:慢性鼻炎临床表现为鼻塞,夜间、静坐或寒冷时加重。嗅觉可有不同程度的减退,说话呈闭塞性鼻音。多涕:常为黏液性或黏脓性。

(2)慢性鼻窦炎:慢性鼻窦炎是鼻窦黏膜慢性化脓性炎症,非常多见,其中以慢性上颌窦炎最多,多因急性鼻窦炎未得到及时合理地治疗迁延而致。临床表现为:脓涕多,而且鼻涕多为脓性或黏脓性,黄色或黄绿色,有臭味;鼻塞,多因鼻黏膜充血肿胀和分泌物增多所致,鼻塞常可致暂时性嗅觉障碍;头痛,表现为钝痛或头部沉重感。

(3)变应性鼻炎:变应性鼻炎又称过敏性鼻炎,近年来发病率有升高趋热。主要原因有:吸入性变应原:如室内、外尘埃、尘螨、真菌等;食物性变应原:如鱼虾、鸡蛋、牛奶等;接触物如化妆品、汽油、油漆、酒精等。变应性鼻炎临床表现为随时可发作的时轻时重的鼻痒、阵发性喷嚏连续发作、大量水样鼻涕和鼻塞。

(4)鼻出血:鼻出血是临床常见症状之一,多因鼻腔病变引起,鼻出血多为单侧,亦可为双侧。出血部位大多数在鼻中隔前下部的易出血区,该区血管丰富,极易因挖鼻而损伤,而且容易遭受空气刺激,使黏膜干燥、结痂,干痂脱落时易发生出血。有些鼻出血是由于鼻腔后段黏膜或血管破裂所致(多见于老年人)。

(5)鼻中隔偏曲:鼻中隔偏离中线向一侧或两则弯曲或局部形成突起,引起鼻腔功能障碍或产生症状,称鼻中隔偏曲。发病因素为:外伤,发育异常,鼻腔内肿瘤或异物压迫等引起。临床表现为鼻塞,头痛,鼻出血等。鼻中隔偏曲是临床非常多的常见疾病。

3. 耳科体检可以发现哪些疾病?

(1)外耳道耵聍:外耳道位于头颅内,位置较深,其本身分泌旺盛,体检可以发现外耳道内的耵聍(俗称耳屎),耵聍增多,可以堵塞外耳道引起传导性耳聋。

(2)耳聋:可分为传导性聋,感音神经性聋,老年性聋,噪声性聋等。通过进行外耳道检查和进行音叉检查及纯音听阈测听,可以查明耳聋的性质及程度。根据病人具体情况还可以进行如声阻抗测听、听性脑干反应测听及耳蜗电图等。

(3)慢性化脓性中耳炎:是临床非常多见的耳科疾病,临床上以耳内反复流脓、鼓膜穿孔及听力减退为特点。可引起严重的颅内、外并发症而危及生命,因此体检可以明确病变程度,给予及时治疗。

4. 什么情况下要进行间接喉镜检查?

如果有下列情况需要进行间接喉镜检查:

(1)有咽部不适:如咽部异物感,阻塞感,观看舌根、扁桃体、下咽后壁、两侧梨状窝等部是否有炎症、异物、外伤及肿瘤等。

(2)喉部疾病:急性会厌炎,急性喉炎,声带息肉,肿瘤等。需要了解会厌、会厌谷、会厌舌面、勺状软骨等部位疾病。

(3)发声改变,出现声音嘶哑,需要了解声带运动情况,声带是否有肿物形成。

5. 耳鼻咽喉科检查需要注意的事项?

(1)作为被检者检查时应注意:当压舌板压住舌头时要平静呼吸,不要憋气,因为憋气时咽部充血,黏膜颜色有改变,而且咽腔变窄小,不易仔细观察到各部位。咽部敏感者,医生可以在被检者口咽部喷少许1%丁卡因黏膜麻醉,这时会感到咽喉部麻木感,异物感。

(2)检查耳部时:被检者要配合好,头部不要乱动,因耳镜开口较鼓膜小,因而持耳镜手要不断活动耳镜才能看清鼓膜全貌,不然只能看到鼓膜的一部分。耳镜插入时达到软骨部和骨部交界处能引起疼痛和咳嗽反射。

(3)行鼻腔检查时:由于鼻甲增大等原因,鼻腔内结构看不清楚时医生会往鼻腔内喷洒鼻腔收缩剂如麻黄碱等以及麻醉药如丁卡因等药物,这时会感到鼻腔内有不适的感觉。

(吴　玮　韩浩伦)

第四节　体检常用化验项目及临床意义

【血液常规检查】

血液常规检查是特指血液细胞的计数及不同类型细胞的分类,不包括血液生化、血清学检查等其他项目。无论是住院还是门诊看病或是健康体检,都少不了这项检查,因此,把他称为三大常规检查之一,俗称“血常规”。

1. 血常规检查的项目和正常参考值(表 2)

表 2　血常规检查项目及正常参考值

英文缩写	中文名称	正常值
WBC	白细胞	成人$(4.0\sim10)\times10^{9}/L$
		儿童$(10\sim11)\times10^{9}/L$
RBC	红细胞	男$(4.0\sim5.5)\times10^{12}/L$
		女$(3.5\sim5.0)\times10^{12}/L$
HGB或Hb	血红蛋白	男 120～160g/L
		女 110～150g/L
HCT	红细胞比容	男 0.40～0.50
		女 0.37～0.48
MCV	平均红细胞体积	84～100fl
MCH	平均红细胞血红蛋白含量	27～31pg
MCHC	平均红细胞血红蛋白浓度	320～360g/L
PLT	血小板	$(100\sim300)\times10^{9}/L$
LYM%	小细胞或淋巴细胞百分比	0.20～0.40
MXD%	中间细胞或单核细胞百分比	0.03～0.10
NEU%	大细胞或中性粒细胞百分比	0.50～0.75
LYM	小细胞或淋巴细胞值	$(0.8\sim4.0)\times10^{9}/L$
MXD	中间细胞或单核细胞值	$(0.12\sim1.0)\times10^{9}/L$
NEU	大细胞或中性粒细胞值	$(2.0\sim7.5)\times10^{9}/L$
MPV	平均血小板体积	6.8～13.5fl
RDW	红细胞体积分布宽度	0.116～0.148
PDW	血小板分布宽度	15.5%～18.0%
PCT	血小板压积	男 0.108%～0.272%
		女 0.114%～0.282%

2. 血液常规检查结果分析

可以把血液检测结果分成三部分。

第一部分是红细胞系统，有 RBC、HGB/Hb、HCT、MCV、MCH、MCHC、RDW 等 7 项。RBC 是红细胞的数量，增加见于红细胞增多症，但对于老年人来说，吸烟、慢性支气管炎等肺部疾病是造成 RBC 增加的常见原因；RBC 减少就是贫血，减少越低贫血越严重。HGB 是血红蛋白量，与 RBC 的变化趋势一致，但程度可以不同，借此可以初步判断贫血原因。HCT 是血液除去血浆后血细胞的净体积，其变化与 RBC 的变化趋势一致，但程度也不同，借此可以初步判断贫血原因。MCV、MCH、MCHC 简称贫血 3 项指标，MCV 指平均每个红细胞的体积大小，体积增大见于叶酸或维生素 B_{12} 缺乏引起的贫血，也可见于真性红细胞增多症等疾病，MCV 降低见于缺铁性贫血等疾病；MCH 指平均每个红细胞中有多少血红蛋白；MCHC 指平均红细胞血红蛋白浓度，它们的临床意义与 MCV 基本相同。RDW 是将红细胞按体积大小排列，正常情况下，每个红细胞的体积大小相近，在疾病尤其是缺铁性贫血时，红细胞大小不等，差距较大，体积的分布宽度就增大，分布宽度减小是没有意义的。举例来说，病人检查结果为 RBC 3.0×10^{12}/L，HGB 80×10^{12}/L，MCV、MCH、MCHC 等降低、HCT 降低更多、RDW 增加，分析这个病人首先有贫血，由于 HGB、HCT 降低的程度比 RBC 更大（按正常比例每 100 万个 RBC 有 3g HGB，该病人应有 HGB 90g/L），所以他是属于低色素性贫血，加上 MCV、MCH、MCHC 等降低、RDW 增加，红细胞体积也小，基本上就可以诊断为小细胞低色素性贫血，通常是由于缺铁引起，叫缺铁性贫血。

但是，多数老年人体内并不缺铁，但由于体内铁的利用不好，也可以出现缺铁性贫血的上述检查结果，所以，还要进一步检查血清铁、铁蛋白、骨髓细胞形态等指标才能最后确诊。

第二部分是白细胞系统，有 WBC、LYM%、MXD%、NEU%、LYM、MXD、NEU 等项目。WBC 升高主要见于感染性疾病，尤其是细菌感染，比如化脓性扁桃体炎。一般来说，细菌感染引起 WBC 升高，而病毒感染 WBC 正常或者降低，一般的病毒感染引起的 WBC 降低主要是其中的 NEU%和 NEU 降低，2003 年出现的“SARS”也是 WBC 降低，但主要是 LYM%、LYM 降低明显。WBC 升高还可以见于白血病，其主要特征是血液中出现幼稚细胞，因此，如果 WBC 很高，应该进一步做血液涂片进行显微镜观察，人工分类，看有没有幼稚细胞。WBC 降低也是体检中常见的情况，其中最常见的是有些人长期 WBC 降低，但没有任何不适，没有乏力，经常感冒等免疫力降低的表现，长期吃药治疗，吃药治疗时可以提高一些，一停药又下降到原来的数字。这种情况要进行正确判断，有些人可能是体质性的或分布性的，即 WBC 在骨髓中没有完全释放出来或 WBC 主要分布在脾、肺、肝等内脏大血管内，从外周血中检查就会减少，这种人的 WBC 减少不要吃药治疗；有些人是因为老年性骨髓造血功能降低，需要密切观察，不要积极地要求治疗；有些人可能是造血营养物质不足，进一步检查后，可以给予相应的营养物质治疗。

第三部分是血小板，有 PLT、MPV、PDW、PCT 等项目。PLT 是血液凝固所必需的物质,PLT 减少可以引起出血,但是,在临床实践上,很多中老年人尤其是女性,血小板低于 10 万,在 6 万左右并没有出血情况发生,而且长期如此。遇到这种现象病人不要紧张,请医生进一步检查寻找原因,如没有查到任何原因,也没有必要进行积极治疗。有部分病人,血小板减少是再生障碍性贫血早期,因此要密切观察血液其他指标的变化。PLT 升高并不是什么好事,尤其是中老年人,意味着血液容易凝固,发生血栓的机会会增加。MPV、PDW、PCT 是血小板形态变化的指标,可以帮助我们间接推测血小板的功能和骨髓造血小板的情况。

【尿液常规检验】

1. 人一天要排出多少尿液?有何意义?

尿液是由肾脏产生的,肾脏的肾小球相当于一个过滤器,将人体血液中的废物过滤出去,以尿液的形式排出体外。肾脏每分钟大约可以过滤1 200ml 血液,也就是说大约 3～4 分钟就可以把人体全身的血液过滤一遍。最初过滤出的尿液叫原尿,24 小时有 180 升原尿产生,原尿经过肾小管的过程中,把 99%的水、氨基酸、葡萄糖等有用的物质重吸收入血。这样,24 小时人体排出的尿液量实际上只有1 000～2 000ml。除了大量饮水或大量出汗外,一天一夜的尿量大于2 500ml 就属于多尿,尿量小于 400ml 就属于少尿,小于 100ml 叫无尿,多尿或少尿都是疾病的表现,要进行必要的检查。

2. 尿液检查有何意义?

尿液检查和血液常规、大便常规检查一起被成为“三大常规”检查，由此可见其重要性。尿液检查可以诊断泌尿系统疾病，如泌尿系统的感染包括结核、肾炎、肾功能、肾移植监测、肿瘤、结石、血管病变，还可以协助诊断其他系统疾病，如糖尿病、急性胰腺炎、急性或慢性肝炎、急性或慢性溶血、多发性骨髓瘤、急性汞中毒等。

3. 留取尿液检验标本时应注意什么？

首先，要注意留取尿的时间，一般来说清晨起床后的第一次尿用于尿液的常规检验比较好，这在住院病人中容易做到，但对于门诊病人来说是不可能的，其他时间的随机留取的尿液也可以做常规检测；如果做尿蛋白、尿糖定量检测，必须留取 24 小时尿；做尿细菌培养，要进行外阴部消毒（至少要洗干擦净）后留取中间那一段尿；做红细胞形态观察时，要即时留取即时送检的新鲜尿，以免放置过久红细胞变形，影响诊断。还有一些特殊要求的标本就不一一介绍，按照医生的化验目的留取即可。

其次要注意标本留取的量要足够，我们经常遇到标本不足影响检测的情况，一般来说，对常规检测留取 20ml 即可，如要单独做比重检测则要至少 100ml 尿，其他特殊检查应按要求留取足够的量。

此外，要注意留取标本的容器要清洁、干燥，细菌培养的标本容器要消毒防止细菌污染；留取后要及时送检，如不能及时送检，应保存在 4℃ 条件下，标本要避免阳光照射，以防止胆红素分解。有的标本留取后放置太久要加防腐剂，如甲醛有利于固定细胞、管型及抑制微生物，但影响蛋白和糖等化学成分检测；甲苯适宜化学成分检测，可防止微生物生长；盐酸用于尿 17-羟、17-酮、儿茶酚胺等检测。

4. 自己如何观察尿异常现象？

(1)注意尿量：24 小时大于2 500ml 为多尿，常见于糖尿病、尿崩症、间质性肾炎、慢性肾盂肾炎、慢性肾功能衰竭早期、急性肾功能衰竭多尿期、失钾性肾病、高钙性肾病以及精神性多尿(常为尿次数增加)。

(2)注意尿色：正常人的尿色为澄清无色、淡黄色、琥珀色，有时有浑浊情况，一般是尿量较少时出现较多的尿盐结晶沉淀引起，但应到医院检查证实才可放心。如果尿色变红，可能是血尿；如果呈浓茶色或酱油色，可能是血红蛋白尿；如果浑浊、云雾状、沉淀，提示泌尿系感染；呈乳白色，可能是乳糜尿，是有丝虫病的可能；尿呈黄色或深黄色，有胆道阻塞、急性肝炎等。有的病人就是发现自己的尿特别黄到医院看病而诊断为肝炎。

此外，如果尿后泡沫太多，又不容易散去，则意味着尿中可能有蛋白，有患肾炎的可能性。有人发现自己的尿被蚂蚁吃，到医院检查是糖尿病。

5. 尿常规 10 项检查结果的意义如何？

(1)尿比重(SG)：正常成人普通饮食尿比重为 1.015～1.025，有时可以达到 1.003～1.030，波动范围较大，在大量出汗尿少时较高，而在大量饮水后尿量增多时较低，尿比重对肾脏功能损伤有一定的诊断意义，但应由医生根据临床表现综合判断。

(2)尿 pH 值(pH)：正常范围是 4.0～8.0，pH＞7.0 为碱性尿，pH＜7.0 为酸性尿，通常情况下为弱酸性尿，pH5.0～6.0。酸性尿见于高蛋白饮食、使用酸性药物、酸中毒、糖尿病、发热、痛风、低钾性碱中毒、白血病等。

碱性尿见于餐后、大量蔬菜摄入、牛奶、乳制品、碱性药物、利尿剂、肾小管性酸中毒、碱中毒等。pH 很高时见于尿道感染、标本放置太久、磷酸盐或碳酸盐结石。

(3)蛋白尿(PRO):一般来说,尿蛋白阳性提示肾脏病变尤其是肾炎的可能性大,一定不要大意,一定要请医生做进一步的检查以确定是不是肾炎。下列情况下也可以出现尿蛋白阳性,但并不是肾炎。如剧烈运动、发热、高温环境、严寒、精神紧张等因素引起,被称为生理性蛋白尿或功能性蛋白尿或叫一过性蛋白尿,蛋白定性不超过+,24h 尿蛋白<0.5g;还有一种叫做体位性也叫直立性蛋白尿的情况,常见于青春发育期,一般不是肾炎,但个别人经肾脏穿刺活检有轻微组织学改变,在轻型肾炎或肾炎恢复期也可以出现,因此还是要进一步搞清楚原因;高血压、糖尿病、多囊肾、尿路感染、多发性骨髓瘤等病人也可以出现蛋白尿。当然,有时因尿液 pH 值改变超过试带中缓冲能力时可以出现假阳性,大量球蛋白尿时蛋白定性也可以为阴性或弱阳性,这都需要由临床医生进一步检查加以识别,以免误诊。

(4)尿糖(GLU):正常人尿内可以有微量葡萄糖,血糖浓度>8.88mmol/L(160mg/dl)时,就超过了肾脏对葡萄糖的重吸收能力,尿中糖含量就增高,尿糖阳性一般认为是糖尿病。但下列情况并不是糖尿病:大量进食后或静脉注射葡萄糖后血糖一过性增高,超过肾脏重吸收能力时,尿糖可以出现阳性,这叫生理性糖尿;脑外伤、脑出血、急性心肌梗死等急症情况下,发生应激反应,血糖异常增高，出现尿糖阳性，这叫应激性糖尿；有些疾病如甲亢（糖吸收增加，餐后血糖升高）、垂体功能亢进症如肢端肥大症（因生长激素增加致高血糖）、嗜铬细胞瘤（因肾上腺素以及去甲肾上腺素增加）、Cushing 综合征（因糖皮质激素增加）、家族性糖尿（先天性）、慢性肾炎、肾病综合征、妊娠等可以出现继发性糖尿，或者因肾脏对糖的重吸收功能减退而出现糖尿；进食过多的乳糖、果糖、甘露糖等五碳糖，可以出现一过性糖尿；肝硬化病人糖的利用下降、哺乳期乳糖产生过多等情况都可以出现糖尿。此外，因留尿的容器或体内某些物质如酮体、VC、尿酸、阿司匹林等可以出现尿糖假阳性或假阴性，不要用一次检查结果而定论。

(5) 尿酮体（KET）：β-羟丁酸（78%）、乙酰乙酸（20%）、丙酮（2%）三者合称酮体。在应激状态、剧烈运动、妊娠剧吐、饥饿、糖尿病时，尿中均可以出现酮体阳性。如是糖尿病病人尿酮体阳性，一定要注意是否有酮症酸中毒的可能，要到医院进一步检查治疗，以防止出现酮症酸中毒昏迷。但是，在健康体检人群中，不少人尿酮体阳性，尤其是年轻人，这种情况基本上出现于较剧烈的体育运动或较重体力劳动之后，只要大量饮水，休息一段时间后即可消失；高热、严重呕吐、腹泻、饥饿状态、严重恶病质状态等情况下尿酮体可以阳性。体内乳酸或上述酮体增加时往往感到肌肉或全身酸胀或酸痛等症状。

(6)尿胆红素（BIL）：正常情况下胆红素不能从肾小球滤过，尿中无胆红素。在肝脏和胆道疾病时，胆红素的分解代谢损伤及排泄受阻，血液中存在大量的结合胆红素时尿中即出现阳性。因此，尿胆红素阳性见于急性黄疸性肝炎、阻塞性黄疸、肝硬化、门脉周围炎、胆汁淤滞、先天性高胆红素血症等。不过，有些药物如氯丙嗪可以使其出现假阳性，而维生素C、硝酸盐类过多可以出现假阴性。

(7)尿胆原(Bilinogen)：正常情况下尿中有少量尿胆原，定性阴性或弱阳性(－～＋)。强阳性见于急性肝炎、肝硬化等；如果降低或消失则见于胆道阻塞。其他同样也受到药物等因素影响出现假阳性或假阴性。

(8)尿隐血(BLO)：正常情况下尿中红细胞极少，定性检查应为阴性。尿中出现红细胞被称为血尿，大多数人认为，血尿就是肾炎，但实际上，大多数的血尿不是肾炎引起。不过，血尿确实是一个不容忽视的问题，一定要请医生详细检查，确定其病因。一般来说，可以引起血尿的疾病有肾小球肾炎、尿道损伤出血、尿路感染、尿路结石等尿中可以出现红细胞。输血反应、严重溶血、阵发性睡眠性血红蛋白尿、肌肉损伤、中毒及严重烧伤等情况可以出现尿隐血阳性，但显微镜检查看不到红细胞。从我们的临床经验看，绝大多数血尿病人是尿路感染引起，其次是泌尿系结石，少数是肾炎。有的人几年甚至几十年尿中都有少量红细胞，这种情况往往是一种隐匿型或轻微病变的肾小球肾炎，应当密切关注，但不必紧张。同样，在尿中维生素C较多时尿隐血实验可以出现假阴性，而尿中有强氧化剂时可以出现假阳性，如果隐血阳性而显微镜检查为阴性，有可能是红细胞已经溶解或是肌红蛋白或是其他干扰因素所致。凡是尿隐血阳性的病人均应该进一步做显微镜检查或做红细胞形态观察，可以大致判断红细胞是否是肾小球来源的，即是否是肾炎引起。

(9)尿白细胞(LEN)：正常人尿中白细胞定性检查为阴性，显微镜检查每个高倍视野小于5个。尿中出现较多的白细胞一般都是泌尿系感染。此外肾小球肾炎、尿道损伤出血、尿路结石等情况下也伴有白细胞。尿白细胞定性检查时，尿比重高、淋巴细胞尿、高葡萄糖尿、室温低于20℃、尿中有白蛋白、维生素C、头孢菌素等可以使结果偏低甚至假阴性，有时也有定性阳性而显微镜检查阴性，这有可能是白细胞已经溶解破坏。

(10)亚硝酸盐(NIT)：革兰阴性细菌含有一种还原酶，可以将硝酸盐还原成亚硝酸盐，因此，检测亚硝酸盐实际就是检测尿中是否有细菌。正常人应该为阴性。它的意义是诊断尿路感染，与白细胞检查互相印证。必须注意的是阳性结果提示尿中有细菌，但阴性结果不能理解为没有细菌。检查前尿液最好在膀胱内有4小时以上，否则，可以呈假阴性，细菌较少而尿液较多时也可以呈假阴性，尿比重高、进食较多菠菜、卷心菜、用药等可以出现假阳性。所以，结果一定要与白细胞显微镜检查结果对比分析。

6. 尿液的显微镜检查有什么意义？

显微镜检查可以直观地看见尿中的有形成分如红细胞、白细胞、上皮细胞、管型、结晶、细菌等。一方面通过直观检查印证化学检查结果，另一方面可以通过形态观察判断分析、诊断疾病。如红细胞形态分析可以初步判断是肾炎引起还是其他原因引起，这一点对血尿的鉴别诊断极其重要。上皮细胞的种类观察也可以提示病变的性质。尿中出现管型可以预示病情的严重程度。尿也可离心涂片直接观察是否有细菌、结核菌、淋球菌等。由于尿液显微镜检查简单无创伤，所以很受病人欢迎。

【肝功能检查】

肝功检查是健康体检项目中应用最为广泛的必查内容，无论是上幼儿园的孩子还是上学、招工；无论是看病住院还是健康体检均要检查肝功（图 1-5）。

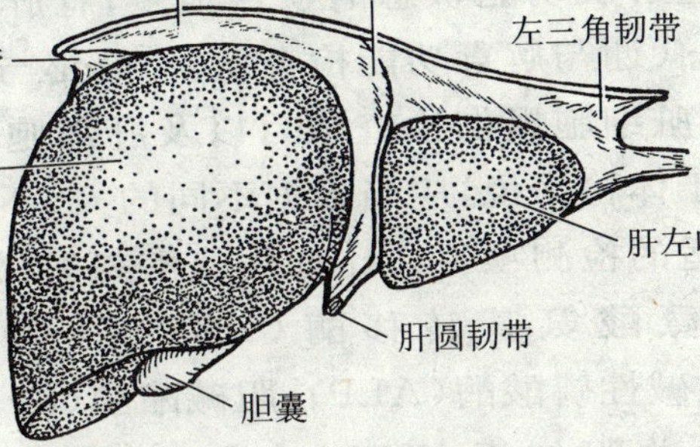

图 1-5　肝的膈面

1. 肝脏有些什么功能？

概括地说，肝脏具有代谢功能、生物转化作用、分泌与排泄功能。通俗地说，肝脏就是我们人体内的一个化学工厂。它可以加工处理我们每天吃进去的食物，把大分子物质分解成我们能够利用的小分子物质，把小分子物质合成我们可以储存和利用的大分子物质；把我们每天生命活动中所产生的有害的废物进行分解或加工、转化、解毒处理成无毒的物质；通过胆道系统排出废物到肠道，然后以粪便的形式排出体外；它还能合成一些具有调节功能的激素类物质。由此可知，如果肝脏受到损伤，功能减弱甚至衰竭，一方面食物不能或难以消化吸收以及所吸收部分的物质难以被分解代谢成我们所需要的物质，会出现食欲下降、厌食、消化不良、营养不良、消瘦等；另一方面会出现有毒物质的积聚，如氨的积累会出现肝昏迷等，还可以因为蛋白质合成障碍出现水肿、腹水等。

2. 肝脏功能检查有哪些主要项目？

检查肝脏功能状态的项目很多，有肝脏合成功能检查项目、代谢与解毒功能检查项目、分泌与排泄功能检查项目、肝脏细胞损伤检查项目以及肝细胞恶变判断项目等。对于体检来说，应当根据不同的人、不同的目的设计选择合适的检测项目。比如丙氨酸氨基转移酶（ALT）、天门冬氨酸氨基转移酶（AST）、γ-谷氨酰转移酶（GGT）、碱性磷酸酶（ALP）、胆碱酯酶（CHE）、总胆汁酸（TBA）、总胆红素（TB）、直接胆红素（DB）、总蛋白（TP）、白蛋白（ALB）等。

3. 如何看懂常见的肝功检查结果？

（1）丙氨酸氨基转移酶（ALT）的结果分析

正常参考值：5～40U/L。

丙氨酸氨基转移酶（简称转氨酸），在氨基酸代谢中有重要作用，它是最常见的肝功能检查项目。它主要分布在肝脏，其次是骨骼肌、肾脏、心肌等组织。由于ALT在肝细胞中的浓度比血清高7 000倍，而且大部分都位于肝细胞的细胞浆中，因此，它也是肝细胞损伤最敏感的项目之一。

①急性和慢性病毒性肝炎：在急性肝炎早期，ALT就会大幅度升高，可达正常上限的20～50倍，甚至100倍以上。但在急性重症肝炎时，由于大量肝细胞坏死，血中ALT可以只有轻度增高。对于慢性病毒性肝炎病人来说，经常检查肝功非常必要，通过ALT等项目监测，可以判断病情的发展变化，加重或减轻，稳定或活动等。慢性肝炎活动期或稳定期往往转氨酶轻度上升（100～200U/L）或正常，到肝脏炎症的晚期可以发生肝硬化，此时转氨酶测定值的大小取决于肝细胞进行性坏死程度，在终末期肝硬化时转氨酶往往正常或降低。

②胆囊炎或胆道疾病：胆囊疾病如炎症、结石、息肉、癌症等均可以引起肝功异常，这是由于胆汁排泄不畅通，导致胆汁在肝脏淤积，引起肝细胞的损伤，ALT可以升高，但幅度不大。

③饮酒引起的肝脏损伤：大量饮酒可以造成肝脏损伤，ALT升高，如果长期、反复、严重的损伤，会出现酒精性肝炎或酒精性肝硬化，所以经常饮酒的人更应该经常检查肝功能。

④药物引起的肝脏损伤：由于几乎所有药物均要在肝脏代谢分解，因此，服药期间要密切检查肝功。

⑤其他引起ALT异常的因素：所有引起肝细胞损伤的因素都会引起ALT升高。脂肪肝、肝癌等可以出现ALT轻度升高。

（2）天门冬氨酸氨基转移酶（AST）的结果分析

正常参考值:0～37U/L。

AST也是氨基转移酶,参与氨基酸代谢。它主要分布于心肌,其次是肝脏、骨骼肌和肾脏等组织中。由于大约80%的AST存在于线粒体内,所以,它对肝细胞损伤的敏感性不如ALT,升高的幅度也不如ALT大,但是它大幅度升高意味着肝细胞损伤比较严重,因此,在临床上,往往把ALT/AST的比值作为一个诊断指标和病情监测指标来看。急性病毒性肝炎,尤其是早期,ALT/AST>1。在肝炎病毒感染后第3周到第5周,ALT渐渐下降,ALT/AST比值逐渐恢复正常;如果在急性肝炎恢复期,ALT和AST不能降至正常或再上升,提示急性病毒性肝炎转为慢性,ALT/AST>1;若ALT和AST持续不能降到正常,而且出现ALT/AST<1,则提示慢性活动性肝炎。脂肪肝、肝癌等可以出现ALT轻度升高,但ALT/AST<1。急性心肌梗死发生后,6～12小时之内AST可以显著升高,在48小时达到高峰,3～5天恢复正常,是急性心肌梗死的诊断指标之一。

(3)γ-谷氨酰转移酶(GGT)的结果分析

正常参考值:8～50U/L。

GGT主要存在于细胞膜和微粒体上,参与谷胱甘肽的代谢,是肝脏生物转化和解毒功能的酶。肾脏和胰腺也很丰富,但血清中GGT主要是来自肝胆系统,因此,它主要是肝胆疾病的监测项目。

①肝脏炎症:GGT轻度和中度增高。

②肝胆其他疾病:原发性或继发性肝癌、肝阻塞性黄疸、胆汁性肝硬化、胆管炎、胆囊息肉、胆结石、胰腺炎、胰

头癌、胆道癌等，GGT 明显增高。尤其是在诊断恶性肿瘤患者，有无肝转移和肝癌手术后有无复发时，敏感性可达 90%。

③饮酒：在许多体检的人中，该酶都升高，究其原因多为长期或较大量饮酒所致。

④药物：长期接受某些药物如苯巴比妥、苯妥英钠、安替比林者，血清 GGT 常常升高，口服避孕药会使 GGT 值增高 20%。

(4)碱性磷酸酶(ALP)的结果分析

正常参考值：20～110U/L。

正常人血清中 ALP 主要来自肝脏和骨骼，ALP 常以游离形式存在，极少量与脂蛋白、免疫球蛋白形成复合物。

①胆管疾病升高：任何原因引起的肝内、肝外胆管阻塞都可以使 ALP 明显升高，而且与血清胆红素升高相平行。ALP 与胆红素、ALT 同时测定有助于黄疸的鉴别诊断。胆汁淤积引起的黄疸，ALP 和胆红素均明显升高，而 ALT 只有轻度增高；肝炎引起的黄疸，胆红素中等度增加，而 ALT 很高，ALP 正常或稍高；肝内局限性胆道阻塞，ALP 明显增高，ALT 无明显增高，胆红素大多正常。

②其他情况：骨骼疾病 ALP 常常升高。生长发育中的儿童、妊娠中晚期 ALP 可以出现生理性增加。

(5)胆碱酯酶(CHE)的结果分析

正常参考值：5 400～13 200U/L。

CHE 是由肝细胞合成并分泌到血液中，是肝合成蛋白质功能的指标。肝脏受到损伤时，CHE 的合成减少，血液中 CHE 就会降低。此外，有机磷可以强烈抑制 CHE 的活性，因此，在有机磷农药中毒时，血清 CHE 降低，而且其降低的程度与中毒轻重程度一致。

(6)总胆汁酸(TBA)的结果分析

正常参考值：0～20μmol/L。

胆汁酸在肝脏中由胆固醇合成，随胆汁分泌入肠道，经肠道细菌分解后由小肠重吸收进入肝脏，少量进入血液循环。测定血清中胆汁酸可以观察肝脏及胆道系统的合成与排泄功能是否正常，肝胆疾病时血液中的 TBA 明显升高，急性肝炎早期和肝外阻塞性黄疸时可增高至正常值的 100 倍以上，对肝胆系统疾病的诊断更具有特异性。TBA 还可以敏感地反映肝胆系统的病变过程，肝胆疾病时血清胆汁酸浓度的升高与其他肝功能试验及肝组织学变化极为吻合，在肝细胞仅有轻微坏死时，血清胆汁酸就升高，比其他监测项目更为灵敏。

(7)胆红素的结果分析

正常参考值：总胆红素(TBil)2.0～19.0μmol/L

直接胆红素(DBil)0～4.0μmol/L

间接胆红素(IBil)1.7～15.0μmol/L

胆红素是血液中衰老红细胞分解和破坏的产物。胆红素进入肝脏后，要进行解毒处理，然后再通过胆道排出体外，通过肝脏结合转化后的胆红素没有毒性，这种胆红素叫结合胆红素，可以直接测定，因此也叫直接胆红素；没有被肝脏结合转化的部分胆红素叫非结合胆红素，仍然具有脂溶性，可以透过细胞膜产生毒性作用，总胆红素减去直接胆红素就是非结合胆红素，也叫间接胆红素。因此，胆红素测定结果有3个方面的作用，一是肝细胞受到损伤如肝炎时，以直接和间接胆红素均明显升高；二是胆道疾病，尤其是胆囊结石、胆道息肉、胆囊炎等容易造成胆道梗阻的疾病，使胆汁排出受阻，反流到肝脏以及血液中，血中直接胆红素显著升高为主；三是溶血性疾病使血液中的胆红素来源增加，肝脏处理不及，造成间接胆红素明显增加。

血中胆红素增加可以使人的皮肤变黄，称为黄疸。检查胆红素可以对黄疸的严重程度进行分级：血清 TBil 17～34μmol/L 为隐性黄疸，34～170μmol/L 为轻度黄疸，170～340μmol/L 为中度黄疸；≥340μmol/L 为重度黄疸。

(8)总蛋白、白蛋白的结果分析

正常参考值：总蛋白(TP)60～80g/L

白蛋白(ALB)35～55g/L

球蛋白(GLB)1.5～2.5g/L

血液中90%以上的TB和全部ALB是由肝脏合成，因此检查血液中蛋白含量可以反映肝脏功能，往往在血液中如果出现了蛋白质降低就表示肝脏合成功能受到损害，是病情比较严重的表现，比如慢性活动性肝炎、肝硬化、肝功能衰竭等。一些非肝脏疾病可以使血液中蛋白质发生变化，比如多发性骨髓瘤患者，血液中总蛋白增加，但其中是球蛋白增加；在肾病综合征病人，由于大量白蛋白从肾脏排出，可以出现低蛋白血症；在严重灼伤、大出血、溃疡性结肠炎时，血液中总蛋白浓度降低；营养不良或长期消耗性疾病，如严重结核病或恶性肿瘤等，血液中总蛋白浓度也降低。

当然，在分析体检结果时要注意一些生理性的影响因素，比如，大量出汗脱水，血液中水分减少，可以使总蛋白浓度相对增高，而在大量饮水后可以降低。

【肾功能检查】

1. 肾脏有哪些主要功能？

肾脏位于腰的两侧，人们常常把腰痛认为是“肾”病，这是不确切的，因为绝大多数的腰痛实际上是腰肌劳损或腰部肌肉或腰椎等病变引起。传统医学（中医）的肾与现代医学的肾在概念上也有很大的差别，传统医学讲的肾的功能包括了生殖系统和性功能。现代医学上的肾脏功能主要包括两个方面，一是过滤和排泄功能，二是内分泌功能。

过滤和排泄功能是指将水分、代谢产物和废物进行过滤和排泄，保留体内所需物质（如蛋白质、氨基酸、葡萄糖等），以维持体内水、电解质、渗透压和酸碱平衡。此外，肾还可制造若干重要的生物活性物质，如肾素、促红细胞生成素和1,25-二羟维生素D_3等，用来调节血压、钙代谢和造血。肾的这些功能主要依赖于肾小球的滤过功能和肾小管的重吸收与分泌功能来完成。肾功能试验能反映病人的肾功能状况，并对肾脏受损部位提供有价值的证据（图1-6）。

2. 肾脏功能检查的主要项目有哪些？

（1）血清肌酐（Cr）

正常参考值：男性 53～106μmol/L，女性 44～

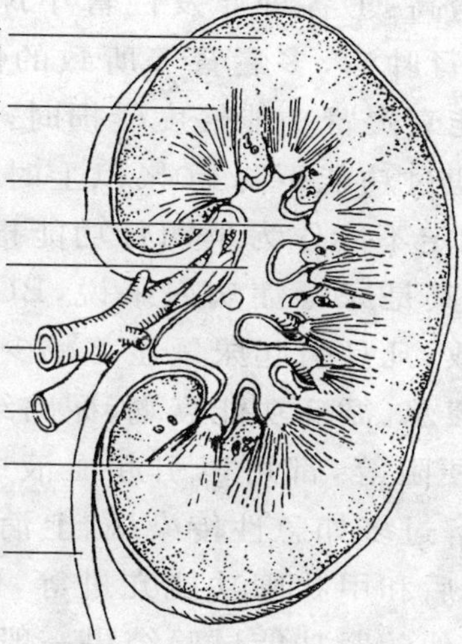

图 1-6　右肾额状切面

97μmol/L。

血肌酐增高：见于各种原因引起的肾小球滤过功能减退：①急性肾功能衰竭：血肌酐明显的进行性的升高为器质性损害的指标，可伴少尿或无尿；②慢性肾功能衰竭：血肌酐升高程度与病变严重性一致，在肾功能衰竭代偿期，血肌酐＜178 μmol/L；在肾功能衰竭失代偿期，血肌酐＞178 μmol/L；在肾功能衰竭期，血肌酐明显升高，＞445μmol/L。老年人、肌肉消瘦者肌酐可能偏低，因此一旦血 Cr 上升，就要警惕肾功能减退。

(2)血清尿素氮(BUN)

正常参考值：成人 3.2～7.1mmol/L，婴儿、儿童1.8～6.5 mmol/L.

尿素氮增高：①各种原发性肾小球肾炎、肾盂肾炎、间质性肾炎、肾肿瘤、多囊肾等所致的慢性肾功能衰竭；②急性肾功能衰竭肾功能轻度受损时，尿素氮可无变化，只有在肾脏滤过功能下降50%以上时，BUN才升高，因此血BUN测定不能作为早期肾功能指标。但对慢性肾功能衰竭，尤其是尿毒症病人来说，BUN升高程度与病情严重性一致：凡是引起尿量显著减少或尿闭的疾病，如脱水、水肿、腹水、循环功能衰竭、尿路结石或前列腺肿大引起的尿路梗阻等，都可以引起血液中BUN升高。体内蛋白质分解过多如急性传染病、上消化道出血、大面积烧伤、大手术后和甲状腺功能亢进等，血液中BUN可以升高，但是其他的肾功能试验结果一般均正常。

BUN/Cr比值（以mg/dl为单位）的临床意义较大，在肾功能衰竭时，BUN与Cr同时增高，BUN/Cr≤10∶1；由于脱水、水肿、腹水、循环功能衰竭、尿路结石或前列腺肿大等引起的肾脏功能衰竭，往往BUN较快上升，但Cr不相应上升，此时BUN/Cr＞10∶1。

(3)血清尿酸（UA）

正常参考值：男性268～488mmol/L，女性178～387mmol/L。

尿酸增高：主要见于原发性痛风、各种慢性肾脏疾病及肾功能衰竭，如多囊肾、止痛剂肾病等。肾功能不全至尿毒症期肌酐清除率＜15ml/分钟时，血尿酸升高的程度不如血肌酐升高明显，此时尿酸升高程度与肾功能损害程度不平行。此外，非肾脏疾病血UA升高见于白血病、恶性肿瘤、多发性骨髓瘤、真性红细胞增多症等；应用噻嗪类利尿剂等药后，可抑制肾小管排泌尿酸，也可使血尿酸增高；长期禁食和糖尿病致血酮体升高，可以竞争抑制近端小管尿酸的排泄，可使血尿酸增加；子痫病人可因妊娠高血压，血管痉挛，使肾血流量减少，尿酸排泄障碍，血中 UA 含量增高，还可以由于胎盘缺氧、糖酵解增强，血中乳酸增高，可竞争抑制近端小管尿酸的排泄，致血中尿酸增高。

【血脂检查】

随着生活水平的提高，血液中脂类水平也随之升高，血脂升高的直接后果就是动脉粥样硬化，从而引起心脑血管病。因此，在体检中血脂检测必不可少。

1. 医院检查血脂主要有哪几项？

目前，一些比较大的医院可以化验总胆固醇（TC）、三酰甘油（TG）、低密度脂蛋白胆固醇（LDL-C）、高密度脂蛋白胆固醇（HDL-C），有的医院还做载脂蛋白 A（ApoA1）和载脂蛋白 B（ApoB）检测，其中胆固醇、三酰甘油（甘油三酯）、低密度脂蛋白胆固醇和载脂蛋白 B 是对健康不利的血脂成分，而高密度脂蛋白胆固醇、载脂蛋白 A 被认为是对健康有益的即所谓的“好胆固醇”。

2. 血脂 6 项的正常值及临床意义如何？

（1）总胆固醇（TC）：成人正常参考值为＜5.22mmol/L。＜3.1mmol/L 或＜2.59mmol/L 为低胆固醇血症。5.22～6.47 mmol/L 为轻度增高，处于动脉粥样硬化危险边缘；6.47～7.76mmol/L 为动脉粥样硬化危险水平；≥7.76 mmol/L 为动脉粥样硬化高度危险水平。TC 水平还随年龄的增加而有所升高，但到 70 岁以后会有所下降，中青年女性低于男性，但 50 岁以后或绝经后又高于男性。TC 水平受饮食的影响也比较明显，长期高胆固醇、高动物脂肪和高热量饮食可使 TC 增高，但食物中的不饱和脂肪酸（植物油），可以使 TC 降低。缺少运动、脑力劳动、精神紧张等因素也可使 TC 升高。胆固醇降低可以见于甲亢、营养不良、慢性消耗性疾病、某些溶血性贫血、肝实质性病变等。

(2)三酰甘油（甘油三酯）（TG）：成人正常参考值 0.45～1.70mmol/L，女性略高。≥1.71mmol/L 为高脂血症，≥5.65mmol/L 为严重高脂血症。三酰甘油（甘油三酯）减低见于甲亢、肾上腺皮质功能低下、肝实质性病变等疾病。三酰甘油升高见于高血压、脑血管病、冠心病、糖尿病、肥胖、糖原累积病、甲状腺功能减低、肾病综合征、妊娠、口服避孕药、酗酒等。三酰甘油是发生冠心病的重要预测因子，如果高三酰甘油升高同时伴有肥胖、糖尿病，则患心脑血管病的危险性大大增加。三酰甘油的升高还是导致冠心病病死率增高的危险因素，人群调查发现血浆三酰甘油含量下降 1%，冠心病病死率可以下降 2%。

(3)高密度脂蛋白胆固醇（HDL-C）：我国成年男性正常参考值 > 1.03mmol/L，女性正常参考值 > 1.16mmol/L。高密度脂蛋白胆固醇在功能上起着将肝外组织尤其是血液中的胆固醇运送到肝脏进行处理的运输工具作用，因而它可以维持血液中胆固醇的稳定，发挥降低血液中胆固醇的作用，可以防止胆固醇在肝外组织细胞尤其是血管内皮下的沉积，降低动脉粥样硬化的危险。HDL-C 与冠心病呈负相关，HDL-C 低于 0.9 mmol/L 是冠心病危险因素；HDL-C 增高，大于 1.55 mmol/L 被认为是冠心病的“负”危险因素。HDL-C 降低多见于脑血管病、糖尿病、肝硬化等病人以及肥胖、吸烟者。适量饮酒者以及长期体力活动者血中 HDL-C 往往可以升高。

(4)低密度脂蛋白胆固醇(LDL-C)：我国成人正常参考值＜3.36 mmol/L。LDL-C 增高是动脉粥样硬化的主要危险因素之一。LDL-C 在 3.36～4.14 mmol/L 为发生动脉粥样硬化潜在危险的边缘状态或轻度危险状态，＞4.14 mmol/L 为危险水平。LDL-C 水平随年龄增加而有所升高。

(5)载脂蛋白 A1($ApoA_1$)：成人正常参考值多在 1.20～1.60g/L，女性略低于男性，到老年后波动不明显。＜1.0g/L 为偏低。ApoA1 是 HDL-C 的结构蛋白，$ApoA_1$ 约占 65%～70%，所以血清 $ApoA_1$ 可以代表 HDL-C 水平，与 HDL-C 一样是血液中的“好脂蛋白”。冠心病病人 Apo A_1 偏低，脑血管病病人 $ApoA_1$ 明显低下。

(6)载脂蛋白 B(ApoB)：成人正常参考值 0.69～0.90 g/L，随年龄增加而升高，70 岁以后不再上升或有所下降。成人＞1.0g/L 为轻度升高，＞1.2g/L 为明显升高。ApoB 是 LDL-C 的结构蛋白，大约有 90% 的 ApoB 分布在 LDL-C 中，因此其临床意义与 LDL-C 相近，但它的变化较 LDL-C 明显，更容易反映血脂异常情况。ApoB 是各项血脂指标中较好的动脉粥样硬化标志物，ApoB 升高也是冠心病的危险因素。在高 ApoB 血症的冠心病病人中进行药物干预实验研究表明，降低 ApoB 可以减少冠心病发病及促进粥样斑块的消退，ApoB 检测也可作为药物疗效观察的指标。

3. 血脂检查需要注意什么?

血脂在血液中的波动比较大，受影响因素较多，比如进食、运动、饥饿等都会使血脂检查结果发生变化，有的人血脂检查前后两次差别大，可能与检查前的影响因素控制不好有关。因此，在进行血脂检查前，一定要注意空腹 12 小时以上才能抽血，在检查前的一餐不要进食脂肪较高的食物、不要饮酒。首次检查出现血脂异常时，应在 2～3 周内进行复查，如果仍然异常，才可以确定。

【血糖检查】

糖是人体进行生命活动所必须的能量物质，血液中必须保持相对稳定的血糖浓度，血糖过低会引起心慌、头晕甚至昏迷，血糖过高可能是糖尿病，尤其是中老年人，糖尿病的发病率越来越高，目前全世界的发病率是3%～5%，我国的糖尿病病人已经超过2 000万，这就是说，平均每 65 个人中就有一个糖尿病病人。因此，不仅在一年一度的体检中要检测血糖，还应适时（比如 3 个月左右）检测血糖，对于早期发现糖尿病非常重要。

1. 正常成人血糖参考值

空腹 3.9～6.1mmol/L，餐后 2 小时血糖 < 11.1mmol/L。

2. 血糖升高见于哪些情况?

糖尿病的血糖升高是大家所熟知的。但是除了糖尿病以外,还可以引起血糖升高的因素有:情绪紧张、激动、饭后1～2小时、注射肾上腺皮质激素、口服或注射糖皮质激素、慢性胰腺炎、心肌梗死、甲状腺功能亢进、脑内出血、颅脑外伤等。

3. 低血糖见于哪些情况?

饥饿是低血糖的常见情况,但有的人很容易发生低血糖却找不到任何原因;有的疾病会经常发生低血糖,如糖代谢异常、胰岛细胞瘤、胰腺瘤、严重肝病等疾病;妊娠、哺乳也可以出现低血糖。

4. 如果空腹血糖升高,还需进一步检查什么指标?

如果体检中发现血糖升高,要进一步检查下列指标,可以诊断或排除糖尿病。

(1)糖耐量试验:方法是口服75mg葡萄糖前(空腹)、口服葡萄糖后60分钟、120分钟、180分钟抽血检查血糖浓度。正常值为:空腹,3.9～6.1mg/L;60分钟,6.7～9.4mg/L;120分钟,≤11.1mg/L;180分钟,3.9～6.1mg/L。

(2)糖化血红蛋白(HbA1c):由于血糖升高使血红蛋白被糖化,又因为红细胞寿命长达120天,所以,糖化血红蛋白可以估计血糖升高持续了多久和严重程度,至少可以反映近期3个月的血糖情况。

(3)胰岛素和或C肽测定:可以直接测定血液中胰岛素的浓度,评估胰岛的功能状态。

【心脏标志物检查】

1. 什么是心脏标志物?

心脏标志物是指具有诊断心脏损伤包括心肌梗死和心肌微小损伤的心肌标志物,主要有心肌酶包括肌酸激酶(CK)及同工酶(CKMB)、谷草转氨酶(GOT/AST)、乳酸脱氢酶(LDH)、羟丁酸脱氢酶(HDBD);肌红蛋白、肌钙蛋白等。近年来把具有预测心脏疾病尤其是冠心病的危险因子作为心脏标志物,如高敏感C反应蛋白、外周血单核细胞数、高密度脂蛋白与低密度脂蛋白比值、肺炎衣原体抗体、血栓前体蛋白、纤维蛋白原等。

2. 哪些情况下应当做心脏标志物检测?

一切可能引起心脏损伤的疾病都应该经常观察心脏标志物,比如患有冠心病、高血压、心肌炎、心肌病、肺心病、心功能不全、其他有损心肌的疾病和服用有损心肌的药物等情况下,应当检查心脏标志物。对心脏微小损伤即可检出的项目有肌红蛋白和肌钙蛋白。另外,对于年龄较大的人来说,有高血脂、肥胖等心血管疾病危险因素的人也应该经常观察一些具有对冠心病危险预测价值的检查项目,如高敏感C反应蛋白、高密度脂蛋白与低密度脂蛋白比值、纤维蛋白原等。

3. 主要心脏标志物检测结果有什么临床意义?

(1)肌酸激酶(CK)、肌酸激酶同工酶(CKMB)、谷草转氨酶(GOT/AST)、乳酸脱氢酶(LDH)、羟丁酸脱氢酶(HDBD):主要用于心肌梗死的诊断,对心肌炎也有较好的诊断意义,对其他原因引起的心肌损伤敏感性较低。

肌酸激酶同工酶对心肌损伤的特异性高，肌酸激酶、谷草转氨酶、乳酸脱氢酶、羟丁酸脱氢酶四项除了在心肌损伤时升高外，其他部位的肌肉损伤也可以升高，比如强烈的运动引起的肌肉损伤，肌肉炎症等。谷草转氨酶、乳酸脱氢酶两项在有肝脏炎症、胆道疾病等情况下也可以升高，尤其是乳酸脱氢酶单项升高，有时还可以提示癌症可能，需要进一步检查。

（2）肌红蛋白、肌钙蛋白：这两个项目都是近年来才开始检测的新项目，特异性和敏感性都较好，而且可以在发病较早的时间检测出来，具有很大的优势。肌红蛋白在急性心肌梗死发生（即胸痛发作）1.5～2 小时的时候，血液中就可以检测出肌红蛋白升高，在 4～6 小时达高峰，因此，该项目特别适合于早期诊断心肌梗死。又由于该项目的敏感性很高，对微小的心肌损伤即可检测出来，因此它对于心肌炎、高血压心肌损伤、心力衰竭、肺心病心肌损伤等都有较好的诊断价值。肌钙蛋白在心肌梗死后出现在血液中的时间较肌红蛋白晚，约在胸痛发生后 3～6 小时出现，但它是心肌损伤特异性最高的项目，所以其具有决定性诊断价值。与肌红蛋白一样对其他原因或疾病引起的心肌损伤均有诊断意义，不过，肌钙蛋白在血液中消失的时间较长，因此，它对发病时间较长的病人来说，该项检查更有价值，并可以作为病情观察指标。

（3）高敏感 C-反应蛋白（hsCRP）：hsCRP 是冠心病、心绞痛、急性心肌梗死发病率以及病死率的独立预后指标，联合肌钙蛋白可以对其危险度进行评估。在人群筛查中发现，hsCRP 较高组的人群将来患冠心病的危险度比 HsCRP 较低组增加 2.6 倍。hsCRP 对冠心病危险度的评估价值高于三酰甘油（甘油三酯）、低密度脂蛋白胆固醇、高密度脂蛋白胆固醇、脂蛋白（a）、同型半胱氨酸、载脂蛋白 A 和载脂蛋白 B 等指标。由此看来，hsCRP 的临床意义较大，有可能成为中老年人群冠心病危险度筛查的重要指标，成为一项常规的体检指标，一般来说 hsCRP＞3mg/L 的人，应当给予必要的早期预防性治疗或行为指导，如果与血脂检测联合进行判断，其临床意义更大。

【乙肝病毒标志物检查】

乙型肝炎病毒（HBV）是一种复杂的小分子脱氧核糖核酸病毒（DNA 病毒），完整的乙型肝炎病毒呈球形，直径 4.2 纳米。病毒的 DNA 和一些相关蛋白位于核心，周围包有外壳。病毒进入人体细胞后，借助于人体细胞的营养和功能进行复制，病毒的外壳部分含有乙肝表面抗原（HBsAg），过去叫“澳抗”，病毒的内部成分含有核心抗原（HBcAg）和 e 抗原（HBeAg）等。以上 3 种抗原中的 HBsAg 和 HBeAg 可以被检测出来。人体被 HBV 感染或进行乙肝疫苗注射后，人体的免疫系统要发生免疫反应，产生抗体，其中乙肝表面抗体（HBsAb）、核心抗体（HBcAB）、e 抗体（HBeAb）可以在血液中检测出来。

1. 什么叫“乙肝五项”？

“乙肝五项”包括以下 5 项：

乙型肝炎病毒表面抗原（HBsAg）、抗乙型肝炎病毒表面抗原抗体(抗-HBs或HBsAb)、乙型肝炎病毒e抗原(HBeAg)、抗乙型肝炎病毒e抗原抗体(抗-HBe或HBeAb)、抗乙型肝炎病毒核心抗体(抗-HBc或HBcAb)

2. 乙肝五项检查阳性有什么意义?

(1)HBsAg阳性:表示机体感染了乙型肝炎病毒,国内大多数HBsAg阳性者是HBsAg携带者,并不一定发生肝炎。单项阳性者是否有传染性要进行HBV-DNA基因检测才能确定。

(2)HBsAb阳性:它是一种保护性抗体,表明机体对乙型肝炎病毒已有免疫力,具有抵抗乙型肝炎病毒的能力,见于注射过乙肝疫苗者或曾经感染过乙肝病毒或患过乙型肝炎的病人。

(3)HBeAg阳性:表示乙型肝炎病毒在体内复制,有较强的传染性。一般不会单项阳性,如果出现单项阳性,多考虑是类风湿因子干扰,即假阳性。

(4)HBeAb阳性:该抗体没有免疫保护作用,表示感染已进入后期,病毒复制减少,传染性降低。单项阳性也可能是类风湿因子干扰,即假阳性。

(5)HBcAb阳性:该抗体没有免疫保护作用,只是表示过去感染过乙型肝炎病毒,有时在急性感染的窗口期也可出现。

3. 什么是“大三阳”?其临床意义如何?

“大三阳”是指HBsAg、HBeAg和HBcAb三项阳性。表示机体内存在乙型肝炎病毒复制,有较强的传染性,一般是乙型肝炎急性期或者慢性活动期,也有部分人长期处于"大三阳"状态，没有发生肝炎，但随着年龄的增加，发生慢性活动性肝炎或肝硬化或肝癌的危险性增加，应当积极地给予治疗，如 α-干扰素治疗。在饮食起居、工作等方面与他人接触时要有适当的保护措施，如分餐等。

4. 什么是"小三阳"？其临床意义如何？

"小三阳"是指 HBsAg、HBeAb 和 HBcAb 三项阳性。预示着急性感染乙肝病毒后进入恢复期，传染性较低。有相当一部分人长期"小三阳"状态，对健康有一定影响，应进行必要的治疗包括 α-干扰素治疗。

5. 其他几项组合阳性有什么临床意义？

(1) HbBsAb、HBeAb、HBcAb 三种抗体阳性，表示机体感染乙型肝炎病毒后恢复期的标志，是机体对乙型肝炎病毒感染后的正常反应。

(2) HbBsAb、HBeAg、HBcAb 三项阳性，表示是典型的 HBV 感染迹象，应当重复检查和定期观察或进行 HBV-DNA 检查以确定是否为 HBV 感染。

(3) HBsAg、HBcAb 两项阳性，表示急性肝炎或慢性肝炎或病毒携带者，应该进一步做 HBV-DNA 检查。

(4) HBeAb、HBcAb 两项阳性，表示乙肝恢复期，传染性较弱，应该进行 HBV-DNA 检查。

(5) HBsAg、HBeAg 阳性，表示急性感染阶段，有强传染性。

(6) HBsAg、HBeAb 阳性，意味着肝炎恢复期或 HBsAg 携带者，此类病人容易转阴。

如果出现 HbBsAb、HBeAb 两项阳性或者是 HBeAg、HBcAb 两项阳性都不是典型的 HBV 感染迹象，应当重复检查和定期观察或进行 HBV-DNA 检查以确定是否为 HBV 感染。

6. HBV-DNA 是一项什么检查，有什么临床意义？

前面讲到乙型肝炎病毒是一种 DNA 病毒，所谓 HBV-DNA 检查就是用基因扩增的方法检查病毒 DNA，DNA 是病毒的核心，检查到 DNA 就意味着体内存在病毒，有传染性。它比传统的乙肝五项检查在方法上要敏感得多，可以提高 100 倍以上，检查的物质是病毒的 DNA，因此具有决定性诊断作用。用这种方法检查还可以对血液中的病毒含量进行定量，直接检出血液中病毒的数量（即 copy/ml）。因此，它既可以判断病人有没有传染性以及传染性大小，还可以用于治疗药物的疗效观察。在临床上，病人在服药治疗过程中检测 HBV-DNA，可以观察到血液中病毒含量减少的过程，从而判断该药的效果。有的病人只有 HBsAg 单项阳性，即表面抗原携带者，这种情况分两种，有的只是表面抗原携带者，体内并无病毒，没有传染性，而有的人体内有病毒，是乙肝病毒携带者，有传染性，这就需要检查 HBV-DNA 来进行判断。因此，凡是乙肝五项有任何异常都应该进一步做 HBV-DNA 检查，一是确定是否有乙肝病毒，二是确定有多少病毒。

7. HBV-DNA 检测与乙肝五项检查有什么关系？

（1）HBV-DNA 与 HBsAg 检测的关系：一般来说，HBsAg 阳性的病人大多数 HBV-DNA 也阳性，提示体内确实有病毒，有传染性，少数 HBV-DNA 为阴性，提示体内没有病毒或病毒极少，没有或有很弱的传染性。有时病人 HbsAg 阴性，但 HBV-DNA 阳性，这是因为在血液中病毒的外壳含量很低，检测 HbsAg 的方法敏感性较低，检测不出来，而 HBV-DNA 检测的是病毒的 DNA，而不是它的外壳，而且敏感性很高，所以能检测出来阳性。不过病毒在体内并不是一个恒定不变的量，总是有一定波动的，定期观察，也可能减少到 HBV-DNA 也检测不出来的水平。

(2) HBV-DNA 与 HBsAb 检测的关系：HBsAb 是一种保护性抗体，HBsAb 阳性意味着有免疫力，所以 HBsAb 阳性者 HBV-DNA 一般是阴性，有少数阳性，处于 HBsAb 与病毒共存阶段，比如急性肝炎恢复初期、近期感染乙肝病毒等，此情况要定期复查。

(3) HBV-DNA 与 HBeAg 检测的关系：HBeAg 阳性者几乎全部 HBV-DNA 阳性。

(4) HBV-DNA 与“小三阳”的关系：有 80%的病人 HBV-DNA 为阳性。

8. 为什么会出现有时阳性、有时阴性的情况？

在乙肝五项检测中，出现有时阳性有时阴性最多的是 HBsAg，其他项目出现时阴时阳的情况较少。这里有几个原因可供分析，第一是方法学所限制，不可能完全避免假阳性和假阴性问题，即便是 99%的准确性，也有 1%的误差，目前的科技水平只能如此。第二是被检者血液中的病毒或病毒外壳的含量处于较低水平，而且波动比较大，因而出现有时检测阳性有时检测阴性。第三是人为的错误。比如抽血时抽错了人、血液标本放错试管、检测过程中编号错误、血液受到污染等。遇到时阴时阳的检测结果时，首先是要及时复查，以排除人为误差。如果同一份血液复查前后结果相同，就可以认为检测过程中没有问题。第二是要定期复查，观察动态变化。第三要进行 HBV-DNA 检测，以确定血液中是否有病毒 DNA。

【肿瘤标志物检查】

肿瘤标志物是指癌细胞分泌或脱落到体液或组织中的物质，或是患者对自身体内癌变细胞发生反应而产生并进入到体液或组织中的物质。这些物质，有的是不存在于正常人体内，只见于胚胎时期；有的是存在于正常人体内但含微量，患癌症时就超过正常值。通过对肿瘤标志物检测，可以早期警示或辅助诊断、分析病程、指导治疗、监测复发或转移、判断预后等。因此，一年一度的健康体检，肿瘤标志物的检测是必要的。

1. 临床常用的肿瘤标志物有哪些？其临床意义如何？

(1)甲胎蛋白(AFP)：在胎儿时期存在，出生后下降，正常人<5μg/L，肝细胞发生癌变后明显升高，是诊断肝癌的常用指标，一般来说，AFP>500μg/L 时，其诊断肝癌的阳性率可以达到 70%～90%，特异性较好。此外，卵巢癌等患者 AFP 也可以升高，但在消化道癌和肺癌中少见；怀孕妇女可以一过性升高；慢性肝炎及肝硬化病人血清中也可以中等程度升高。

(2)癌胚抗原(CEA)：存在于胚胎胃肠黏膜上皮细胞和一些恶性组织的细胞表面，正常人血清值<30μg/L(不同实验室正常值有差别)，CEA 升高主要见于结肠癌，但也见于胰腺癌、乳腺癌、肺癌、甲状腺癌以及某些非

癌病人，因此，CEA 作为诊断意义并不大，但作为已经明确诊断癌症并进行手术等治疗后，定期进行检测（2～4 周 1 次），可以帮助分析疗效、判断预后、预测复发以及是否转移有价值。

(3)CA19-9：是一种神经节苷酯，没有器官特异性，在多种腺癌中升高，如胰腺癌、肺癌、结肠癌、胃癌，其中以胰腺癌、胃癌、胆管癌的敏感性较高，是胰腺癌的较可靠标志。CA19-9 测定有助于判断预后，其复发和转移的预测往往先于放射线检查发现。CA19-9 与 CEA 联合检测鉴别胆结石和胆囊癌，还可以提高对胃癌筛选普查的敏感性和特异性。

(4)CA12-5：正常胎儿和成人卵巢细胞不表达 CA12-5 抗原，卵巢癌上皮细胞敏感性高，但特异性不高，因为它也存在于乳腺、肺、良性渗出液和恶性渗出液中。CA12-5 与肿瘤复发有关，因此，有助于随访病情，而且它是第 2 次治疗的重要参考指标。

(5)CA24-2：在正常的胰腺、结肠黏膜中存在，但很微量。在胰腺癌和结肠癌中升高，对胰腺癌的诊断的阳性率高达 74%～79%。

(6)CA15-3：是监测乳腺癌的重要抗原，存在于多种腺癌细胞中，如乳腺癌、肺腺癌、卵巢癌、胰腺癌等。它对乳腺癌的相关性较高，对乳腺癌的敏感性和特异性都高于 CEA，因此，它主要用于判断乳腺癌的进展和转移，监测治疗和复发。

(7)鳞状上皮细胞癌抗原（SCC）：特异性高，但敏感性低，用于监测宫颈癌、肺癌、头颈部上皮癌。

(8)前列腺特异性抗原(PSA):只存在于前列腺腺泡及导管上皮细胞胞浆中,是前列腺癌较特异的标志。阳性率高于63%,用于诊断前列腺癌、鉴别转移性腺癌的来源,判断疗效和预后。在利用PSA时要注意监测游离和结合的PSA的比值,因为前列腺增生患者78%为结合状态,同时还要注意随着年龄的增加,PSA水平也升高,要结合年龄分析。

(9)人绒毛膜促性腺激素(HCG):它是存在于胎盘中的一种糖蛋白,正常人血中微量,怀孕时尿中和血中水平升高,用于监测非精原细胞瘤的治疗反应及复发情况,尤其是对绒毛膜上皮癌的诊断、疗效观察、预测预后有重要价值,有的在肿瘤复发临床体征出现前几周或几个月β-HCG就升高,β-HCG与CA12-5联合检测对诊断卵巢癌有意义。

(10)神经元烯醇化酶(NSE):存在于神经元及神经来源的细胞中,是神经细胞癌和小细胞肺癌的标志物,尤其对于小细胞肺癌,其特异性和敏感性均高,可用于诊断、鉴别诊断、疗效和病情评估。

(11)β_2-微球蛋白(β_2-MG):用于诊断淋巴增殖性疾病,如白血病、淋巴瘤、多发性骨髓瘤,其水平高低与瘤细胞数量、生长速率、预后、疾病活动性有关。

(12)铁蛋白(ferritin):在多种癌症患者血中均有不同程度的升高,在肝癌患者中阳性率高达70%以上,可以辅助肝癌的诊断。

2. 体检中出现肿瘤标志物阳性或升高意味着什么?

肿瘤标志物严格地说应该叫肿瘤生物标志物,从肿瘤发生学的角度来讲，血液中肿瘤标志物检查阳性或升高，意味着体内有正常细胞向癌细胞转变。但是，我们知道，在我们体内无时无刻都有一定量的正常细胞向癌细胞转变，只是我们体内有免疫监视和免疫杀伤系统，可以将癌变的细胞清除，维持机体的正常。有研究认为，体内有 $10^2 \sim 10^5$ 个癌细胞时肿瘤标志物就可以阳性，这个时候用超声、CT、磁共振等都检查不出来，大约要经过 5 年左右，有一部分病人可以发展成为可以用超声、CT、磁共振等检查出来的癌症。在这 5 年中，人体的免疫系统也可以将其清除，维持机体正常，只有免疫功能降低的人，才可能发展成为真正的癌症患者。因此，检查出肿瘤标志物阳性，既不要惊慌也不要大意，可以服用一些增强免疫的药物，避免实质性的癌症发生。这期间，可以定期复查如 6 个月查 1 次，观察是否转为阴性。如此说来，大多数肿瘤标志物只是一个筛查指标，设计原则是敏感性较高，特异性较低，以避免漏诊，防患未然为主，也就是说，绝大多数筛查阳性的人用其他方法检查不出癌症来，也可以说尚无实质性或真正的癌症。比如有单位对体检中 CEA 阳性的人随访 5 年左右，结果只有 15％左右的人发生癌症，因此，我们认为，在体检中发现 CEA 阳性既要进一步做其他检查如超声、放射线、磁共振等检查，以免漏诊，也要进行定期复查和随访，同时也不要惊慌，在这期间我们可以采取增强免疫的方法避免癌症发生。有的肿瘤标志物的特异性和敏感性都较高，具有较强的诊断、治疗监测、随访复发监测等价值。如 AFP 对肝癌、β-HCG 对绒毛膜上皮癌、PSA 对前列腺癌、CA12-5 对乳腺癌和卵巢癌、NSE对小细胞肺癌、本周蛋白对骨髓瘤等项目，其诊断价值较大，对疗效观察以及复发监测均有一定意义。近年来，利用蛋白芯片技术进行多种肿瘤标志物联合检查，可以提高检查效率，但技术本身还需要进一步提高。

3. 还有什么项目对早期发现癌症有价值？

（1）大便隐血（英文简称OB）：是结肠癌筛查的重要项目，结肠发生癌变时，往往在早期就可以发生微量的出血，一般化验方法是查不出来的，近几年采用一种叫单克隆抗体的高科技产物设计的大便隐血试验，就可以查出来了。如果大便隐血持续阳性，又没有急、慢性胃、肠道炎症或溃疡，就要怀疑是否有早期的结肠癌，需要进一步做胃镜、肠镜或消化道钡餐检查。

（2）L-γ-谷氨酰基移转酶（英文简称GGT）：该酶的含量在肾脏最高，肾脏病变时酶可以从尿中排出，测定尿中酶的活力有助于肾脏疾病的诊断。但是，大多数是测定其血清中的酶活力，在原发性肝癌、胰腺癌和胆管癌时，血清中该酶活力显著升高，有助于诊断，尤其对肝癌诊断的临床价值较大，它不仅可以提示是否有原发性肝癌，还可以判断恶性肿瘤患者有无肝脏转移以及肝癌手术后有无复发，阳性率高达90％。

（3）某些激素测定：一些具有内分泌功能的恶性肿瘤可以分泌相应的激素，使血液中某种激素水平升高，有助于癌症的诊断，如肾上腺皮质的肿瘤可以分泌大量的皮质激素，测定皮质激素或测定尿中17-羟皮质类固醇就有助于诊断，脑垂体瘤可以分泌较多的垂体激素，从血液中可以测定出来，高功能的甲状腺癌可以分泌大量甲状腺激素等。

【血液流变学和血液凝固功能检查】

前些年，在我国刮起了一股“中风预报”风潮，经过一段时间的考验，人们认识到“中风预报”并不能预报中风，反而给人增加心理负担。科学的方法应该是经过对一系列化验项目检查结果进行分析，可以判断血液流动性和血液凝固性变化情况，从而预测是否发生脑中风、冠心病等心脑血管疾病的危险度，由此采取干预或预防措施，这一系列的检查可以归纳为血液流变学和血液凝固功能检查。在健康体检和一些有高黏血症的病人中，这些项目需要经常检查，我们就一些常见的问题做一些解答。

1. 什么叫高黏血症?

高黏血症也叫高黏血综合征，是指血液流变学异常即血液黏度升高引起的一种血液高凝状态，包括血液中的细胞成分(包括红细胞、白细胞和血小板)增多、红细胞变形性降低以及全血黏度升高等病理情况，是一种血栓前状态。高黏血症具有发生脑梗死、心肌梗死等心脑血管病的危险，应当给予积极治疗。

2. 血液流变学检查的主要项目有什么?

全血黏度、血浆黏度、血沉、红细胞比容、红细胞聚集性、红细胞变形性、血小板聚集性、血小板黏附性等项目，这被称为细胞流变学。随着生物技术的高速发展，进一步深入到分子水平的研究，包括血浆蛋白成分对血液黏度的影响，血液介质对细胞膜的影响、受体作用等，这被称为分子血液流变学。

3. 全血黏度和血浆黏度检查有何临床意义?

(1)全血黏度:血液流动时,其内摩擦力阻碍血液的流动,这种阻碍血液流动的内摩擦力就是血液的黏性。度量这种血液黏性的物理量,就是血液黏度,血液黏度的单位用国际单位制表示,毫帕·秒(mPa·s)。全血黏度是由血液中的细胞成分和血浆成分的综合决定其大小的。在实际检测中,给予了高、中、低3个档次的切变率,大体可以代表血液在动脉、静脉、毛细血管内不同流速情况下的血液黏度。

(2)全血还原黏度:指血液黏度与血细胞压积浓度之比,即是当血细胞压积为1时血液黏度值,计算公式为(全血黏度值－血浆黏度值)/红细胞比容,实际就是将血液黏度校正到相同血细胞比容的基础上进行比较。

(3)血浆黏度:使用毛细管法,因此也叫毛细管血浆黏度。将肝素抗凝的全血进行离心,把血细胞分离出去后的血浆部分的黏度。决定黏度大小的主要成分有纤维蛋白原、血浆蛋白、血脂等的多少。

(4)红细胞聚集指数:红细胞聚集指数＝全血黏度值(低切)/全血黏度值(高切)或红细胞聚集指数＝全血黏度值(低切)/血浆黏度值。

(5)红细胞变形指数:红细胞变形指数＝[(1－(血浆黏度值/全血黏度值(高切))0.4]/红细胞比容

(6)红细胞刚性指数:红细胞刚性指数＝(全血黏度值(高切)－血浆黏度值)/(血浆黏度值×红细胞比容)

(7)红细胞电泳指数:红细胞电泳指数＝红细胞聚集

指数/红细胞比容

如果患者的高切黏度升高，同时伴有红细胞变形性和（或）红细胞刚性的异常，就可以断定，患者的血液黏度增高主要是由于红细胞的变形性降低所造成的，因为血液高切速下的黏度，主要受红细胞变形性的影响。如果患者的低切黏度增高，伴有红细胞聚集性的增高，血沉的增加，或红细胞电泳时间的减慢，可以推测，血液黏度的升高主要由于红细胞表面负电荷的减少，导致红细胞聚集性的增加所造成的，因为在低切速下，血液黏度主要受红细胞聚集性的影响。如果患者的高、中、低切黏度均增加，还伴有红细胞比容的增高，则说明是由于红细胞的数量增多而引起的血液黏度的升高。如果患者的全切速血液黏度升高，伴有血浆黏度的升高，纤维蛋白原增多，血脂增高，则说明患者血液黏度是由于血浆黏度的影响而增高。

4. 红细胞比容在血液流变学检查中有何临床意义？

红细胞比容是与红细胞数量、大小有关的一项指标，凡是红细胞增高的疾病都可以引起红细胞比容升高，如真性红细胞增多症、肺心病、充血性心力衰竭、大量吸烟等；红细胞比容降低的疾病有恶性肿瘤、贫血等。

红细胞比容的真正意义在于它对血液流变特性的影响，包括对血液黏度的影响、对血液流动性质的影响以及对血沉的影响等。

红细胞比容的变化对脑血流量直接产生影响，当患者的红细胞比容在 47％～53％时，其脑血流量明显低于红细胞比容为 36％～46％组。因此，有人提出红细胞比容的增加是脑梗死发生的重要危险因素。一项对红细胞比容与脑梗死发病率的调查发现，红细胞比容＜30％时，脑梗死的发病率为6.6％；36％～46％时，为18.3％；46％～50％时，为43.6％；＞50％时，为63.6％。患者的年龄对红细胞比容与脑梗死发病率关系也有影响。一项研究发现，老年人中的红细胞比容在46％以上者，＞78岁组的脑梗死发病率为35.4％；＜77岁组的发病率为22.4％。

研究结果认为，在预防老年人脑梗死的发生的措施中，维持适度的红细胞比容是十分重要的，对78岁以下的老年人，适宜的红细胞比容为0.41～0.45（41％～45％），78岁以上的老年人，适宜的红细胞比容为0.36～0.40（36％～40％）。

5. 血小板数量和血小板功能测定有什么临床意义？

血小板的正常值为（100～300）$\times 10^9$/L，血小板数量增加可以使血液的凝固能力增加，对于外伤止血来说是好事，但对于中老年人来说，血小板数量增加则意味着血液凝固性增加，有易于发生血栓的危险性。

（1）血小板功能，包括黏附功能、聚集功能、释放功能等。黏附功能检查比较烦琐，而且质量不易控制，一般不做。血小板聚集功能医院做得比较多，也是血液流变学中主要的观察指标。血小板的释放功能是在血小板聚集过程中释放ADP，5-羟色胺等生物活性物质，有助于血小板聚集。

（2）聚集功能，即血小板之间可相互黏着、聚合成团的功能。血小板的这种聚集，可分为两个期。第一时相聚集是血小板最先发生的聚集，发生的非常迅速，但血小板聚集后还可解聚，故属可逆性聚集。第二时相聚集是血小板在第一时相聚集后，释放了内源性的 ADP 而加强的聚集，聚集发生的缓慢，但它是不可逆转的聚集。测定血小板的聚集率的临床意义很大，我们知道，阿司匹林以及类似药物是预防冠心病、脑梗死等心脑血管病的最重要最常用的有效药物，其作用机制就是抑制血小板的聚集，因此测定血小板聚集功能是临床应用抗血小板药物治疗疗效监测的最重要的项目，可以血小板聚集功能的强弱来决定是否需要服用该类药物，是否增加或减少服药剂量。由于临床实验中使用的诱聚剂不同，其正常值也不同，但总的来说，对于防止血栓，将血小板聚集率降低到正常以下是适宜的。

6. 血沉在血液流变学检查中的意义？

血沉的全称叫红细胞沉降率，是指红细胞处于静止的血液中会由于自身重力作用而自然沉降的能力，通常用 1 小时内沉降的毫米数来表示即毫米/小时(mm/h)。

血沉是一个动态的过程，因此动态血沉值更有价值。血沉值的大小主要与红细胞数量、红细胞膜表面的电荷即红细胞的聚集性、血浆中球蛋白的多少包括纤维蛋白原的多少有关。血沉增快可分生理性和病理性两种。生理性增快见于妇女月经期、妊娠期、小儿、60 岁以上老年人。病理性增快见于活动性结核病、重度贫血、风湿活动期、白血病、肿瘤、肾炎、严重感染、甲亢、系统性红斑狼疮、组织损伤和坏死等。血沉增快，更易于形成血栓。

7. 凝血功能的基本检查项目及临床意义?

凝血功能是血液凝固的能力,它依靠多种因子协同实现,其中有 4 项是临床工作或体检指标中常用的,分别是凝血酶原时间(PT)、白陶土部分凝血活酶时间(APTT)、凝血酶时间(TT)、纤维蛋白原(FIB/FG),这 4 项大体可以代表体内凝血和纤维蛋白溶解功能的强弱。

(1)PT 是外源性凝血功能的代表,也就是说,血管内皮有损伤时,是否容易激发血液凝固或血栓形成,因此 PT 检测值缩短是发生血栓的危险因素。反之,PT 延长则容易发生出血比,如皮肤黏膜出血、脑出血等,危害也很大。在比如某些病人做了冠状动脉内支架治疗需要长期服用华法林等抗凝药,PT 是用药监测的指标。

(2)APTT 是内源性凝血功能的代表,其检测值缩短意味着凝血功能强,易于发生血栓,延长则易于发生出血,这一点与 PT 基本相同。在临床上,该指标主要用于术前检查和治疗监测,对于使用肝素抗凝治疗的病人,必须定期监测 APTT,以调整用量。

(3)TT 是纤维蛋白溶解系统的代表指标,如果进行溶栓治疗,必然会产生大量的纤维蛋白降解产物,这些产物可以直接抑制凝血酶的活性,使 TT 时间延长,因此,该指标可以用来监测治疗效果。如果 TT 缩短则意味着体内纤维蛋白溶解系统功能降低,易于发生血栓。

(4)FIB 是血液凝固中最终形成血液凝块所必需的物质,FIB 也是一种应激反应物质,与心脑血管病的发生有重大的关联,FIB 升高是心脑血管病的重要危险因素,应该密切关注,经常检查。

8. 体检发现血液流变学异常和凝血功能异常怎么办?

首先,应当请医生分析检查结果,根据异常情况的类型、严重程度决定是否进行治疗性干预。对于轻度异常,只需要生活指导,经常复查,密切关注即可。

如果是血液细胞异常,比如红细胞数量较多,需要进一步检查是否存在真性红细胞增多症、慢性肺疾病、大量吸烟、严重鼾症等情况,根据不同原因采取不同的处理方式,比如治疗原发病、戒烟等。如果是红细胞膜的变形性降低或刚性增加,可以给予维生素 C、维生素 E 等抗氧化的药物治疗,也许可以获得好转。

如果是血液黏度升高,而且血浆黏度升高明显,病人又有一些高黏血症的症状比如经常短暂头晕、犯困、乏力等,可以定期给予改善微循环的药口服或静脉输注,比如丹参类药物、右旋糖酐-40(低分子右旋糖酐)、川芎嗪等。

如果是血小板聚集率过高,则应当口服阿司匹林类药物,将血小板聚集降到正常值以下,在治疗中,最好每周检查 1～2 次血液流变或血小板聚集率。

如果凝血功能较强,比如 PT、APTT、FIB 值升高和(或)TT 值降低,说明血液易于凝固,容易形成血栓,可以采取上述综合措施给予治疗。

绝大多数保健药品都有一定的活血化淤作用,但是一定要请医生看过之后服用,切不可以滥用,以免产生毒性或副作用。

(敬　华)

【妇科激素检查】

女性内分泌系统包括了全身各个内分泌腺体，尤其是女性所特有的下丘脑-垂体-卵巢轴，与各内分泌腺分泌的激素相互影响，保证了正常的生理和代谢，保证了妇女正常的生殖和遗传。卵巢性激素的合成与分泌是受下丘脑-垂体轴的调节，直接受垂体所分泌的 FSH 和 LH 所控制。妇科内分泌的激素水平测定对诊断治疗妇科内分泌疾病有着重要的临床意义。

1. 内分泌激素测定正常参考值(表 3)

表 3　内分泌激素测定正常参考值

激素名称	正常参考值
雌二醇(E2)	
卵泡期	37～330pmol/L
排卵期	367～1835 pmol/L
黄体期	184～881 pmol/L
绝经期	37～110 pmol/L
妊娠晚期	7.3～62.4 μmol/L
孕酮(P)	
卵泡期	0.6～1.9nmol/L
黄体期	20.7～102.4 nmol/L
孕 7 周	76.4±23.7 nmol/L
孕 8 周	89.2±24.6 nmol/L
孕 9～12 周	118.6±40.6 nmol/L
孕 13～16 周	142.0±43.7 nmol/L
孕 17～20 周	197.5±43.7 nmol/L
孕 21～24 周	346.0±111.4 nmol/L
孕 25～34 周	514.8±111.4 nmol/L

续表

激素名称	正常参考值
孕 35 周以后	630.2±146.6 nmol/L
绝经期	<3.2nmol/L
卵泡刺激素(FSH)	
正常女性	5～20 U/L
卵泡期	0.66～2.20μg/L
排卵期	1.38～3.80μg/L
黄体期	0.41～2.10μg/L
月经期	0.50～2.50μg
绝经后	>40U/L
黄体生成素(LH)	
卵泡期	5～30 U/L
排卵期	75～－150 U/L
黄体期	3～30 U/L
绝经期	30～130 U/L
睾酮(T)	
成年女性	2.1±0.8 nmol/L
卵泡期	<1.4mmol/L
排卵期	<2.1mmol/L
黄体期	<2.7mmol/L
绝经期	<1.2mmol/L
催乳素(PRL)	
青春前期	<8ng/L
育龄期	9～142ng/L
孕早期 3 个月	<80μg/L
孕中期 3 个月	<160μg/L
孕末期 3 个月	<400μg/L

一些妇科疾病，可以导致内分泌紊乱，如闭经，性早

熟，闭经泌乳，卵巢早衰等，通过体内激素水平的测定，可以明确诊断，积极治疗。

2. 性激素检查的主要项目有哪些？

在女性内分泌检验单中，我们可以看到 LH（黄体生成素）、FSH（促卵泡激素）、PRL（催乳素）、PROG（黄体脂酮素）、E2（雌激素）、T（睾酮）这几项指标。黄体生成素和促卵泡激素主要是促进卵泡发育和排卵，检测值过高，可能停经或不孕症；催乳素过高，可能是脑垂体肿瘤和甲状腺功能低下；黄体脂酮素过低，则表明垂体和卵巢功能低下，无月经或排卵、妊娠异常；卵巢瘤或妊娠都可能表现为雌激素水平过高，如果偏低，则可能是发育不良、脑下腺低能症和卵巢衰竭引起。睾酮增高提示性早熟、多囊卵巢综合征。

3. 更年期体内性激素有什么变化？

妇女更年期首先发生变化的内分泌腺体是卵巢，女性性腺——卵巢，自 35～37.5 岁即开始生理性退化，使雌激素的分泌逐渐减少直至消逝，如不排卵的月经周期数增多。雌激素水平轻度下降，促卵泡成熟激素升高，卵泡期缩短或黄体功能不足等。根据促性素的变化可以将更年期分为 3 个不同阶段：第一阶段为从卵巢功能开始下降到绝经前期，此时月经仍来潮，但排卵率少了，雌激素水平轻度下降，LH 水平正常，FSH 水平升高；第二阶段为接近绝经的时期，FSH、LH 水平均升高，无排卵，雌激素水平高低波动不定，可出现不规则阴道流血；第三阶段为绝经后数年，FSH、LH 水平较性成熟期分别增高 10～20 倍及 5～10 倍。更年期的后阶段及绝经以后，促性腺激素增多，FSH、LH 均增高，E2 降低。

4. 更年期妇女为什么会尿失禁？

据国内外的文献统计，妇女停经后，尿失禁的发生率高达 40%，比生育年龄时期高出 10%以上。而因荷尔蒙长期缺乏造成泌尿道上皮及阴道壁的萎缩，更使得 65 岁以上的妇女有一半以上有尿急和尿频的困扰。如何去改善停经后妇女的尿失禁、尿频和阴道、会阴部的不适的困扰是提高停经后妇女生活品质的重要课题之一。

女人的尿道维持禁尿或控制不漏尿，主要是靠尿道壁的平滑肌、周围的横膈肌、尿道壁的弹性、尿道的黏膜及黏膜下的血管的力量而将尿道封闭起来，使尿液不会漏出。而停经后，荷尔蒙的缺乏，不只使肌肉力量变弱，也使尿道和阴道的黏膜萎缩，尿道黏膜下的血管也会变得稀少，造成封闭尿道的力量相对的变弱。另外荷尔蒙的缺乏也会使尿道与膀胱交接处的神经受体减少而降低尿道的闭锁压力，这些因素相加就无法抵抗因为咳嗽、打喷嚏、跳跃等突然增加的腹部压力和膀胱内的压力，就会产生漏尿的尿失禁现象。

5. 女性激素补充治疗有什么利与弊？

激素补充治疗（hormone replacement therapy，HRT），指的是女性激素（雌、孕激素）补充治疗。HRT 对维护绝经妇女的健康，提高生活质量有重要的作用，同时有增加子宫内膜癌及乳腺癌发生的风险。

资料显示，近年来在 50 岁以上的妇女中，乳腺癌的发病率呈逐年上升趋势。当应用雌激素的总量达1 500 mg 以上时，其发生乳腺癌的危险是未用者的 2.5 倍，其发病原因自然是多方面的，但部分妇女在绝经之后开始服用雌激素以改善更年期的不适症状却不能不引起注意。

美国内分泌学会声明绝经后妇女用雌孕激素后侵袭性乳腺癌发病率增加，总体统计表明危险大于益处。由于存在风险，使许多妇女，甚至医生对 HRT 存有疑虑。在 20 世纪 80 年代以后，对凡存有子宫的妇女均配伍孕激素，而且这方面的研究不断进展，配伍孕激素也未能降低乳腺癌的风险。

所以，人们一定要在专业医生指导之下使用雌激素类药物。为安全起见，服用雌激素的女性应定期去医院检查乳腺，以防意外。

6. 为什么会发生闭经泌乳？

泌乳是指妇女在非孕期或产后不哺乳或断奶后 1 年以上所出现的乳汁分泌现象。泌乳常与闭经合并，称闭经泌乳综合征。为什么会出现这种异常的泌乳现象？为什么泌乳会伴随月经异常出现？

正常情况下的乳汁是：①由垂体所分泌的泌乳素刺激发育已成熟的乳房所分泌；②垂体所分泌的泌乳素又受下丘脑所分泌的泌乳素释放抑制激素来调节；③卵巢雌、孕激素同样可以影响泌乳素的分泌，如在孕期由于大量雌、孕激素的存在，抑制了泌乳素的分泌而无泌乳，而产后由于雌、孕激素水平急速下降，则出现乳汁分泌；④甲状腺素、肾上腺素可能对泌乳素产生抑制作用。一切影响泌乳素调节的因素，都能引起泌乳素的增加而出现泌乳现象。由于泌乳素增加，又可抑制垂体促性腺激素的分泌，而引起月经异常，使正常排卵月经变为黄体期缩短、无排卵、月经稀发以至闭经。

妇女出现闭经后，肌注黄体酮是对闭经患者进行初步诊断的简单而有效的办法。一般用黄体酮 20mg，每日 1 次肌注，共 3 日；或安宫黄体酮 10mg，每日 1 次，共 5 日。黄体酮注射剂量要足，总量不能小于 50mg，撤退出血时间一般在停药后 1 周内，但亦有个别患者更长些，撤退出血的标准是以见到正式的阴道出血为准。闭经时间长，撤退出血量则多，必要时应加些止血药以减少出血量。

7. 测定基础体温可以了解体内激素水平吗？

可以了解体内孕激素水平。基础体温是一种极为可靠而又简单易行的测定卵巢功能的方法。基础体温是在睡眠 6～8 小时后，未进行任何活动，起床前所测得的口腔（舌下）体温。由于孕激素可兴奋下丘脑体温调节中枢，使体温升高，因此，可根据月经周期中体温的变化较为准确地反映卵巢排卵功能以及排卵后的黄体功能。正常月经周期的妇女其体温在月经周期中的变化为：①月经的前半期即卵泡期，此时由于主要是受雌激素的影响，因而基础体温多波动在 36.5℃以下；②排卵后进入黄体期，在孕激素作用下，体温上升，一般波动在 36.6～37℃之间；③至下次月经来潮体温又下降到卵泡期温度。这种随月经周期不同时期，体温呈现上下波动的现象，医学上称为双相体温，又称为有排卵体温；若无此变化则称为单相体温，又称为无排卵体温。排卵后体温上升应维持在 14 天左右，其波动不应太大，上升幅度应大于0.5℃，否则应视为黄体功能不足。月经周期延长的妇女，一般表现为卵泡期延长。根据黄体功能状况，可以查找早期流产或习惯性流产的原因，是否由于黄体功能不足所致。还可用来诊断早期妊娠，一般体温上升超过20天，多可诊断为早孕。掌握排卵日期的规律也可避孕。

8. 什么是人工周期？

顺序应用雌、孕激素，使子宫内膜从增殖到分泌然后脱落以形成人工周期，叫人工周期。人工周期可用于：

（1）闭经的诊断，如医生常给闭经患者肌注黄体酮以促使其行经。但某些患者无月经来潮，此时初步诊断闭经病因可能是由于子宫病变或卵巢分泌雌激素不足，进一步可用人工周期来区别。

（2）人工周期可用于无排卵型功能性出血患者，用于作为短期周期治疗，以控制出血或调整周期。

（3）人工周期还常用于作为一些妇科疾病的替代治疗，可用于某些性畸形疾病如特纳综合征等，以促进和维持女性第二性征乳房、阴毛发育及形成人工月经。

9. 为什么会过早绝经？

40岁以前妇女即已绝经为过早绝经，医学上称为卵巢功能早期衰退。有不少妇女的绝经甚至出现在30岁之前。此类妇女其月经初潮后可有一段正常月经，持续时间长短则因人而异。有些可有正常生育史，然后突然闭经；有些则由月经稀少而渐至闭经。由于卵巢功能衰退可出现雌激素不足的表现，如乳房、生殖器官萎缩以及更年期症状如潮热、出汗等。卵巢早衰确切原因有些是由于先天卵泡过少；有些虽有卵泡，但对垂体促性腺激素不敏感，或由于其过度刺激而加速闭锁；有些由于染色体不正常；此外也可由于卵巢手术而影响其自身的血液供应等。

10. 睾酮有什么作用？

睾酮是一种雄激素，在体内它由男性睾丸分泌；女性体内亦可有少量雄激素。它由卵巢和肾上腺分泌。医疗上应用的是睾酮的人工合成制剂。为什么女性疾病要用雄激素来治疗？雄激素的作用是：①大剂量睾酮可对抗雌激素的作用，使子宫内膜生长受到抑制；②可直接作用于子宫肌纤维和血管平滑肌，使平滑肌收缩从而减少出血量；③可促进蛋白质合成，肌肉增长，促进骨骼生长。根据上述雄激素作用，常可用于：①月经过多患者的止血，特别是更年期功能性出血；②青春期少女侏儒症可以用其促进身高增长；③更年期可用来治疗骨质疏松。

（李丽华）

【心电图检查】

1. 什么是心电图？

在心动周期中，心脏每次收缩之前，必先产生电激动，电流传布全身，各处产生不同的电位。因电流强度与方向不断变动，身体各电体也不断变动，通过心电图把这种变动的电位连续描记成的曲线，这就是心电图。

2. 心电图的基本波形都代表什么意思？

P 波：反映心房除极过程电压和时间的改变。

QRS 波：反映心室电极过程电压和时间的改变。

P-R 间期：代表心房开始除极到心室开始除极的时

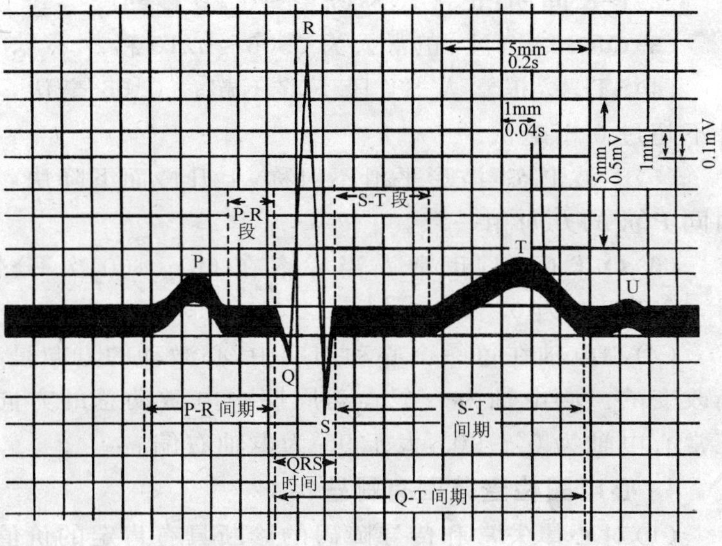

图 1-7　正常心电图

间。

T 波：反映晚期心室复极过程电位改变。

Q-T 间期：反映心室除极与心室复极的全部时间。

3. 如何看自己体检中的心电图及各波形的正常值范围？

心电图纸每小格横坐标表示时间 0.04 秒(s)，纵坐标表示电压 0.1 毫伏(mV)(图 1-7)。

(1)P 波形态：一般为钝形图，有时有轻度切迹但波峰间距小于 0.11 秒(s)。P 波振幅在肢体导联不超过 0.25 毫伏，在胸前导联不超过 0.2 毫伏(mV)。

(2)P-R 间期：正常人为 0.12～0.20 秒(s)。

(3)QRS 综合波：正常人为 0.06～0.10 秒。

(4)ST 段：正常人 ST 段下移不超过 0.05 毫伏，上升不超过 0.1 毫伏。

(5)T 波形态：波形平滑不对称，上升慢而下降快，方向同 P 波的方向相一致。

(6)Q-T 间期：正常人当心率在 60～100 次/分钟时，Q-T 间期为 0.32～0.44 秒。

(7)心电轴在每一个心动周期中，心激动的方向是不断改变的。心电轴为一个心动周期中电激动总的方向，正常心电轴为 0°～90°，大于 90°为电轴右偏。

4. 心电图检查范围有哪些?

(1)对心律失常和传导障碍的诊断具有肯定的价值。

(2)对心肌梗死的诊断有很高的准确性，它不仅能确定有无心肌梗死，而且还可确定梗死的病期、部位、范围以及演变过程。

(3)对房室肥大、心肌炎、心肌病、冠状动脉供血不足和心包炎的诊断有较大的帮助。

(4)能够帮助了解某些药物(如洋地黄、奎尼丁等)和电解质紊乱对心肌的作用。

(5)心电图作为一种电信息的时间标志，常和心音图、超声心动图、阻抗血流图等心功能测定以及其他心脏电生理研究同步描记。

(6)心电监护已广泛应用于对危重病人的抢救、手术麻醉、用药观察、航天、体育等方面的各项工作，以及日益重要的健康体检。

5. 心电图正常就是健康吗?

心电图只是心脏激动的电学活动记录，受着互相拮抗和个体差异等多种因素的影响。某些心脏病，如高血压病、肥厚性心肌病等在早期阶段，心电图可以正常，而心电图异常如偶发的早搏未必一定有心脏病；病因不同的心脏病可以引起同一种心电图图形的改变；加之心电图不能直接反映出心瓣膜活动、心音变化及心脏功能状态，因此心电图检查必须密切结合临床，绝不能代替详细的问诊、全面的体格检查以及其他必要的实验室检查。心电图诊断慢性冠状动脉供血不足的阳性率不超过40％。也就是有大部分慢性冠状动脉供血不足平静状态或在不发病时的心电图是正常的，这就需要做其他的检查如动态心电图、超声心动图、运动试验以及药物实验等才能确诊；另外，先天性心脏病如房间隔缺损、室间隔缺损、动脉导管未闭等病变较轻的，早期的心电图大多数是正常或大致正常的；还有部分左、右心室都肥大的病人的心电图也是正常或大致正常的；这也需要做超声心动图、X线检查等才能确诊。事实证明心电图正常不能说明心脏是健康的。

6. 中老年人心电图有哪些特点?

中老年人易患冠状动脉粥样硬化性心脏病、高血压性心脏病等。冠心病易发生心绞痛、心肌梗死以及心律失常等。冠心病心电图表现为ST段呈水平型、下斜型、下陷型、弓背型下移；T波呈“冠状T”(即T波的升支与降支呈对称性倒置)、低平、正负双相、负正双相。心绞痛发作时ST-T改变更加明显。典型的心肌梗死心电图表现为：梗死部位的ST段抬高与T波形成弓背向上的单相曲线，所对应导联的ST-T呈弓背型下移，并出现病理性Q波，可观察到从急性期到恢复期的心电图的动态衍变。也有小部分病人合并有糖尿病病变表现为无症状性心绞痛、无症状性心肌梗死。也有部分病人的心电图表现为正常或大致正常。心律失常主要表现为早搏，包括：①房性早搏：心电图特征为提前出现的形态如常的QRS波群时限＜0.12秒(s)，其前有P波，其后有不完全代偿间歇；②交界性早搏：提前出现的形态如常的QRS波群，时限＜0.12秒(s)，P波可在QRS波群的前面、后面、之中，其后有完全代偿间歇；③室性早搏：提前出现的宽大畸形的QRS波群，时限＞0.12秒(s)，其后有完全代偿间歇。高血压性心脏病的心电图改变为左心室肥厚伴劳损。表现为左心室高电压(RV5＞2.5mV)、ST段呈下斜型下移、T波倒置；也可单独表现为左心室高电压，或仅有左心室肥厚及劳损的改变。如有的冠心病病人时常有胸闷、憋气的感觉，劳累以后症状加重，小部分病人的左肩部疼痛或心前区疼痛感觉。如有的高血压病人时有头晕、头痛、心慌、四肢无力感觉。

7. 心电图出现心房与心室肥大时的特点及意义有哪些？

(1)左心房肥大 P波增宽，大于0.11秒．P波顶部双峰形，峰距大于0.03秒．V_1V_2导联P波双向，负向波加深。P-R间期延长。

(2)右心房肥大 P波不增宽，在Ⅱ导联中P波高尖、大于0.25毫伏。V_1、V_2导联P波双向，正向大于负向，

P-R 间期不延长。

(3)左心室肥厚 V_5 导联 R 波增高、大于 2.5 毫伏。V_5 导联的 R 波加 V_1 导联的 S 波，男性大于 4.0 毫伏，女性大于 3.5 毫伏。电轴正常或左偏。V_5 导联的 ST 段下降。T 波倒置。

(4)右心室肥厚 V_1 导联的 R 波增高，大于 1.0 毫伏，RV_1+SV_5 大于 1.2 毫伏，电轴右偏大于 $+110°$。V_1 导联的 ST 段下降，T 波倒置。

8. 冠心病的心电图特点是什么？

冠状动脉粥样硬化性心脏病是由于心脏内冠状动脉硬化、管腔狭窄，造成心肌缺血引起的疾病；心电图对其诊断有重要意义。

(1)冠状动脉供血不足：由于冠状动脉硬化而引起的心肌缺血，其心图特点为 T 波倒置，ST 段下降大于 0.05 毫伏，有时在心前区疼痛发作时 ST 段呈“弓背样”抬高，称变异性心绞痛。

(2)急性心肌梗死：由于冠状动脉管腔突然阻塞而造成心肌坏死，心电图特点如下：缺血型改变：T 波倒置。损伤性改变：ST 段抬高与直立的 T 波形成单方向的曲线。坏死性改变：出现病理性 Q 波。急性心肌梗死的心电图诊断：主要根据出现缺血、损伤以及坏死型改变来进行诊断。

（梁会泽）

【超声检查】

1. 什么是医用超声诊断？

医用超声诊断系利用超声波在人体组织传播过程

中，经过声反射等原理，将获得的信息加以分析综合，以探查体内器官生理和病理变化，由此判断疾病的一种诊断方法。

2. 医用超声检查对人体是否有害？

医用超声的强度，因其目的不同而有很大差异。目前超声诊断的平均功率多在 0.01/cm^2 以下，最大不超过 0.1/cm^2。超声的强度在 0.1/cm^2 以下时，不引起明显的生物效应，对人体是无害的。但对生殖细胞、胚胎等娇嫩组织是否有潜在性危害，以及安全计量的阈值何在，虽进行了大量研究工作，但尚待有公认的结论。

3. 什么是“彩超”？

多普勒成像是通过多普勒技术得到的物体运动速度在某一平面内的分布以灰度或彩色方式形成的图像。在二维超声图像的基础上，用彩色图像实时显示血流的方向和速度的超声诊断技术，称为彩色多普勒血流成像法或彩色血流图（即“彩超”）。在彩色血流图上，通过彩色显示了血流的方向、速度及湍流的程度（分散度），为临床提供了实时血流分析的资料。

4. 彩色 B 超（彩超）一定优于黑白 B 超吗？

彩超检查，是指“彩色多普勒诊断”。它是利用现代科技将多普勒信号转变为彩色信号，并与二维黑白声像图叠加，实现彩色血流显像，使得体外观察和评价血管内空间及血流状态成为可能。可见彩超主要用于心脏病检查和人体各脏器内外的主要血管的血流检测。如在诊断消化、泌尿系统疾病中，通过彩超获取门静脉、肝动脉、肾动脉的血流信息。如果病变尚未累及上述血管，而仅以胆囊检查为例，则大可不必做彩超，以免加重经济负担。

5. 超声检查的主要用途是什么？

（1）检查实质性脏器的大小、形态、边界及脏器内部回声。超声检查可以测定肝脏、肾脏、胰腺、子宫及卵巢等实质性脏器的各径线值；了解其外形特征；边缘及边界的光滑度；内部支持结构和管道结构情况；根据脏器内部回声所示光点的密度、粗细、亮度及分布均匀度等特征，发现各种类型的病变。

（2）检测某些囊性器官（如胆囊、胆道、膀胱等）的形态、走向及功能状态。

（3）检测心脏、大血管和外周血管的结构、功能及血流动力学状态，包括对各种先天性和后天性心脏病、血管畸形及闭塞性血管病变的诊断。

（4）检测脏器内各种局灶性病变的物理特性。

（5）检测积液（如胸腔积液、腹腔积液等）的存在与否，以及对积液量的多少作出初步估计。

（6）对各种病变如急性胰腺炎、甲状腺肿块等经治疗后进行动态随访。

（7）引导穿刺、活检及导管插入。在超声引导下进行穿刺，做针吸细胞学或组织学活检，或进行某些引流及药物注入治疗等。

6. 超声常规检查的部位有哪些？

（1）腹部：B超能迅速地检查出肝脏、胆囊、胆管、脾脏、胰腺、肾脏、肾上腺、膀胱、前列腺等脏器的大小，形状变化，是否处于正常位置，有无受到周围肿瘤或脏器的压迫，能确切地判定腹腔内肿物的部位以及与周围脏器的关系，能准确地辨别出肿物是实质性的还是液体性囊肿、血肿及脓肿等；根据肿块的影像学特点，能对某些肿瘤是良性还是恶性的做出提示性鉴别诊断；B超能准确判断腹腔内有无腹水，即使少量腹水用B超也可以测出；可查出腹腔、盆腔内1cm以上肿大的淋巴结；可以观察胆囊的收缩情况，作出胆囊功能的判断。值得一提的是B超对于胆囊及胆道或泌尿系结石、黄疸性质的鉴别、实质性和囊性肿物的区分诊断率是很高的。B超检查方法简便，诊断准确率高，对受检者无损伤性，所需费用低，是当前其他检查方法所无法比拟的。在超声波引导下，对某些脏器的病变用细针穿刺，抽出细胞进行化验检查，不仅可以明确诊断，而且可使一些病人免遭手术之苦。

(2)妇科：B超可检查子宫、卵巢的大小、位置、形状有无发育异常、有无肿瘤以及肿瘤与子宫和卵巢的关系，可查出盆腔内有无异常积液，子宫腔内有无异物等。对于肥胖、腹壁紧张，尤其未婚妇女或婴幼儿，无法查清盆腔内情况时，均可应用B超进行检查。

(3)产科：通过B超可判断出胎儿的月龄、胎位、是否为多胎、胎盘的位置、脐带及胎儿有无异常等。

7. 超声检查的优越性是什么？

首先，它不但能发现腹部脏器的病变情况，而且可以连续、动态地观察脏器的运动和功能；可以追踪病变、显示三维图像变化，而不受其成像分层的限制。所以，目前超声检查已被公认为腹部常规检查的首选方法。

其次，超声对实质性器官（肝脏、胰腺、脾脏、肾脏等）以外的脏器，还能结合多普勒技术监测血液流量、方向,从而辨别脏器的受损性质与程度。例如,医生通过心脏彩超,可直观地看到心脏内的各种结构及是否有异常。

第三,超声设备易于移动,携带方便,不损伤人体,属于无创性检查方法,对于年龄大、行动不便的体检人群可在床边进行检查。

第四,价格低廉。超声检查的费用一般为 35~150 元/次,是 CT 检查的 1/10,磁共振检查的 1/30。这对于大多数工薪阶层来说,是比较能够承受的。“B 超”也因此经常被用于健康查体。但所有这些是不是说“B 超”各方面都优于 CT、磁共振呢?也不是,比如 B 超在清晰度、分辨率等方面,弱于后者,而且对空腔脏器病变检出不如 CT 和磁共振检查,同时,检查结果也受到检查医生技术的熟练程度、经验及临床诊断水平等因素的影响。

8. 超声检查的局限性有哪些?

B 超对受检者无痛苦、无损伤、无放射性,且可重复使用,深受医生和病人的欢迎。但是,B 超也有其目前难以克服的局限性。首先是它的穿透力弱,对骨骼、空气等很难达到深部,所以对含气性器官,如肺,胃肠等难以探测,对成人颅脑的诊断也较 X 线、CT 逊色。目前的仪器,对 1cm 左右的肿瘤组织不易检出,故超声检查阴性;并不排除 1cm 左右的肿瘤病灶的存在。其次,由于存在多次重复反射以及旁辨干扰出现假反射现象,因此有时易造成漏诊和误诊。

9. 腹部超声检查前患者应做哪些准备?

(1)禁食禁水,检查的前一天的晚餐,应以清淡少渣的食物为主，如：稀饭、咸菜等；晚 9 点以后禁食禁水一夜。要保证禁食禁水 8～12 个小时以上，检查当日早晨，应禁早餐和水，以保证上午在空腹情况下检查。空腹的目的主要是为减轻胃肠内容物和气体对超声波声束的干扰，保证胆囊及胆道内有足够的胆汁充盈。有时有些患者即使禁了饮食，胃肠道内仍有大量积气。这部分患者应在检查前 1～2 天口服消胀片（二甲双硅油片剂），对消除肠道气体有一定的作用，也便于胰腺的检查。

（2）做“B 超”检查前 2～3 天，应避免进行胃肠道钡餐造影和胆道造影。对于因消化系统疾病就诊的病人，有时医生会同时开出钡餐透视和 B 超检查单，病人最好先行 B 超检查，再行钡餐造影。因为胃肠道内若有钡剂存留，不仅影响胆囊、胰腺的超声显像，而且还容易发生误诊。

（3）做泌尿系统 B 超检查，特别是输尿管和膀胱 B 超检查时，应在检查前 1～2 小时，饮温水 400～600ml，待膀胱充盈后再检查。如果体检者需要同时做胆囊、胆道及泌尿系统检查时，最好检查当日不排晨尿，这样不必喝水即可达到膀胱充盈的目的。

10. 超声能检查胃肠道吗?

由于胃肠道中气体含量较多，容易干扰 B 超声束，使其结构显示不清，且使用 B 超做胃肠检查时准备工作复杂，加之钡餐、胃肠镜对胃、肠道疾病的诊断准确率又高于 B 超，所以一般 B 超不作为诊断胃肠道疾病的首选方法。但最近几年有一种新型的超声内镜在临床上使用逐渐广泛，它集 B 超和内镜的优点于一身，有广阔的应用前景。

（梁会泽）

【X 线检查】

1. 胸部透视的临床意义是什么？

胸部透视是体检的常规检查项目，也是一种简单和最常用的检查方法，其主要目的在于检查双肺、纵隔有无病变，并初步确定病变的部位、大小、密度、与周围关系等。对中老年人来讲，体检胸透的真正临床意义在于检查有无肺癌，尤其是早期肺癌。目前，在我国肺癌是继消化道肿瘤之后的第二大最常见的恶性肿瘤。早期肺癌在临床上无任何症状或者仅有轻微的呼吸道症状，往往不能引起病人本人和家属的重视，如不及时进行检查往往就诊时已属中晚期，从而失去宝贵的根治机会，而每年或者每半年 1 次的胸透检查可以发现病变并据此进行进一步的诊治。我院近几年发现并得到根治的 20 余例早期肺癌均是由常规体检胸透发现的，由此可以说明胸透的重要性。而且，胸部透视还有以下一些优点：第一、它可直接观察脏器的运动功能、任意转动患者体位，利用多体位、多角度观察病变的特征、尤其是动态特点，从而有助于诊断和鉴别诊断。第二、费用低廉，并可即时得到初步结果。在实际工作中，需要强调的是重视胸透的体位和观察重点，这是因为单一的体位容易将下肺野、脊柱旁及肺门区的病变忽视而导致漏诊。当然，胸部透视也有它的缺点，如无永久影像记录、细微结构及厚密组织显示欠清晰、病人接受的 X 线照射的剂量比较大等。比较好的仪器和尽量减少曝光时间可以减少透视时病人所接受的照射剂量，它与胸部拍片相结合能取长补短，使诊断结果更加全面准确（图 1-8）。

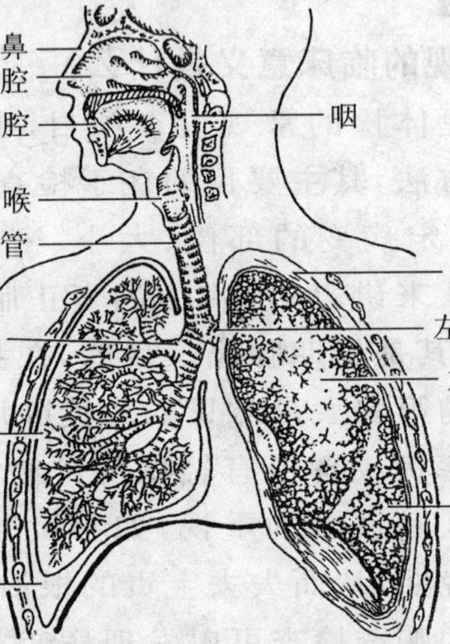

图 1-8 呼吸系统模式图

2. 胸部 X 线片检查的临床意义是什么？

胸部拍片一般在胸透发现病变之后进行，现在，也有人将拍片作为胸部体检的常规检查。

凡胸透发现病变者一般均要进行拍片检查，这是因为拍片可观察人体的细微结构及厚密组织结构，并可留下永久的影像记录。对病变的判断分析上，由于其固定且相对于透视清晰的影像的存在，对分析病变的性质更为准确，当诊断有疑问时，可利用照片会诊甚至进行远程医疗会诊，并对病变治疗后的转归进行对比。相对胸透来讲，病人接受的射线剂量较低也是一些人偏好拍片的原因。就胸部而言，拍片一般应用两个位置，正位和侧位，根据病情可加拍斜位、切线位或其他位置，从而有助于诊断和鉴别诊断。需要指出的是拍片能够发现肺部病变并且在一定程度上能够了解病灶的边缘情况，以及借助于相邻结构的比较来评价病灶的性质。但由于拍片是重叠影像，客观上存在着胸部其他组织结构的影响和干扰，尤其是单纯正位胸片不能清晰显示脊柱旁、心后等部位的病变，因此，这些部位的病变客观上存在着漏诊的可能性，对鉴别病灶的来源应与胸透相结合。当病变的性质仍不明确时要进行进一步的检查——胸部计算机断层扫描（CT 检查）。

3. 胸部 X 线检查对人体有危害吗？

凡是放射线检查对人体都有损伤，胸部 X 线检查也不例外，但每年累计少于 6 次常规胸部透视的 X 线检查对人体的损伤作用极小，人体所接受的照射剂量一般在国家规定的允许受到照射剂量范围内，损伤极小，可以认为不会对人体产生不良影响，基本上可以忽略不计，人们可以放心地进行检查。

国家对人体医疗照射的剂量有着严格的标准。超出国家规定允许接受的剂量的放射性检查对人体是有影响的，同时造成机体不同程度和类型的损伤，其损伤的程度与接受的照射剂量、受照时人体的功能状态和年龄有很大的关系。

放射线对人体的危害因所照射的组织器官的不同而有差异。这是因为不同的组织器官对辐射的敏感性不同，产生的损害作用也不同。下列人体器官的敏感性依次为：骨髓、性腺、眼晶状体、肺、甲状腺、皮肤。可以看出，肺脏是中等敏感器官。

需要指出的是，未成年人特别是婴幼儿和妊娠期妇女不能将胸部透视作为常规检查，这是因为相同剂量条件下，年龄越小，产生的损害作用越大，并可产生严重的晚期效应。妊娠期妇女，特别是妊娠 8～15 周时，超过一定剂量的照射能引起胎儿发育障碍或畸形。所以，国家规定怀孕期妇女、特别是早孕期妇女不得进行非必需的 X 线检查。如必须进行 X 线检查则要采取必要的防护手段和措施，这样可以将放射性检查的危害性降到最低点。

4. 什么情况下需要进一步检查?

胸部透视和 X 线摄片是检查和诊断肺部病变的首选影像学检查方法。大多数情况下，结合这两种检查方法对大多数肺部疾病均能做出较为正确的诊断，但当发现病变但不能明确诊断或需要进一步了解病变的具体情况时均应做进一步的检查。

若体检胸部透视发现异常，首先应进行摄片检查，通过不同体位 X 线片的表现进行诊断和鉴别诊断。如若诊断仍不明确，或者病灶较小，尤其是直径小于 2cm 的结节性病变，胸透和胸片表现均不典型，对诊断起关键作用的病灶的边缘特征不明显，对医生确诊病灶的性质客观上存在很大的难度，尤其是要排除肿瘤性病变甚至早期肺癌，这时则要进行胸部的计算机断层扫描(CT)，也就是 CT 检查，通过 CT 检查，绝大部分病变的性质均能明确。这是因为，CT 检查得到是横断位图像，其密度分辨率高、组织结构无重叠，在显示小病灶尤其是病灶内的细微结构及周边情况方面有明显的优点。薄层 CT 尤其是 HRCT(高分辨率 CT)可充分显示病灶的边缘、内部微细结构，并能根据病灶形态及密度特征，如分叶、毛刺、胸膜凹陷、小泡征和钙化等可做出准确率较高的判断，而这些征象是鉴别病变性质尤其是早期肺癌最主要的证据。

当发现肺部疾病后，经常有患者或者家属要求做磁共振成像检查(MRI)，他们认为 MRI 检查比 CT 准确，实际上，这种看法是不正确或者是不完全正确的。MRI 作为一种非常先进的影像检查手段，越来越被广大群众所了解和认可，但对于肺部疾病而言，MRI 的作用远不能与 CT 相比。MRI 在肺部应用时其作用是发现肿块，区别病变与血管和淋巴结；能做横轴位、冠状位、矢状位以及斜位断层，故能从立体角度对病变做出精确判断；确定肿瘤对纵隔、胸膜、胸壁有无侵犯。但由于 MRI 的空间分辨率不如 CT 高，以及呼吸伪影的影响导致常规 MRI 图像质量不够理想，MRI 不易观察到病变的形态学特点，如病灶边缘有无毛刺、分叶切迹、棘状突起、线状胸膜粘连等，对病变的内部结构如空洞、钙化、空泡征、细支气管充气征等的发现率远不如 CT，而这些征象对于病变的良恶性鉴别非常重要。对于肺部肿瘤性病变的诊断而言，MRI 只能作为平片和 CT 检查的辅助手段，而 CT 检查是影像确诊肺部肿瘤的关键。

当病变位于肺门附近，CT 检查仍不能明确诊断时，则要进行支气管镜检查；病变位于肺的周边部，根据情况可进行肺穿刺活检，具体情况请看相关章节。

(王宗烨)

【CT检查】

1. 哪些情况下应当进行计算机断层扫描(CT)检查?

CT扫描检查可用于全身各部位。CT检查一般是在临床、常规X线、B超等检查发现异常需要进一步明确诊断时进行的。CT检查可以明确病变的部位、范围、性质、程度并估计预后。以往用CT检查身体每各部位,在每扫描一圈成像1张时,所需射线的剂量多在200～250毫安(mA),检查过频,病人受到照射的剂量就比较大。近年来,多层螺旋CT扫描机低剂量扫描技术已经应用于临床,例如:肺部CT检查每扫描一圈只需30～50毫安,扫描一圈成像2～16层。这样,每个人每次CT扫描的射线剂量就会明显的减低,而且图像的清晰度大大提高,使CT的检查诊断能力大大提高。

我们知道,随着工业的发展,肺癌的发生率上升,已经成为首要的危害最严重的癌症之一,而肺癌的预后很大程度上取决于早期发现、早期治疗。一般的胸部透视、胸部摄片对于早期小肺癌是很难识别的,而低剂量多层螺旋CT扫描的图像质量完全能够发现较早期的小肺癌及其他部位癌症早期肺转移。因此,利用多层螺旋CT肺对癌症高危人群每年进行一次体检非常必要,它已经成为国内外筛查和发现早期肺癌的主要方法之一。

2. 如何解读胸部CT检查的结果?

胸部CT检查报告单经常出现结果有以下几种,可以做如下解释:

(1)胸部 CT 扫描未见明显异常改变:一般认为是正常的结果。

(2)肺内陈旧性病变,(陈旧性结核并钙化):可以理解为检查结果正常,因为陈旧的病变一般是治愈后的结果,尤其是已经发生钙化,一般不会复发。

(3)慢性支气管炎、肺气肿、肺大疱:可以理解为有慢性或较稳定的病变,需要定期复查,并请内科医生进行综合判断。

(4)慢性肺间质性病变、肺纤维化:可以理解为有慢性或较稳定的病变,需要定期复查,需要内科医生对肺功能进行综合评判,可以进一步检查肺功能。

(5)胸腔积液,胸膜增厚:可以理解为有慢性或急性胸腔病变,一般多为结核性病变,需要请临床医生(呼吸科或胸科医生)进行临床综合判断,并做进一步检查确诊,及时治疗。

(6)右(左)肺内占位性病变:需要进一步检查,确定是否有癌症可能,也可能是良性的占位病变,确诊后及时治疗,定期复查。

(7)肺内多发结节影及性质:有良性和恶性病变可能,需要进一步检查,明确诊断,及时治疗,定期复查。

(8)右(左)肺术后改变:被检查者做过肺部手术,往往需要定期复查随访,观察术后病变的转归方向。

(9)肺内炎症:如果是急性炎症改变,肺炎的可能性大,进一步的临床诊断和及时治疗可以得到良好的结果。但有些炎症改变也有恶性的可能,尤其是老年人,肺部反复不愈的慢性炎症改变要密切注意,定期复查,及时确诊，及时治疗。

（10）肺结核：明确诊断的，可以得到及时早期治疗，预后良好。

中老年人每年的健康体检非常重要，不要怕麻烦，不要认为没有必要，只有这样才能做到对疾病早期预防、早期发现、早期治疗，保证生活质量。

（张朝利）

【磁共振检查】

磁共振成像是20世纪后期科学技术贡献给人类的最新影像技术。它的发明人因此获得了诺贝尔物理学奖。下面简要介绍这种先进的检查技术。

1. 什么是磁共振成像？

磁共振成像的英文全称是 Magnetic Resonance Imaging，缩写为 MRI。临床应用初期英文名是 Nuclear Magnetic Resonance，缩写为 NMR。曾因译为“核磁共振”而引起一些病人的误解，以为这种检查有核放射性。实际上“核”字源于受检者体内的氢原子核，并无放射性。为了避免病人对检查产生不必要的疑虑，现去掉“核”字，称为“磁共振”成像。

虽然磁共振设备目前多归属在放射科，但其成像原理与其他的放射影像技术完全不同。它不使用 X 射线，而是利用强磁场和射频脉冲，激励人体中大量存在的氢质子而成像。检查时，病人置身于一个比地球磁场大数千、数万倍的强磁场中，接受射频脉冲的激励，体内的氢质子在磁场作用下不停地偏转、回复，并产生感应电流，电流被接收、转换，经计算机重建而成像。由于 MRI 信号源自人体内运动的氢原子核，所以既是物理成像，又是化学成像。由此得到的人体组织信息不仅是解剖信息，亦有代谢信息。与其他医学影像相比，MRI 成像的参数要复杂的多，影响信号强弱的至少有组织的 T1 时间、T2 时间、氢质子密度和流体方向等 4 个因素。检查中可以根据不同组织的特性，使用不同的扫描序列，有意突出或抑制某种组织的信号，更清楚地显示病变、判断病变的成分及性质。

2. 磁共振检查有什么优点？

（1）具有最好的软组织分辨力。它可以清楚地分辨肌肉、肌腱、筋膜、脂肪等软组织结构，并可准确区分脑灰质和白质，发现脑和脊髓内数毫米的微小病变。由于没有骨伪影的干扰，可清楚显示颅底、脑干和小脑病变。对于脊神经根的显示，MRI 可以说是惟一的选择。

（2）具有多方位任意切面的能力（包括横轴位、冠状位、矢状位及任意斜位，而不必变动被检查者的体位）。是一种多平面，多参数成像技术，因此可清楚地显示病变所在的部位、范围以及和周围组织器官的相互关系。对许多病变的定性、定位和定量诊断有独特的优越性，无观察死角。

（3）无创伤，无 X 线辐射，避免了其他放射影像学检查对人体的辐射损害。

（4）无需造影剂即可清楚地显示心脏、大血管、胆道和尿道，从而取代相当一部分有创性的 X 线造影检查，避免了病人在接受插管和静脉注射造影剂时的创伤痛苦和风险。

3. 磁共振检查有什么局限性?

(1)MRI 设备和检查费用昂贵,设备价格和检查费在目前各种影像学检查中均是较高的,仅次于 PET 检查。

(2)检查时间长,MRI 扫描速度远不如螺旋 CT 快。最快的头、脊髓等静态组织平扫需要 15～20 分钟。胸腔、腹腔脏器的检查需要约 40 分钟。有些特殊检查项目时间更长。

(3)对病人的身体和器官移动非常敏感,轻微的运动即可导致图像模糊。故不适于对意识障碍者和蠕动的脏器,如胃肠道进行检查。

(4)扫描时有噪声,需病人密切合作,保持平静,对儿童等不能合作者需使用镇静剂。

(5)对钙化灶的显示不敏感。

(6)对于肺部,由于呼吸运动以及肺泡内氢质子密度很低等原因,成像效果不满意。

(7)由于检查环境为强磁场,装有心脏起搏器的患者和体内有磁性金属植入物,如假肢、弹片、止血夹、人工心脏瓣膜、固定钢板、螺钉、人工股骨头等的病人不能接受检查。

(8)由于强磁场,许多抢救设备不能进入扫描室,所以危重病人不能接受检查。

综上所述,MRI 检查虽然先进,但并不能取代其他影像学检查,如 X 线、CT、超声等。应根据具体情况选择最适用、最经济的检查方法。做到合理使用,以免造成医疗设备资源的浪费。

4. 哪些病症更适合于做磁共振检查?

(1)脑和脊髓的各种疾病:包括畸形、炎症、梗死、出血、肿瘤等。对垂体微腺瘤、听神经瘤、内耳病变、三叉神经病变、白质病变、脊髓病变、脑干病变、小脑扁桃体畸形、脑血管畸形是首选的诊断手段。

(2)椎间盘病变:包括退变、炎症、突出、膨出等。可清楚显示椎间盘的形态和病变时对脊髓、神经根的压迫。

(3)关节病变:包括半月板损伤、韧带损伤、软骨病变、滑膜病变、关节盘脱位等其他检查难以明确的病变。

(4)骨髓病变:包括骨转移、骨髓炎、骨髓瘤、股骨头坏死、白血病骨髓浸润等。

(5)实质性脏器病变:如肝、脾、胰、肾和全身各部位软组织病变(胃肠道除外)。

(6)心脏和大血管病变:包括主动脉夹层、腹主动脉瘤、布一查综合征、各种心肌病等。

(7)胆道与尿道疾病:包括结石、肿瘤、畸形、炎症等。

5. 哪些情况下不适合做磁共振检查?

(1)装有心脏起搏器、电子耳蜗、内置泵、神经刺激器、人工心脏金属瓣膜。疑有眼球内金属异物。

(2)动脉瘤银夹结扎术后。特别是旧式动脉瘤夹。

(3)体内有铁磁性金属植入物(不包括金属节育环和固定假牙)。近年的钛合金植入物和冠状动脉支架多数可以安全地经受检查。

(4)需辅仪器维持生命者。

(5)重病人、孕妇、幽闭恐怖症是相对禁忌证。

6. 磁共振检查前做何准备?

(1)肝、胆、胰等腹部脏器检查前日晚餐清淡饮食,检查当日禁食水,检查后可正常进食。

(2)不要穿着有金属物质的内衣裤,胸、腹、脊髓检查需去除胸罩。

(3)进入检查室前仔细去除随身的所有含有金属的物品,如手表、眼镜、钥匙、首饰、假牙、发卡、信用卡等物品。

(4)女性病人做盆腔或腰椎检查前需要取出宫内金属避孕环(T 型塑料环可保留)。

(5)向医生提供全部病史、检查资料及所有的 X 线片、CT 片等。

(金　真)

【造影检查】

1. 什么叫造影检查?

通俗的讲,血管造影就是对血管进行 X 线检查。与普通 X 线照相不同的是,血管造影属于有创检查,需要经血管插入导管,注入适量造影剂,通过 X 线摄影而获得血管的解剖图像。随着科学技术的发展,许多疾病可以通过现代医学影像学(比如:超声、CT、MRI 等)得以诊断,所以血管造影并非是体检的常规项目。但是对一些普通医学影像技术不能确诊或不能量化诊断的疾病,血管造影术仍不失为诊断的"金标准",它可以给疾病定性的同时,还可以给以后外科治疗提供详细的血管解剖图像。更有意义的是对于相当一部分疾病,在通过血管造影明确诊断的同时进行介入性治疗,可以得到"诊治双收”的效果。一些内外科治疗非常棘手的疾病，介入治疗却可以获得极好的疗效。

2. 哪些情况下可以进行造影检查?

血管造影主要用于循环系统、各器官血管性病变以及肿瘤性病变供血血管的检查。譬如，心脏病、动脉粥样硬化、糖尿病血管病变、血管畸形、动脉瘤、出血性疾病、肿瘤等。血管造影是一种有创检查，有一定的危险性，需要住院检查，并且费用较高，因此尚未列为常规体检项目。当常规体检提示冠状动脉粥样硬化性心脏病、外周血管狭(窄)阻(塞)性疾病、血管畸形、动脉瘤、肿瘤等疾病时，需要住院进行血管造影。

3. 血管造影检查有什么特殊的临床意义?

(1)明确造影检查的目的。心脏及血管造影检查属于有创性检查方法，须在临床或其他检查方法的基础之上进行。任何一种血管造影都具有针对性，选择性或超选择性血管造影尤其如此。因此在分析血管造影照片之前应根据临床以及其他检查资料确定血管造影检查方法是否恰当。

(2)形态与功能的诊断相结合。心脏及血管造影通常根据一组照片进行诊断，这与分析普通 X 线照片的不同之处在于，它不仅要注意脏器解剖形态的改变，而且要根据一系列的照片判断功能的变化。

(3)血管造影需与其他影像诊断相结合。血管造影应视为综合医学影响诊断的诸多内容之一。各种检查方法的合理应用、互相补充及综合分析，具有重要的临床意义。无创性检查应在血管造影之前应用，血管造影仅能反映疾病某一时间内的血管改变，因而不可避免地具有片面性，有时甚至误诊。在其他检查的基础之上进行血管造影检查，有助于比较全面地了解血管改变与疾病的关系。

(4)血管造影需与临床检查相结合。各种临床及实验室检查资料是确定血管造影目的的依据，也是血管造影诊断的重要参考依据，这些资料包括病史、体检、心电图和各项化验结果。

4. 血管造影后对病人有什么影响？

随着科学技术的进步，血管造影技术的不断成熟，进行心脏血管造影是安全的，病人不必有更多的忧虑。病人进行血管造影术后，需要常规卧床24小时，穿刺点加压包扎7小时。术后可以常规饮食，多饮水有利于造影剂的排除。适当使用抗生素预防感染。术后应密切注意心、肝、肾功能及其他生命指标的检测，注意观察穿刺点情况，出现异常应及时通知医生处理。

（畅　坚）

【胃肠镜检查】

消化道内镜目前多是电子内镜，镜身为软管可曲式，前端装有CCD微型镜头，检查时医生可以看到如同亲自进入消化管道内一样清晰的图像，因此，它有其他任何检查无可比拟、无法替代的作用。

1. 消化道内镜可以进行哪些检查和治疗？

消化内镜分上消化道内镜和下消化道内镜、胶囊内镜3种，上消化道内镜又分食管镜、胃镜、十二指肠镜3种，胃镜目前已取代食管镜。胃镜可检查：食管、胃直至十二指肠上段，十二指肠镜主要检查及治疗胆道和胰腺疾病。下消化道内镜可检查直肠、乙状结肠直至回肠末端。消化内镜可以做检查并通过镜下取黏膜活组织检查、放大、染色等确定疾病的诊断，还可通过活检孔做一些镜下治疗，如：止血、注射硬化剂、黏胶，取异物、切割治疗胃结石，良恶性肿瘤镜下切除，消化管狭窄扩张、放支架，镜下用激光切割肿瘤、狭窄，注射肉毒毒素治疗贲门失弛缓，镜下缝扎治疗食管裂孔疝。镜下十二指肠乳头切开、取石、碎石、胆管引流、放支架等多种治疗。胶囊内镜是近两年上市的新型内镜，大小约 1cm×2.5cm，一次性使用，几乎无痛苦，无交叉感染。可以检查 6m 长的小肠病变，是上述内镜无法检查的补充。但是一次性检查费用高昂，医院另需购置昂贵设备，胶囊内镜本身无动力，存在检查有盲区，不能取活检，无法做治疗等是它的不足之处，有待进一步改进。近 2 年国内引进小肠镜，可以自口或肛门插入，检查自食管、胃、小肠、大肠全程（图 1-9）。亦可取活检，做治疗，填补了上述内镜检查的空缺，使消化道内镜检查更加彻底。

2. 哪些症状或疾病需要进行上消化道内镜检查？

（1）腹部不适，疼痛，反酸、烧心，嗳气、胀满、食欲不振，腹部包块；胸骨后烧灼、疼痛，吞咽困难，锁骨上淋巴结肿大等疑有上消化道病变，临床又不能确诊者。

（2）怀疑有食管炎症（包括化学性和感染性）、食管溃疡、肿瘤、狭窄、裂孔疝及食管静脉曲张者。

（3）怀疑有胃黏膜炎症（包括急、慢性胃炎和萎缩性胃炎）、胃溃疡、胃肿瘤、胃癌以及十二指肠壶腹溃疡、球

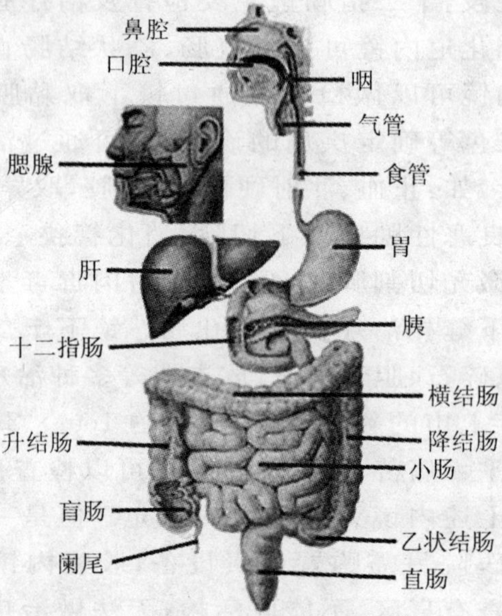

图 1-9　消化系统概观

炎、球变形、憩室、癌及上消化道异物等疾病，都可由内镜作出诊断。

(4)失血原因不明，特别是上消化道出血者(呕血、黑便)，可行急诊胃镜检查。

(5)X 线钡餐检查不能确诊或疑有病变者。

(6)需要随诊的病变如溃疡、萎缩性胃炎、胃癌前病变。

(7)黄疸待查，疑有胰腺、胆管、十二指肠乳头肿瘤、结石、狭窄者。

(8)有食管癌、胃癌家族史的高危人群。

(9)需要内镜下进行治疗者。

3. 哪些情况下不能进行上消化道内镜检查?

(1)严重心脏病:如严重心律失常、心肌梗死活动期、重度心力衰竭。

(2)严重肺部疾病:哮喘、呼吸衰竭不能平卧者。

(3)精神失常不能合作者。

(4)食管、胃、十二指肠穿孔的急性期。

(5)急性重症咽喉部疾患内镜不能插入者。

(6)腐蚀性食管损伤的急性期。

(7)严重脊柱弯曲。

(8)传染病。

4. 上消化道内镜检查要注意什么?

上消化道内镜检查会有些恶心,腹胀等不适,但只要咽部和全身放松,恶心时深呼吸即可缓解。全部检查过程需 5～10 分钟,一般都可耐受。

(1)检查前注意事项:前一天晚饭进流食,晚 21 点后不再进食;当天早饭禁食、水、药,到胃镜室检查;术前行咽部局麻,有麻药过敏史者应主动向医生提示;有高血压、心脏病史者,应提前检查血压、心电图,并主动提示医生。

(2)检查中注意事项:咽部及全身放松,左侧卧位;口水不要下咽,流入弯盘内,防止被呛;恶心时深呼吸,尽量不打嗝;用门齿轻咬牙垫。

(3)检查后注意事项:术后 2 小时方可饮温水,老年人平时有饮水呛咳者应 3 小时麻药作用消失后再进水,以免呛入气管;无出血倾向者术后 2 小时进温软流食;老年人，有出血倾向者及活检后的病人应3小时后进温软流食；注意观察大便，如有术后柏油状大便应留下大便样本尽早到医院就诊；术后上腹、咽部不适是正常现象，但是出现腹部剧烈腹痛、呕血应及时就医。

5. 哪些症状或疾病要进行下消化道内镜检查？

下消化道内镜有：硬式直肠镜、软式纤维乙状结肠镜、软式电子全结肠镜。后者以可检查全大肠、安全性高、清晰度好、能镜下治疗等诸多优点，现已替代前两者，一般称为结肠镜。结肠镜检查适合于下列情况：

（1）下消化道出血，鲜血便、暗红色血便、黏液血便，长期贫血原因不明，便潜血阳性者。

（2）肠功能紊乱，慢性腹泻，中下腹痛，腹泻、便秘交替，腹部包块，顽固性便秘，排便不畅，大便习惯改变，大便性状改变。

（3）原因不明的低位肠梗阻（表现腹胀、腹鸣、肠绞痛、腹部包块）。

（4）X线检查异常不能确诊者。

（5）大肠癌术前确诊、术后复查。

（6）有大肠癌家族史、家族性息肉病、大肠腺瘤病、口唇黑斑等高危人群。

（7）结肠镜下治疗：结肠息肉、腺瘤镜下切除、结肠异物取出、结肠肠腔狭窄等治疗者。

6. 哪些症状或疾病不能进行下消化道内镜检查？

（1）全身极度衰竭、或心、肺、肝、肾等重要脏器衰竭。

（2）大肠炎症急性期。

（3）疑有肠穿孔、急性腹膜炎。

(4)盆腔、腹腔手术后、放疗后有腹腔广泛粘连者，钡灌肠提示结肠解剖部位明显异常者。

(5)妇女月经期、妊娠期。

(6)精神病及不配合者。

(7)传染病。

7. 下消化道内镜检查要注意什么?

结肠镜检查有一定的痛苦，主要是腹胀、腹痛，多发生在瘦高而便秘的病人，也有的病人术后无腹痛不适的，一般人都能耐受此项检查。

(1)检查前注意事项：术前须检查甲、乙、丙肝及HIV抗体，肝功能；术前两天开始禁食蔬菜、水果、肉类食品，可进食粮食、豆制品、奶制品、鸡蛋；检查前晚服泻药(便秘病人可连服两晚泻药)；检查当日晨再服泻药或清洁灌肠，充分排干净大便和水分，肠镜检查的成败肠道的清洁度是关键；检查当日早餐可进食巧克力、糖水。糖尿病病人可进食牛奶。

(2)检查中注意事项：下消化道检查自肛门直肠开始直达回肠(即小肠)末端，长约1.5米且弯曲而多锐角。因此检查有一定的不适和痛苦，但大多数的病人都可以顺利完成。做好肠道准备、与医生积极配合十分必要。有高血压、心脏病史的病人术前可自备药物必要时服用，并提示医生酌情给予吸氧或心电监护。术中精神不要紧张，全身放松，尤其是腹部及肛门，否则会增加不适感；术中检查必须向肠腔注气，会有腹胀、腹痛，不能耐受时可提醒医生；术中根据需要病人要配合医生翻身平卧、侧卧。

(3)检查后注意事项：未做活检或治疗者术后即可进

软食，取活检者术后尽量卧床休息，出血不多的病人，可进流食。镜下治疗者须禁食1～2天，卧床休息，补液或应用抗生素2～3天；活检后出血多的人，应服止血药，卧床休息，当天禁食，可饮水，出血量大的病人应及时就医或留院观察；个别腹胀痛较重的病人，为防止出血、穿孔可留院观察1～2天；心脑血管意外，因检查时腹胀，腹痛等不适可能复发，虽未见有报道，但应严密注意。

8. 内镜检查是否会传染疾病？

内镜是高精度的精密仪器，价格昂贵，既无法高温消毒，也不可能一次性使用。因此，人们比较关心多人使用会不会造成交叉感染。为防止交叉感染，国家卫生部规定每个病人检查前必须检查肝功、乙肝抗原、甲肝和丙肝抗体、HIV抗体，阳性者不能进行内镜检查，对乙肝病毒抗原阳性者，必须用专门用于有乙肝病毒抗原阳性的病人内镜，防止传染病医源性传播。各项病毒检查阴性的病人使用的内镜，也必须一人一次消毒处理。

内镜的消毒：先用酒精纱布擦净镜身，流动清水冲洗、刷干净，再用氧氯磷、戊二醛、酸化水等浸泡消毒，后用流动清水冲洗干净就能达到灭菌、灭病毒的作用。内镜的配件、附件也采取上述方法消毒。因此，进行内镜检查是安全的，不会发生交叉感染。国外曾报道，给600余名乙肝抗原阳性的病人用过的内镜常规消毒后再给298名乙肝病毒抗原阴性的病人做检查，术后复查乙肝病毒抗原，只有1例病人变为阳性，而对照组则有1人在术后发生肝炎，说明内镜常规消毒即可达到防止交叉感染的效果。

（袁　群）

第二部分　常见病保健知识

第一节　口腔疾病的预防与治疗

【口腔健康新理念】

1. 什么叫健康？什么叫口腔健康？

健康在不同的科学历史阶段有不同的概念。随着社会经济的发展，人们物质生活水平的提高，医学的进步以及人类对客观世界认识的深入，对健康含义的认识也不断深化。古代普遍认为"健康就是没有疾病。"1978 年国际初级保健大会的宣言中指出，"健康不仅仅是没有疾病或衰弱，而是身心健康，社会幸福的完善状态。"这个定义反映了人们生命活动的生物、心理、社会 3 个基本方面，进一步指出除生物因素外，环境因素（自然环境与社会环境），社会所能提供保健设施，以及个体与群体的生活方式等对健康的影响。

1965 年世界卫生组织指出："口腔健康是指牙齿、牙周组织、口腔邻近位及颌面部均无组织结构与功能性异常。"1981 年世界卫生组织制定的口腔健康标准是："牙齿清洁，无龋洞，无疼痛感，牙龈颜色正常，无出血现象。"尽管口腔健康尚无统一的定义，但是目前公认应具备 3

个方面内容：良好的口腔卫生、健全的口腔功能、以及没有口腔疾病。

2. 为什么说口腔是人体重要器官?

人体是一个具有复杂结构和多种功能的有机整体，口腔作为消化系统的入口，主要承担着咀嚼、吸吮、吞咽、言语，表情和摄食等功能，有时也参与呼吸。这些功能都是人们日常生活和工作所必需，其中咀嚼、吞咽等更是人类赖以生存维持生命的重要功能，牙齿与其他脏器一样也是人体的重要器官（图 2-1）。

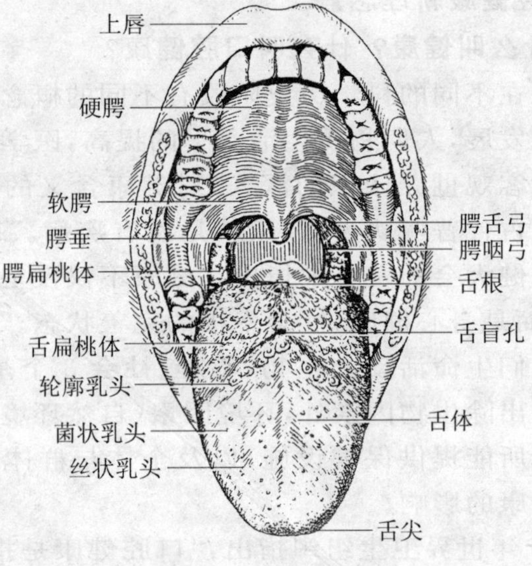

图 2-1　口腔及咽峡

在日常生活中，有的人因患龋病或牙周病而出现牙痛、牙松，也有的人用牙咬瓶盖或咬硬物导致牙折、牙裂等。出现上述状况时，不少人首先想到的是去医院拔牙，认为：牙齿没有什么了不起，坏了就拔。其实这是个很大的误区。我们应善待牙齿，珍惜牙齿，因为，不仅仅是牙齿来之不易，无论是乳牙还是恒牙都是在母腹中就开始生长分化，人出生后几年甚至20多年才逐渐发育成熟，历程艰难，而且还因为牙齿是我们生活中不可缺少的器官。

牙齿是直接参与咀嚼。食物进入口腔后，一般要经过牙齿的切割、撕裂、捣碎和研细等一系列机械加工过程，然后与唾液混合，形成食团，通过食管才到达胃肠系统。

牙齿产生的咀嚼力通过牙根传至颌骨，刺激颌骨及面颊部肌肉正常发育。

牙齿、唇和舌共同参与发音和言语，牙齿的位置直接影响发音的准确性和言语的清晰程度。

牙齿及牙槽骨支撑面部的组织，使面颊部丰满、表情自然，保持面部表情协调。如果多个牙齿缺失，则面颊部因失去支撑而塌陷，使面部出现皱纹增多、加深，从而出现衰老样面容。

因此，我们应强化爱牙，护齿，强身的理念，自幼养成口腔卫生习惯，以健康的身心，美好的微笑迎接更加灿烂的明天。

3. 口腔疾病对全身健康有何影响?

由于龋病、牙周病等口腔疾病可导致牙齿缺损、变色或牙龈出血、牙齿松动、甚至牙齿脱落。这种状况不仅会使人们在社会交往中羞于启齿，失去自信，产生心理压力，而且还会影响食物的咀嚼，加重胃部负担，甚至会引起胃溃疡等。口腔疾病还可能成为病灶，引起或加重其他重要脏器的病变，如心脏病、肾病等。

病灶是指被包围着的具有致病微生物感染的组织，常表现为慢性炎症。也就是说，病灶是一个局限的感染源，它可以发生在身体的任何部位。常见的口腔病灶有：牙周炎、尖周炎、冠周炎、龈炎、牙髓炎以及拔牙创面感染等。

病灶内的病原微生物或细菌毒素向远隔器官播散，从而引起新的疾病或症状，称为病灶感染。口腔病灶可引起或加重以下疾病：

(1)急性或亚急性细菌性心内膜炎。

(2)眼部感染性炎症。

(3)鼻窦炎。

(4)关节炎。

(5)慢性肾小球肾炎。

(6)皮肤复发性或顽固性荨麻疹。

4. 口腔疾病可防可治吗？

(1)口腔疾病的发病状况：第二次全国口腔流行病学调查结果显示，我国成人患龋率为50%，儿童乳牙患龋率为76.55%，65～74岁老人平均失牙数高达11颗，牙周病患病率高达90%。据专家估计，目前全国牙病总数达20亿颗，平均每天有3～5亿人有牙痛之苦。

(2)口腔疾病发病率高的可能原因：西方国家通过干预措施，使牙病发病率大大下降。实践证明，牙病是可以预防的疾病。为什么本可以预防的疾病，发病率还如此高呢？其主要原因可能在于：

①口腔保健知识缺乏：据报道，我国城市约有70%的人刷牙方法不正确，达不到有效刷牙；农村约有57%的人还没有养成早晚刷牙、饭后漱口的习惯，约80%的人认为：牙痛、牙松、牙龈出血不是病，老掉牙是正常现象。其实，牙痛、牙松和牙龈出血是口腔疾病中最常见的症状，只要经过适当治疗是完全可以治愈的。健康的牙齿是可以伴人终生的。世界卫生组织提出8020的目标，8020即人们生活到80岁，口腔中存留20颗功能良好的牙齿。我们应当朝此目标共同努力，从而提高生存质量。

②自我监控意识薄弱：长期以来许多人的观念是有病了才去医院，很少有人主动地在健康时就到医院检查身体，或作一些预防保健，甚至有人一辈子没有洁治过牙齿。许多病人由于牙病防治知识的缺乏和自我监控意识的薄弱，失去治疗牙病、保存牙齿的最佳时机。

(3)预防口腔疾病的四项措施

①去除细菌菌斑：口腔内的温度、湿度是易于细菌生长繁殖的场所，仅1ml唾液中的细菌数量就达1.5亿多。口腔内的细菌菌斑、软垢和牙结石等堆积于牙根部、牙间隙内，引起龋病、牙周病。去除牙菌斑主要措施：

有效的刷牙，倡导三三三制：即一日三餐后刷牙，餐后3分钟内刷牙，而且刷牙时间不少于3分钟。提倡竖刷法，上上下下、里里外外刷干净。牙刷要选择刷头较小的保健牙刷，使牙刷在口腔内自由转动，刷牙后将牙刷清洗干净，刷头朝上凉在通风处，2～3个月更换牙刷。

必要时使用牙线、冲牙器：对于中老年人牙间隙较大，牙龈萎缩而有食物嵌塞者，推荐使用牙线，剔除牙间食物残渣。对于生活不能自理的卧床病人，请护理人员或家属协助使用冲牙器。用高压脉冲水流冲洗牙间隙和牙根部等，从而清洁口腔。

每年做一次口腔洁治：如果把每天刷牙看成自己给家里做清洁工作，那么每半年至一年到医院进行口腔检查、洁治等口腔保健，就相当于请专业保洁人员帮你进行大扫除。只有这样才能把口腔内软垢、菌斑以及坚硬的牙结石等清理干净。

②减少甜食：食用或饮用含蔗糖的食物饮料，残存在口腔内的部分，易产酸腐蚀牙齿，所以最好少食用，尤其是晚上睡觉前。食用或饮用甜食后最好用清水漱口或刷牙。

③应用氟化物：氟化物预防牙病安全可靠，主要是抑制糖酵解，抑制产酸细菌生长繁殖，促进牙齿再矿化，提高牙齿抗酸能力等。氟化物应用方式多种多样，主要有含氟牙膏、含氟漱口液、含氟口香糖等。

④叩齿、鼓漱运舌：静心聚神，端坐闭目，紧张一天的工作之余，如果您能在轻松环境和心理状态下，利用3～5分钟进行叩齿、鼓漱、伸舌、运舌、坚持数年，必有好处。

叩齿：上下牙齿相互轻叩20～30次，用力均匀使所有的牙齿都接触，每天坚持1～2次，经常叩齿可使牙根更坚固，并能增强咀嚼力，促进消化功能。

鼓漱运舌：轻微闭口，反复鼓起两腮，用舌头在上下颌牙齿舌侧、根部轻轻用力按摩转动，反复20～～30次，待唾液增多时鼓漱，然后慢慢咽下。鼓漱可使口腔内多生津液能防止口腔干燥，清洁口腔，可以使口腔周围肌肉得到锻炼，减少皱纹使面部更加丰润年轻；运舌可以预防老年性舌体萎缩，还能刺激唾液分泌，有助于增强肝胃功能，防治口苦口臭。

(4)定期检查与早期保健：婴儿出生后6个月左右开始萌出乳牙，待10个月左右，可带宝宝到口腔诊所接受口腔检查和保健指导。

①喂奶或进甜性饮料后让宝宝多喝白开水；

②睡前尽量不进甜性食物；

③不可含食物睡觉；

④定期帮助宝宝清洁口腔等。学龄前还可预防性对新生恒牙进行牙齿沟封闭，发现龋齿、牙周疾病等及时治疗。

(5)戒烟限酒与适当保健：妇女妊娠期间主动或被动吸烟者，胎儿畸形发生率远远高于非吸烟者。长期吸烟可加重牙周病，可使牙根部发黑，牙龈发黑还可能导致唇癌，口腔异味以及口腔黏膜白斑(癌前病变)，等。长期饮酒，刺激口腔黏膜。因此，建议不吸烟，少饮烈性酒。

21世纪新理念：健康第一，身体是最宝贵的财富，在现代文明生活中，拥有一口洁白漂亮的牙齿，不仅是健康美丽的象征，而且还是一个人社会地位、文明素质和生活质量的标志。牙病是可以预防的，预防牙病应从自己做起，从现在做起，儿童的口腔健康，应从母亲开始做起。

【牙周病的预防与治疗】

1. 什么是牙周病？牙周病有何特点？

牙周病是指发生在牙龈(俗称牙床)、牙周膜(连接牙齿和牙槽骨的韧带）以及牙槽骨（包含牙齿的骨组织）的炎症感染性疾病，主要因黏附于牙根面的牙菌斑中细菌及其毒素引起。

牙周病的早期只侵犯牙龈形成牙龈炎，主要症状为牙龈出血，尤其是刷牙或咬硬物时出血，若及时治疗，牙龈炎完全可以恢复健康。否则，进一步发展，炎症感染侵犯牙周膜，使牙齿与牙槽骨之间分离，形成牙周袋。牙周袋内可存留大量的牙菌斑、牙结石及食物残渣等，形成牙周炎。主要症状为牙龈红肿、牙龈易出血、口臭、牙齿松动，如果进行综合治疗，仍可以得到较满意的效果。但是，如若听之任之，疾病就会进一步侵犯牙槽骨，破坏牙齿的支持组织，形成重度牙周炎，主要症状为牙龈更加红肿、出血、溢脓，口臭、牙齿疼痛、牙齿松动、移位等。牙周病不仅影响病人的咀嚼、发音、面部美容等，而且重度牙周感染将可能成为慢性病灶，导致或加剧某些全身疾病的发生、发展，严重危害人体健康。

牙周病的主要特点：①发病率高，在我国牙周病的发病率高达80％以上；②发病隐袭，病程缓慢，由于早期症状不明显，易被忽视；③危害大，牙周病发展到后期，牙齿松动、移位，不仅影响咀嚼功能，急性发作时牙周化脓、痛疼剧烈，还可能影响全身健康。所以关注牙周病、预防牙周病，维护口腔健康是我们共同的责任。

2. 牙周病对人体健康有何危害?

（1）牙周病与糖尿病：学术界已经将牙周病列为糖尿病的第六位并发症。糖尿病病人患牙周病的概率明显多于正常人。如果牙周病感染得到有效控制，糖尿病病人机体组织对胰岛素的反应能力也会随之恢复正常；另一方面，糖尿病病人的血糖得到控制，有利于提高牙周病的治疗效果，有利于牙周病组织康复。因此，糖尿病与牙周病可能存在着某种程度上互为影响，互为因果的关系，所以在治疗糖尿病并发牙周病时，不可顾此失彼，而应当协同治疗，早期预防糖尿病病人牙周病的发生。

口腔黏膜为正常的生理屏障，由于糖尿病病人内分泌失调，机体抵抗下降，口腔黏膜屏障作用减弱，口腔内细菌、真菌、病毒等，容易侵犯口腔黏膜，形成口腔溃疡，严重者可引起口腔内菌群失调。糖尿病病人的口腔黏膜病的症状主要包括口干、灼痛，口腔黏膜水肿、口腔颊腭侧黏膜、舌部黏膜反复出现溃疡等。

（2）牙周病与心血管病：临床检查发现，急性心肌梗死病人和冠状动脉状硬化病人的口腔卫生状况明显差于正常人群。重度牙周病病人的冠心病发病率高于正常人群 20%。重度牙周病牙槽骨吸收严重者，突发性冠心病和心脏骤停发病率分别是正常人群的 2～3 倍。有学者研究发现：牙周病的牙菌斑中大量存在的一种细菌，动物实验证实该种细菌可诱导血小板凝集，并可导致心肌损伤。表明重度牙周感染可能会加重或诱导心血管病的发生、发展。心血管疾病特别是非典型性心肌梗死病人早期症状不明显，有的可能出现牙痛，伴有左侧上肢后背酸痛。因此，对于中老年病人，特别是对有心血管病史病人的不明原因牙痛，并伴有左上肢及背部酸痛时，有必要做心电图检查，并及时请心内科医生会诊，以免误诊漏诊。

（3）牙周病与妊娠反应：慢性口腔炎症感染，特别是重度牙周病不仅会加重妊娠反应，而且孕妇早产和生出低体重儿的危险为牙周正常妊娠妇女的7.5倍。孕妇吸烟、饮酒对胎儿正常发育和体重增加均有不良影响。

动物实验也发现，将牙周病病人牙菌斑中分离出的细菌，感染妊娠大鼠的牙周组织，结果妊娠大鼠不仅早产，而且幼鼠的胎重明显低于正常幼鼠。

因此，妊娠期孕妇不仅要定期进行妇产科检查，同时适还当定期到口腔科进行口腔状况检查，接受口腔保健指导。

3. 怎样预防牙周病？

牙周病的早期预防和早期诊断和治疗极其重要，主要目的是消除致病的始动因子及加速牙周疾病发展的因素，促进牙周组织恢复正常。主要措施有：第一，必须保持清洁的口腔环境，使致病微生物不能在口腔中生长繁殖，或者用药物消除、减弱其毒性；第二，教育和指导群众，调动他们维护牙周健康的主观能动性；第三，提高机体的防御能力，保持健康的生理和心理状态；第四，保持和维护牙周疾病治疗的效果。

牙周病的三级预防措施：

一级预防：旨在减少人群中牙周病的发生。主要进行健康教育和口腔卫生指导，以清除牙菌斑和其他有害刺激，建立良好的口腔卫生习惯，掌握正确的刷牙方法，正确的使用牙线及牙间冲洗器，纠正不良的生活习惯，养成早晚刷牙，饭后漱口的习惯。去除不良修复体，恢复牙龈和牙骨质的形态；去除创伤性咬合，建立和恢复正常的咬合关系，同时提高机体的抗病能力。

二级预防：旨在早期发现、早期诊断、早期治疗。定期进行口腔检查，定期进行牙齿洁治，早期发现局限性牙龈病变，及时通过专业性治疗，去除患牙表面的菌斑和牙结石，控制牙周疾病的发展。定期进行X线牙片检查，追踪观察牙槽骨病变状况，并采取相应治疗，例如治疗食物嵌塞，充填邻面龋坏，去除不良修复体，局部冲洗刮治牙周袋等。改善口腔卫生状况，促进牙周组织恢复健康。

三级预防：属治疗范畴，旨在用牙周手术治疗、药物治疗，必要时辅助全身用药治疗，最大限度地治愈牙周组织病损、实施松牙固定、镶复缺失的牙齿，进行咬合重建。并通过长期观察、定期随访和口腔健康的维护，保持牙周病的治疗效果，预防复发。

总之，关于牙周病的预防需要全社会关注，通过口腔健康教育，采取切实可行的预防措施。其中最重要的是提高预防牙周病的意识，认识牙周病的危害，养成良好的口腔卫生习惯。

4. 如何治疗牙周病？

（1）牙周病治疗的总体目标：消除牙周炎症及其红肿、出血、疼痛等症状，并促使牙周组织修复再生。

（2）牙周病的治疗程序

第一阶段，基础治疗：主要是去除病因，即首先去除造成牙周病的局部刺激因素，并通过采取以下措施进行治疗。①教育并指导病人正确刷牙，养成良的口腔卫生习惯；②施行洁治术，消除菌斑和牙结石；③充填龋洞、治疗食物嵌塞等；④进行药物治疗，牙周局部用药、使用口腔含漱药液以及全身用药治疗。

第二阶段，牙周手术治疗：必要时可施行以下一种或几种牙周手术治疗，以恢复牙周组织的正常生理状态。①牙龈切除术、牙龈翻瓣术；②牙槽骨的植骨术；③牙周引导性组织再生术；④牙种植术。

第三阶段，修复治疗及松牙固定。①暂时性的松动牙固定夹板、正畸治疗；②永久性的松动牙固定修复。

第四阶段，牙周维护治疗。①定期复查，每 3～6 个月进行临床复查 1 次，约 1 年左右摄 X 线牙片进行病性的监测和比较；②及时复治，根据复查中出现的问题进行及时的治疗。

（牛忠英　李丽雅）

第二节　高血压病

1. 什么叫血压？

人类为了维持生命并进行日常的生活，必须得到能量的供应，就像汽车的行进需要汽油，火车的开动需要煤或电一样。人体各组织器官的能量主要来源于脂肪、蛋白质、糖等营养物质的氧化，而氧和各种营养物质要靠血液携带并运送到各组织中去。同时，各组织器官在氧化代谢过程中所产生的废物也要依靠血液运走。人体中负责氧及各种营养物质的运送及代谢产物清运的系统，叫做血液循环系统。

血液循环系统是由心脏、动静脉、毛细血管网及血液三者组成的。心脏是动力泵，动脉、静脉是管道系统，毛细血管网是物质交换场所，而血液则是氧气和营养的载体。血压就是血液在血管中流动时，血液加于血管壁的侧压力。(血管破损时血液从破口喷射出来,便是这种压力的表现)。动脉内的压力称为动脉压,静脉内的压力称为静脉压。毛细血管内的压力称为毛细血管压。血压是维持人体各脏器正常灌注所必需的。

2. 什么叫收缩压? 舒张压? 脉压?

通常我们所指的血压是动脉压。心脏收缩时,大动脉内产生的较大的压力,我们将此时的压力叫做收缩压(平时所指的高压)。当心脏舒张时,动脉借助于大动脉的弹性回缩产生的压力推动血液继续向前流动,这时的血压称之为舒张压(平时所指的低压)。收缩压与舒张压二者之差叫做脉压。

3. 什么叫高血压?

正常人群血压是呈钟形分布的,即:有些正常人群血压范围就是偏高,而有些正常人就是偏低,正常血压与异常血压之间没有截然的界线。因此,以任一血压水平来划分正常血压和高血压都是人为的选择。我国实行的高血压诊断标准也经过 1959 年,1964 年,1979 年 3 次修改。1999 年中华人民共和国卫生部,中国高血压联盟,结合世界卫生组织和国际高血压协会(WHO/ISH)的标准,明确提出了我国高血压的诊断标准是:在未服降压药的情况下,收缩压≥140(mmHg)和(或)舒张压≥90(mmHg)为高血压。

4. 什么叫症状性高血压? 哪些疾病可以引起症状性高血压?

症状性高血压又称继发性高血压。顾名思义,就是能找到引起高血压明确病因的高血压。在这种情况下，高血压只是原发病的临床症状之一而已。我们称之为症状性高血压。症状性高血压约占全部高血压人群的5%左右。症状性高血压经过对原发病的治疗可使部分病人得到根治。有些症状性高血压即使不能被手术治疗，也能做到有的放矢地合理药物治疗。而如果不能及时发现为症状性高血压，延误了对原发病的治疗，则致残率及致死率较原发性高血压更为明显。所以，确认高血压时，必须根据病史、体格检查、化验检查等仔细除外继发性高血压，对年轻病人尤应注意。

很多疾病均可引起症状性高血压（继发性高血压）。它涉及到多个学科的多种疾病。作为介绍高血压的科普读物，逐一介绍这些疾病也只是有限的。此处就几种常见的疾病罗列于此。

(1)与呼吸系统有关的高血压：阻塞性呼吸暂停综合征。

(2)与肾脏有关的高血压：急慢性肾炎、慢性肾盂肾炎、慢性间质性肾炎、肾肿瘤、肾功能衰竭等肾实质病变引起的血压升高，及肾血管狭窄病变引起的高血压。

(3)与内分泌有关的高血压：在症状性高血压中亦相对多见，包括：肾上腺肿瘤或增生引起的原发性醛固酮增多症、嗜铬细胞瘤、库欣综合征；甲状腺功能亢进；甲状旁腺功能亢进等。

(4)与妊娠有关的高血压：先兆子痫和子痫。

(5)与药物有关的高血压：口服避孕药、雌激素；泼尼（强的松）等糖皮质激素；促红细胞生成激素；吲朵美辛

（消炎痛）、氨基比林（匹拉米洞）等非类固醇抗炎镇痛药等。

（6）其他：如各种原因所致的颅内压增高、大动脉炎、烧伤等也能引起血压继发性升高。

由于所有继发性高血压，只是原发病的症状之一，除了血压增高外，这些原发病还有许多其他的临床特点。所以读者了解继发性高血压目的，在于向医生如实地提供各种病史及症状，如家族史、高血压患病时间、血压变化类型、血压增高时有无心悸、出汗，有无夜尿增多及周期性麻痹史等，以便医生抓住临床特点及时诊断，及时治疗。

5. 什么叫原发性高血压?

高血压诊断成立后，经排除症状性高血压（继发性高血压）后，则可诊断为原发性高血压。原发性高血压是指能排除目前已知的任何能引起血压升高的疾病后，仍找不到原因的一组高血压；这类高血压存在着遗传倾向及家族聚集性，双亲高血压患者的子女患病概率为正常者的 5 倍。原发性高血压约占血压增高人群的 90％以上。其中 95％起病隐袭、病程长，属缓进型高血压，5％左右起病急骤，进展快，病程短为急进型高血压。原发性高血压一经确诊，就应该根据血压的高低进行分级，结合危险因素、靶器官损害情况及临床合并疾病进行高血压危险性的分层，并予以治疗。经实行健康的生活方式及认真的服药，可使血压得到控制，减少靶器官损伤，使心、脑、血管事件发生率减少。

6. 原发性高血压进行危险程度分层的依据是什么?

原发性高血压进行危险程度分层主要依据有血压级

别(见本病第7问)、心血管疾病的危险因素、靶器官损伤情况及并存的临床疾病情况等4个方面。

(1)血压增高级别。

(2)用于危险性分层的心血管危险因素。

①收缩压和舒张压水平(1～3级);②男＞55岁;③女＞65岁;④吸烟;⑤总胆固醇＞5.72mmol/L(220毫克/L);⑥糖尿病(分层标准中将糖尿病这一危险因素加以特别强调,若高血压合并糖尿病,则可显著增高脑、心、肾的发病率及病死率,应归入高危组,且主张治疗时使血压降至130/85以下);⑦早发心血管疾病家族史(男＜55岁,女＜65岁)。

(3)用于危险性分层的靶器官损伤因素

①左心室肥厚(心电图、超声心动图或X线);

②蛋白尿和(或)血浆肌酐浓度轻度升高106～177mmol/L(1.2～2.0mg/L);

③超声或X线证实有动脉粥样斑块(颈、髂、股或主动脉);

④视网膜普遍或灶性动脉狭窄。

(4)用于危险性分层的并存临床情况

①脑血管疾病:缺血性卒中(中风)、脑出血、短暂脑缺血发作;

②心脏疾病:心肌梗死、心绞痛、冠脉血运重建、充血性心力衰竭;

③肾脏疾病:糖尿病肾病、肾衰(血肌酐＞177mmol/L或2.0mg/L);

④血管疾病:夹层动脉瘤、症状性动脉疾病;

⑤重度高血压性视网膜病变：出血或渗出、视乳头水肿。

7. 原发性高血压如何进行危险程度分层?

根据血压分级、心血管危险因素、靶器官受损情况及并存的临床情况，参照 Framingham 的资料，《中国高血压防治指南》进一步将原发性高血压的病人分为低危组、中危组、高危组、很高危险组 4 层，见表 4。

表 4　原发性高血压危险性分层

分　层	血压级别	危险因素	10 年心血管事件发生率
低危组	1 级或临界高血压	男<55 岁，女<65 岁	<15%
中危组	1～2 级	同时有 1～2 个危险因素	15%～20%
高危组	1～2 级	同时有 3 个或 3 个以上危险因素	20%～30%
		同时有糖尿病或靶器官的损伤	
	3 级	无其他危险因素	
很高危组	1～3 级	并有临床相关疾病	≥30%
	3 级	同时有 1 种以上的危险因素或靶器官损伤者	

8. 什么叫听诊间隙?

所谓听诊间隙是指听取收缩压时，在动脉音出现的压力水平以下 10～50 mmHg 的出现一个无音阶段。听诊间隙易出现于冠心病、高血压等病人，且血压越高，特别是收缩压超过 220 mmHg 时，越易出现。听诊间隙的出现可能与周围血管收缩有关。

当存在听诊间隙时，如听诊时汞柱打得不够高，从间隙向下听诊就会造成收缩压读数偏低。听诊血压时先扪后听，首先用触诊桡动脉脉搏的方法估计收缩期高血压（即向袖带内注气至脉搏消失时的血压值），然后再加压 20～30mmHg 处以作为听诊测压的起点，以预防听诊间隙造成的误差。

9. 什么叫假性高血压？

由于肱动脉血管壁增厚硬化，需要较高的气囊压力才能阻断血流，所以间接测压常获得较高的血压读数，甚至比直接测压法，血压高出 30mmHg 以上。我们把这种血压升高叫假性高血压。所以，如果发现病人有持续的“高血压”而无靶器官受累，应高度怀疑假性高血压。假性高血压的诊断标准是：袖带压比直接测压收缩压＞10 毫米汞柱，舒张压＞15mmHg，由于直接测压在临床上难以广泛开展，所以可做以下工作进行鉴别：

（1）前臂动脉血管造影，血管壁有钙化影。

（2）OSTER 试验阳性：袖带充血至比收缩压高 20～30mmHg 处，如仍能触摸到僵硬的桡动脉，表示试验阳性。

（3）桡动脉示波器，指端数字血压记录仪了解舒张压有无差异。

假性高血压在老年人、脉压较大的病人中并不少见，若诊疗失误会引起严重的后果，所以临床上诊断原发性高血压时，应想到此情况，以免误诊。

10. 什么叫千帕斯卡(kPa)？为什么有时用 kPa 表示血压？

千帕斯卡或称千帕（kPa）是一种压力计量单位，1989 年我国计量部门统一规定，必须用千帕表示压力，由于血压也属压力的一种，因此也必须用千帕表示。但是由于用 mmHg 表示血压已近一百年，其间积累了大量的资料；同时世界范围内，只有中国用千帕表示血压，不利于学术交流和资料对比，所以新的《中国高血压防治指南》明确指出：血压的单位用毫米汞柱（mmHg），在正式出版物中注明毫米汞柱（mmHg）与千帕斯卡（kPa）的换算关系，1mmHg＝0.133 kPa。

11. 评价血压水平的方法有几种？什么叫诊所偶测血压？

评价血压水平的方法有 3 种：即诊所偶测血压、自测血压及动态血压监测。

诊所偶测血压，就是在一天之内的任何时间，在门诊以坐位或卧位休息 10～15 分钟后所测到的血压。诊所偶测血压仅捕捉到了某一短暂时刻的血压，由于血压明显的波动性，它很难代表受测者的血压水平，假如单凭一次偶测血压确定高血压，势必造成误诊和不必要的治疗，所以单凭一次偶测血压不能确诊为高血压。

但是，重复数次的偶测血压而取其平均值以及间隔数周后重复测定血压，根据多次偶测血压做出的诊断并加以分类是相对正确的。对心血管疾病的预报也是有意义的。所以《中国高血压防治指南》明确指出：由医护人员在标准条件下，按统一规范进行的诊所偶测血压是目前临床诊断高血压和分级的标准方法。

12. 什么叫白大衣性高血压？

白大衣性高血压，也称诊所高血压，是指在医疗环境下，由医护人员测定病人血压引起短暂的升压反应，以致血压超过正常的现象。白大衣性高血压约占1级高血压患者的1/5，女性、年轻人、体型消瘦者尤为多见。

一般认为白大衣性高血压时，收缩压可比正常高20mmHg左右，舒张压比正常高10mmHg左右。白大衣性高血压不仅可见于血压正常的人，也可见于高血压病人；不仅可见于初次测压，也可以见于随访中。

引起白大衣性高血压的原因可能与病人见到医护人员时，因紧张而产生应激反应有关，单纯白大衣性高血压不需要实施治疗。自测血压可以防止白大衣性高血压，24小时血压监测有利于白大衣性高血压的诊断。

13. 什么叫自我测量血压？为什么提倡家庭自测血压？

自我测量血压，也称自测血压，是受测量者在家中或其他环境里给自己测量血压。由于有10%～15%的病人在医院测血压明显高于家里的自测血压值，所以应鼓励病人自测血压。自测血压对评价降压效应、改善治疗依从性、增强病人的诊治主动性和参与性具有独特的优点，它已成为诊所偶测血压的重要补充。

自测血压需注意：①学会听诊柯氏第一音和第Ⅴ音；②使用汞柱血压计或上臂式全自动和半自动电子血压计，不推荐使用腕式和指套式电子血压计；③测压时取

2次读数的平均数值，并作好记录，时间，地点，血压值等；④推荐正常上限值135/85mmHg作参数。

14. 什么叫动态血压？是否每个人都需要做动态血压？

动态血压是指在日常生活状态下，以及不同体位时，对病人每间隔15～30分钟测定血压一次，一般监测24小时，所以惯常称为24小时血压动态监测。

24小时动态血压监测可以提供24小时白昼及夜间血压的平均值、最高值和最低值（人为规定晚10:00～早6:00为夜间血压，早8:00～晚8:00为白昼血压，早6:00～8:00、晚8:00～10:00为昼夜交替过度时间）。从而客观地反映实际血压的水平，变异情况，血压变化趋势及血压昼夜节律。

动态血压的推荐正常值上限为135/85mmHg。正如1999年《中国高血压防治指南》指出的那样，“诊所偶测血压是诊断高血压的标准诊断方法”，并不是每个人需要作动态血压监测，一般仅用于以下情况：

①偶测血压与自测血压有明显差异，需进一步除外白大衣性高血压；

②高血压与靶器官的损伤明显不符，需除外假性高血压；

③需了解血压变异幅度及昼夜血压变化节律者；

④顽固性高血压、发作性高血压及低血压病人；

⑤用于降压药物疗效的评价；

⑥用于作为靶器官及心血管事件的预测指标。

15. 患了高血压病会有什么症状？

高血压的早期或轻型高血压可无明显的症状，即使有症状也不是高血压病所特有的，所以往往不会引起患者的注意，直到出现严重并发症，才引起重视，这也是高血压病人知晓率低的原因之一。高血压的常见症状有：

(1)头痛、颈酸、时有头晕，疲乏，心悸等。

(2)并发冠心病时，可出现心前区憋闷，心律失常，甚至劳力性呼吸困难等心衰症状。

(3)并发肾脏病变时，可出现夜尿增多，尿泡沫多，厌食，恶心至晚期可以出现肾衰症状。

(4)并发脑血管病变时，可出现突发头痛、失语、肢体活动障碍、昏迷等。

(5)并发血管病变时，可因主动脉夹层分离而出现严重的胸痛并放射到背部。

总之高血压早期可无症状，即使有症状也无特异性，中、晚期则主要是伴发症而引起的症状，并随伴发症的多少及严重程度而表现为多样性。

16. 高血压发病的危险因素有哪些？

原发性高血压的确切原因尚不完全清楚，国际研究确定，也被我国流行病研究证明的三大危险因素是：体重超重、膳食高盐和中度以上饮酒。

引起高血压的其他可能因素尚有：遗传倾向、吸烟、年龄、性别、工作紧张程度、血液黏稠度、高脂血症、社会经济及心理因素等。

17. 什么叫体重指数(体质指数)？正常体重？超重？肥胖？

近年来公认：体重指数是衡量体重正常、超重及肥胖的较好指标。

体重指数(BMI)=体重(kg)/身高(m^2)

衡量体重正常、超重及肥胖的标准是：

(1)世界卫生组织(WHO)的标准为：

正常 18.5～24.9；超重≥25.0；肥胖≥30.0

(2)WHO2002 年为亚洲人群制定的标准是：

正常 18.5～23.0；超重≥23.0

(3)1999 年《1999 年中国高血压指南》指出：

正常中年男性为 21.0～24.5

正常中年女性为 21.0～25.0

超重＞25.0；肥胖＞28.0

不宜用体重指数来衡量超重与肥胖与否情况有：生长期儿童；肌肉发达者；孕妇；不易准确测量身高者；患有水肿、腹水等疾病时。

(4)1～12 岁儿童的标准体重可用下述公式：

儿童标准体重(公斤)=实足年龄×2+8，上下浮动10％均为正常。

18. 超重、肥胖与高血压有何关系?

超重、肥胖与高血压有密切的相关关系。现已公认超重和肥胖是引起原发性高血压病独立的危险因素。中国、美国、日本和欧洲都有报告显示人群的体重指数增高，血压水平和高血压的患病率均逐步增高。

当控制了年龄、性别、基线血压值、心率、吸烟、饮酒等变量后，体重指数每上升一个单位(kg/m^2)，高血压病的相对危险性就增加 10％。

中美心血管流行病学会合作研究北京和广州的工农

人群的高血压发病情况显示，基线时，体重指数每增加3个单位（kg/m^2），4年内发生高血压的危险性女性增加57%，男性增加50%。

干预试验表明减轻体重可使血压及高血压病发病率下降。

超重和肥胖对多种心血管病危险因素的聚集起着重要的关键作用。它同时是高血糖、高胰岛素血症、高脂血症。高血液黏稠度等的病因。因此，超重和肥胖不仅可以导致血压升高，而且可以使心血管病的危险因素全面上升，使高血压病的危险层次明显升高。

19. 每人每天摄盐标准是多少？

高盐膳食是引起高血压的三大危险因素之一。即高盐摄入时，人群的平均血压，血压随年龄的增长幅度均会明显增高。国外资料大多显示，若饮食中氯化钠摄入量超过4g/天，高血压及其心血管并发症较常见，相反低于此水平，高血压的发病率明显减低。钠摄入量每增加4g/天收缩压和舒张压分别增高2.3mmHg及1.5mmHg。我国14组人群研究表明，人群膳食中如平均每天摄入量增加2g则收缩压和舒张压分别增高2.0mmHg和1.2mmHg。因此，限制食盐摄入不仅被列为高血压预防的重要项目，而且也是高血压治疗的辅助措施。

那么正常人每天摄盐多少为宜？世界卫生组织建议，盐摄入每日少于6g。

需要指出的是，并非所有的人吃盐过多都患高血压。最新的研究结果表明，不同的个体对盐摄入的血压反应敏感性不一，有人敏感，有人不敏感，甚至拮抗。原发性高血压病人中的约一半以上的病人属盐敏感型。这可能与其个体内存在盐敏感基因有关。

20. 饮酒与高血压发病有何关系？

中量以上饮酒是高血压的发病因素之一，已为国内外许多流行病学研究所证实。

国外大规模的流行病学研究表明，每天饮酒量大于3个标准杯者（相当于酒精36g）经多因素调整后，比不饮酒者收缩压和舒张压分别高3.5mmHg和2.1mmHg。

我国流行病学研究证实，平均每天饮白酒大于50ml（约含酒精24g，即2个标准杯）者，比不饮酒者收缩压和舒张压分别高3～4mmHg和1～2mmHg。而且血压上升的幅度随饮酒量的增加而上升。

可见饮酒确实是血压升高及引起高血压病的危险因素之一。同时，干预性试验证明，饮酒可以降低药物的药效，当每天饮酒量大于6个标准杯时，即能使降压药物的效果明显减低。因此，减少酒量可以巩固降压药物的治疗效果或减少药物的用量。

21. 糖尿病与高血压发病有何关系？

按照世界卫生组织（WHO）20世纪80年代初高血压病的诊断标准（血压≥160/90mmHg），我国糖尿病合并高血压者占糖尿病人群的35%～40%；当时国外报道多在30%左右。按照世界卫生组织90年代末的标准，即血压≥140/90mmHg为高血压，我国糖尿病的高血压的发病率估计为60%左右，约为正常人群的2倍，且发病高峰提前大约10年。糖尿病并发高血压病后，心血管事件危险性增加了4倍;糖尿病患者44%的死亡原因与高血压有关。以上事实说明糖尿病与高血压的发病有明显的关系。

那么为什么糖尿病病人易患高血压呢?其中确切原因尚未完全搞清楚,可能与下列因素有关。

(1)糖尿病、高血压均是代谢性综合征的组成部分。代谢综合征顾名思义就是指一组由于代谢紊乱引起的疾病,如高体重、高血糖、高血脂、高血黏稠度、高血压、高尿酸血症、高胰岛素血症等。因此一方面说明糖尿病与高血压有共同的发病基础,另一方面代谢综合征的其他原因同时也可以引起或加重糖尿病及高血压。例如:高体重(肥胖)既是糖尿病发病及加重的危险因素也是高血压发病的危险因素;而且糖尿病与高血压可以互为因果。

(2)糖尿病病人往往有钠盐潴留等,亦可使血压升高。

(3)糖尿病病人往往伴有自主神经损害,使神经传导的反应减慢,引起血压升高。

(4)糖尿病病人可以引起主动脉硬化、从而引起高血压。

糖尿病引起高血压加重的原因是极其复杂的,这里不再赘述。

22. 高血压遗传吗?

高血压有明显的家族发病倾向,这说明高血压是遗传因素与环境因素共同作用的结果。

高血压的家族史研究、双生子研究及动物试验均提示遗传是高血压发病的重要危险因素。有资料表明,双亲均是高血压者，其子女得高血压的概率为 45%，双亲有一方为高血压的，概率为 28%，双亲均正常血压的，概率为 3%。遗传度是表明遗传因素在发病中所起作用大小的一项指标，高血压的遗传度在 70%左右。

这表明高血压为高度遗传倾向的疾病，环境因素作用相对较小，因此，对有阳性家族史者积极降低其他危险因素，这对防治高血压及其心血管并发症有重要意义。

23. 为什么静息为主的生活方式易引起高血压？

体力劳动者不易得高血压病，而以脑力劳动静息为主的生活方式，易引起高血压病已为很多的流行病学研究所证实。

美国有人对哈佛大学14 998名男性校友进行了 6～8 年的随访调查，结果表明体力活动少的校友比多的校友，高血压发病率高 30%，而不参加体力活动者，高血压病发率比体力活动多的校友高 35%。而且这个结果不受年龄、体重、家族史的影响。

研究发现：长期从事体力活动具有明显和稳定的降压作用。不仅长期有规律的体力活动有降压作用，体力活动近期亦有明显的降压作用。虽多在体力活动过程中，血压会有一定程度升高，但体力活动一结束，血压即下降，且低于活动前水平，这种近期的降压作用可以维持 13 个小时以上。

所以以静息生活方式为主的脑力劳动者易患高血压，为此应制定自己的体育锻炼计划，坚持有氧运动，如走路、慢跑、且每周至少 3 次体力运动，每次时间不少于 30 分钟。

24. 高血压与年龄有何关系?

血压是随着年龄增长而升高的。原发性高血压起源于儿童期,已为近年来的许多流行病学研究所证实,青少年的血压水平除随年龄增高而上升外,还呈现“轨迹”现象,即那些幼年阶段血压较高的儿童,血压会一直处于较高的水平,如不注意科学的生活方式很可能发展成为成年期的原发性高血压。

50 岁以后女性的患病率明显增加,至老年期由于动脉样硬化导致血管弹性明显减退。血压与年龄俱增,出现以收缩压升高为主的高血压,至 70～80 岁达到高峰,舒张压则在 50～60 岁以后不再升高,多呈持续下降,尤其多见于过去平时舒张压水平较高者,因此老年高血压,一是收缩压升高明显,二是脉压差明显增大。

目前提出一个口号叫做:心脑血管病要从娃娃抓起,是很有道理的。如果对有遗传倾向的儿童,不注意养成科学卫生的生活方式很多可能就是明天的高血压病人,同时对老年人也要控制好血压,以防随年龄增高而出现高血压的并发症。

25. 吸烟对人的血压有何影响?

吸烟后,烟草中的尼古丁可以引起交感神经兴奋,这种神经兴奋可以使血管收缩,血压升高。有人实验,吸 2 支烟 10 分钟后,收缩压和舒张压都升高,吸烟后还能使患者服药的顺应性降低。所谓服药顺应性降低,就是总不想吃药。

吸烟是心血管病的四大危险因素之一,它可以使高血压的并发病,如冠心病,脑血管病分别增加 1 倍或 2

倍，吸烟尚能降低或抵消抗高血压治疗效果，还会加重脂质代谢的紊乱，减弱血管扩张效应，同时吸烟会使癌症危险性增高 45%，总死亡危险增高 21%。吸烟不仅是心血管病的危险因素，也是呼吸系统疾病的危险因素。

因此，高血压防治指南将其列为高血压危险性分层的独立的危险因素。

26. 什么是 A 型性格？什么是 B 型性格？

美国心脏病专家弗里德曼和罗森曼等人，在进行冠心病的心理和生理研究中发现，冠心病与心理－社会因素，密切相关，1974 年他们合著了《A 型性格和你的心脏》一书，书中把人的性格分为 A、B 两种类型。

A 型性格的人，生活节奏快，做事匆忙，往往一事未干完，又去干另一件事，或几件事一起干。这种人好胜，竞争心强，不怕困难，勇于进取。A 型性格的人，性格外向，锋芒毕露，说话急速有力，易急躁、易怒，好激动，不能容忍自己看不惯的事情。这种人对自己漠不关心，不知道休息和照料自己，不会享受生活的乐趣，整天使自己处于“紧张状态”。

B 型性格的人，恰恰与 A 型性格相反，他们不争强好斗，没有竞争的压力，办事往往慢条斯理，不慌不忙，工作有条理，不易受外界的干扰，紧张工作后能愉快的休息，拿得起，放得下，能自己安慰自己，清除各种烦恼。

性格是人的习惯化的生活方式，这不是完全固定，不可改变的。A 型性格的人经过一段时间的心理治疗是可以淡化或改变的，自我调控及心理疏导，也能帮助改变性格。

27. 性格与高血压发病有何关系?

情绪上的紧张状态，是A型性格的典型表现，这种紧张状态作为一种压力，使身体内部失去平衡，而心理或生理上的不平衡是高血压，冠心病，中风等的重要原因。有研究发现，A型性格的人，在遇到应激情况时(激动、生气、争论时)血和尿中的儿茶酚胺增高较B型的明显；而在平静休息时，两种性格的人血尿中的儿茶酚胺数值差别不大。这种儿茶酚胺是使交感神经兴奋的肾上腺素的代谢产物，儿茶酚胺增高，说明肾上腺素增高，交感神经兴奋，换句话说就是在激动、生气、争论时，A型性格的人比B型的交感神经兴奋性高；交感神经兴奋时，心跳加快，心肌耗氧增加，血管收缩，血压升高。

所以A型性格的人不仅易患冠心病，而且易得高血压，但是由于性格是可以改变的，所以维多利亚宣言强调心理平衡是健康的四大基石之一。

28. 哪些药物会引起高血压?

能引起血压升高的药大致有4类：

一是口服避孕药。目前绝大多数的研究认为，口服避孕药引起的高血压发病率不高，大多数病情较轻，而且是可逆的，口服避孕药中雌激素及孕激素含量越多，引起高血压的可能性越大。

二是肾上腺皮质激素，如泼尼松，氢化可的松等，中药甘草亦有类似作用。

三是单胺氧化酶抑制剂，如帕吉林(优降宁)、痢特灵等，上述药物现已少用。

四是直接引起血管收缩的药物，如治疗偏头痛的麦角新碱等。

29. 社会经济因素对高血压发病有何影响？

社会经济因素一般包括教育水平，经济收入，医疗服务保障及体力活动的强度，紧张度等。

几乎所有西方国家的研究都表明社会经济的高低与高血压的发病率及患病率是显著的负相关，即教育水平越高，收入越高，医疗服务越好，高血压的发病率越低。例如，美国白人比黑人有钱，医疗服务好，白人高血压的发病率与患病率明显低于黑人。而在多数发展中国家恰恰相反，社会经济因素与高血压的发病呈正相关，收入越高，条件越好，得高血压病的人越多。中国就是这样，因此有人把高血压列入“富贵病”的行列，其实这是一种极大的误解，人们富了，钱多了，健康教育没跟上，没有建立科学的生活方式，无节制的美味佳肴，饮酒、吸烟、出门汽车代步，缺少运动，大腹便便，利益重新分配造成的个人心理不平衡，商场上的竞争，输赢的悲喜，使得高血压发病率不断上升。据调查我国高血压发病的知晓率为44.7%，治疗率28.2%，而血压控制满意率只有8.1%，也就是说很多人根本不知道自己有高血压，有了高血压也认识不到它的危害性，治疗的只有1/4，而控制满意的就少而又少，只有8.1%。所以我国高血压发病的原因不是“富”，而是保健知识的“贫穷”，是不健康、不科学的生活方式所造成的。

30. 高血压有何危害？

高血压早期没有特殊的不适，最多是头晕一点，脖子硬一点，有时感到疲劳一点，稍事休息即可缓解，因此易被忽视。但是，就是在这无声无息中，损害着我们的心脏、脑、肾、血管等重要脏器和组织引起严重的后果。所以有人将高血压称之为“无声的杀手”。高血压的危害不在高血压本身，而在于它能引起心、脑、肾、血管的损害，这些损害与引起人类死亡的主要疾病，如冠心病、脑卒中（中风）、肾功不全、夹层动脉瘤等密切相关。

高血压是冠心病发病率的独立危险因素之一，研究表明，血压水平与冠心病发病呈现连续的、逐步的、密切的关联。我国首都钢铁公司男工的前瞻性研究显示：收缩压120～139mmHg者冠心病的发病率比血压低于120mmHg者增加40％而收缩压140～159mmHg者比血压低于120mmHg者增加130％。

高血压可以引起左心室肥厚，造成左心室舒张功能障碍，及冠状动脉储备的降低。研究表明左心室肥厚是心血管并发症独立的危险因素。

血压升高也是中国人群中脑出血、脑血栓、暂时性脑缺血发病的最重要的危险因素，我国流行病学研究表明，在控制了其他危险因素之后，基线收缩压每升高10mmHg，脑卒中发病的相对危险增加49％，舒张压每增加5mmHg，脑卒中发病危险增高46％。中国60岁以上高血压经过4年的临床对比研究表明，降压治疗能使脑卒中的病死率降低58％，说明有效降低血压确能降低致死性的脑卒中发生。

血压偏高者肾病变的发病率是血压正常者的2倍，三级高血压引起肾脏病变者是血压正常者的12倍。而舒张压每降低5mmHg，可能使终末肾脏病的危险性减少 1/4。

高血压尚可引起动脉硬化及夹层动脉瘤等并发症，这里需要强调的是血压只要超过正常均可引起靶器官的损伤，血压水平越高损害越重，高血压病程越长损伤越重，血压波动越大损伤越重。

31. 高血压为何要预防为主？

高血压是常见的心血管疾病，全球共有高血压病人6个亿，我国约有病人1.1亿。我国人群的高血压患病人数在20年中增加了1倍，每年净增病人约350万；目前，我国15岁以上人群高血压患病率为13.52％，在北京、西藏、东北地区15岁以上人群高血压患病率已接近1/4。高血压病又是一种危险的后果极为严重的疾病，高血压的危害不在高血压病本身，而在于它能引起心、脑、肾、血管的损害，这些损害与引起人类死亡的主要疾病如冠心病、脑卒中、肾功能不全、动脉硬化、心功能不全、夹层动脉瘤等密切相关。我国每年死亡于高血压相关的心脑血管病人约160万，致残数百万。高血压病又是一种不可以预防的疾病，世界卫生组织指出：维多利亚的健康四大基石，仅此一项，就可以使高血压病减少55％，脑卒中减少75％。高血压也是一种可以治疗的疾病，通过有效治疗，血压可以得到控制，减少靶器官的损害，美国高血压的控制已达到27％，而我国只有8.1％。

高血压病人基数如此巨大，发展如此迅速，危险及后果又如此严重，如果仅仅依靠治疗，那么必将治不胜治，而且耗费巨大。事实证明高血压不仅需要积极的治疗，更需要积极的预防。

32. 高血压预防分几级?

高血压的预防可以分为三级。一级预防(也称原发性预防)是指健康人群,通过实行科学的生活方式,防止发生高血压病。二级预防是指对已有高血压病的病人群体采取预防措施,防止高血压病复发或加重。这些措施包括一级预防的措施、合理的药物治疗及病后咨询等。三级预防是指对重症高血压病人的抢救以防严重的并发症、后遗症及死亡。

33. 各级预防措施如何实施?

一级预防最基本的措施是改变不健康的生活方式。世界卫生组织指出维多利亚宣言,健康生活方式的四大基石是:合理膳食、适量运动、戒烟限酒、心理平衡。

(1)合理膳食:预防高血压的合理膳食,应该是怎样的呢?著名慢性病流行病专家洪昭光教授作了很好的归纳,合理膳食可概括为两句话,第一句是一二三四五;第二句是红黄绿黑白。第一句话中,一是指每日一袋牛奶,主要是补钙(每袋牛奶约含 280mg 钙)及优质蛋白;二是 250g 糖类(约含主食 6 两);三是指三份高蛋白食品(每份相当于 50g 瘦肉或 100g 豆腐或一个大鸡蛋或 25g 黄豆或 100g 鱼虾;四是四句话:有粗有细、有甜有咸、三四五顿、七八分饱;五是每日 500g 蔬菜水果。第一句话中的 5 个方面是很有道理的,这与引起高血压的危险因素及中国人的饮食习惯密切相关,首先高盐膳食是引起高血压的三大危险因素之一,而中国北方及西北地区摄盐普遍高,世界卫生组织建议每日摄盐应少于 6g,所以叫“不甜不咸”。超重与肥胖也是引起高血压的三大危险之一,其超重固然有其遗传的因素,但是膳食总热量超过消耗的总热量是主要原因,因此每日主食 250g,每餐七、八分饱。大多数的流行病学研究结果表明蛋白质摄入量与血压呈负相关。也就是说,吃的蛋白质多可使血压下降。1995 年发表的我国西南彝族人群的研究表明,在调整了年龄、体重指数、酒精、尿钠、总热量等因素后,总蛋白质摄入量增高 39g,收缩压与舒张压分别下降 3.55mmHg 及 2.16mmHg。由此可知提高人群中优质蛋白质的摄入量对血压有保护作用,所以主张膳食中要喝牛奶,进三份优质蛋白。研究指出,膳食中的钾、钙、镁等与钠盐之间有相互作用,低钾、低钙可以加重钠盐对血压的不良影响。近年来,科学家们对提高钙摄入量可以对抗钠盐的升压作用,已取得共识,并将保持足量的钙、镁摄入量列入了“美国高血压防治指南。”所以中国人的膳食中强调了补钙,多吃水果、蔬菜。第二句话中红、黄、绿、黑、白,红就是西红柿。就红酒预防高血压来说,由于可以引起血压增高,同时饮酒可以降低降压药的药效。因此病人应戒酒。黄、绿、黑、白分别代表蔬菜、绿茶、黑木耳和燕麦。

(2)适量运动:坚持适量运动有利于血压下降。值得指出:中年男子与运动有关的猝死 80% 是由于心脏缺血,其中有血压记录者,1/3 有血压升高,这说明高血压病人,在运动中猝死的危险性可能增加,为了充分发挥运动对高血压的预防及控制作用,又避免运动中的风险,必须做到运动适量,这包括 4 个方面,即适当的方式,适当的强度,适当的时间和适当的目标。

适当的方式：是有氧运动。所谓有氧运动是指增加氧气吸入和输送为目的的耐力运动，在整个有氧运动过程中，人体吸入的氧气与需求大致相当（即不欠氧债），这种运动可以提高和改善心肺功能，减少体内的脂肪，增加骨骼的密度，改善心理状态。从生化角度看，有氧运动是机体氧代谢效率最高的运动。凡是大群肌肉有节律运动都是有氧运动，如步行、慢跑、骑车、游泳、健身操等。

适当强度：就是在运动中要使心率达到最大心率（人体最大心率＝220～年龄）的 60％～70％，先低后高循序渐进。运动时如心率低于最大心率的 50％时，无健身效果。

适当时间：是指有氧运动中，达到有效心率范围后，在该区域必须保持 20 分钟以上。且运动次数每周要达到 4～5 次。

适当的目标：就是有利于血压下降，提高心肺功能，减少精神压力，保持和恢复正常体型，使体重指数保持在 18.5～24[体重指数＝体重(kg)/身高$(m)^2$]。

（3）戒烟、限酒，高血压预防为什么要戒烟、戒酒前面已经说过，此处有再赘述。

（4）心理平衡：A 型性格的人易患高血压，心胸狭隘的人易患高血压，抑郁的病人易患高血压。事实说明，人的心理，情志与高血压发病密不可分。心理平衡是一切健康保健措施的总和。人生活在世界上，天天面对人和事总会有不顺心的事，总会有遭到误解的情况，总有困惑的时候。关键是如何面对，如果因此引起烦恼，发怒、焦虑自已与自已过不去，必然破坏心理平衡，导致高血压，冠心病等疾病的发生。所以一定要善待他人,善待自己,保持良好的心态,预防高血压的发生。

高血压的二级预防,由于我国高血压病人基数大(约1.1亿),且每年有150万以上的脑卒中新发生,因此二级预防意义重大。高血压的二级预防,除一级预防的措施外;特别强调要将血压控制在正常的范围之内,140/90mmHg以内,对同时伴有糖尿病的病人,血压应控制在130/80mmHg,鉴于高血压病需要长期服药,所以,应充分考虑费用——药效关系,尽量选用简便、有效、安全、价廉的药物。在此原则下尽可能用24小时有效的长效药物。长效药物不但血压控制得平稳,而且能避免晨起血压骤升所致的心血管事件。一天服药1次,病人顺应性较好,便于坚持。

二级预防还包括控制高血压的其他一些危险因素,如高血脂、高血糖、脑血管病、血管硬化的防治等。

三级预防是针对重症高难度血压的控制、治疗,一般应立即送医院,以防严重的并发症,后遗症及死亡。

34. 没有症状的高血压需要治疗吗?

很多高血压病人起病隐袭,无特异性症状,甚至没有任何不适,但这并不意味着良性预后,高血压病人的预后取决于血压的分层(见本病第6问),即血压增高的级别、血管危险因素、靶器官损伤因素及并存临床情况,而与临床症状无直接关系,因此,一旦患了高血压无论有无症状都应积极治疗直到达到满意水平。

35. 常用降压药分几类?

目前常用降压药分六类即利尿降压药,β-受体阻滞药，钙通道阻滞药，血管紧张素转化酶抑制药（ACEI）及血管紧张素Ⅱ受体1（AT1）拮抗药及醛固酮拮抗药。

利尿药的降压作用主要是由于其排钠利尿作用，使动脉血管壁中的钠离子减少，血管扩张引起的。因此，利尿药降压具有起效平稳、缓慢、持续时间相对较长的特点。由于大剂量可引起钾代谢及血脂紊乱、血糖升高，因此要用小剂量，肾功能不全时应使用速尿等襻利尿药。

β-受体阻滞药，单独应用或与其他降压药合用均能降低血压。但所有β-受体阻滞药均有引起哮喘的危险性，其中尤以普萘洛尔（心得安）常见，个别病人常可引起肢端循环障碍，血脂紊乱，多梦、阳萎等副作用。

钙通道阻滞药，能选择性地阻断细胞膜上的钙离子通道，从而减少细胞内的钙离子浓度，使血压下降；钙阻滞药对血脂、糖、钾没有不良影响，但长期使用可以引起踝部水肿，与ACEI合用可以使水肿消除。

血管紧张素转化酶抑制药（ACEI），对各级高血压均有效，副作用小，药效稳定，无反跳现象，与利尿药合用，可提高药效80％以上，而且可以对抗长期应用利尿药引起的高血糖及高胆固血症；与钙阻滞药合用可以缓解病人踝部水肿的不良反应；该类药物不影响心、脑、肾的血流量；该类药可以增强组织对胰岛素的敏感性，所以可以用于糖尿病伴发高血压及糖尿病肾病。主要副作用是引起部分病人干咳。

血管紧张素Ⅱ受体$_1$（AT_1）拮抗药，治疗高血压与ACEI相同，但该药不引起干咳，因此病人耐受性好，但它不能增强胰岛素敏感性。

36. 目前常用的降压药有哪些？服用方法及价格如何(见表5)？

表5 常用降压药

通用药名	商品名	剂　型(mg)	常用日剂量(mg)	日分服次数	每片剂量(mg)	参考价格(元/片)
利尿药						
氢氯噻嗪(双氢克尿塞)		素片	25	1～2	25	
氨苯蝶啶		素片	50	1	50	
呋塞米(速尿)		素片	20	1	20	
引哒帕胺	寿比山	素片	2.5	2	2.5	0.70
	钠催离	缓释片	2.5	1	2.5	2.27
β-受体阻滞药						
普萘洛尔	心得安	素片	20～30	3	10	0.03
美托洛尔	倍他乐克	素片	25～50	1～2	25	0.45
阿替洛尔	氨酰心安	素片	25	1～2	25	0.08
比索洛尔	康可	素片	2.5～5	1～2	2.5	2.59/5mg
平衡的α,β,受体阻滞药						
阿罗洛尔	阿尔马尔	素片	20	2	10	4.63
卡维地洛	达利全	素片	25	1	25	8.28
	金络	素片	20	2	10	4.54
钙通道阻滞药						
硝苯地平	无	薄膜衣片	15～30	3	10	0.04
硝苯地平	利焕	缓释片	20～40	2	10	0.52
硝苯地平	益心平	缓释片	20～40	2	10	0.67
硝苯地平	钠欣同	缓释片	20～40	2	20	1.57
硝苯地平	伲福达	控释片	40	1	20	0.76
硝苯地平	拜新同	控释片	30～60	1	30	5.98

续表

通用药名	商品名	剂　型（mg）	常用日剂量(mg)	日分服次数	每片剂量（mg）	参考价格（元/片）
硝苯地平	心痛定	糖衣片	15～30	3	10	0.04
硝苯地平	心痛定	糖衣片	15～30	3	5	0.034
尼群地平	无	素片	10～30	2～3	10	0.052
尼群地平	舒麦特	软胶囊	10～30	2～3	10	1.8
尼卡地平	佩尔	缓释胶囊	60～90	2	40	2.24
尼卡地平	卡尼亚	缓释片	40	1	40	1.06
尼莫地平	尼莫同	薄膜衣片	40	2	20	2.46
尼莫地平	尼达尔	分散片	40	2	20	0.56
尼莫地平	麦道通	缓释胶囊	40	2	60	1.65
氨氯地平	力斯得	素片	5	1	5	4.25
氨氯地平	络活喜	素片	2.5～10	1	5	6.35
氨氯地平	亚斯克平	素片	5	1	5	3.93
氨氯地平	施慧达	素片	2.5～5	1	2.5	2.72
氨氯地平	奥万路	薄膜衣片	5	1	5	3.65
氨氯地平	可苹	素片	5	1	5	4.07
非洛地平	波依定	缓释片	5～10	1	2.5	3.06
非洛地平	波依定	缓释片	5～10	1	5	4.22
地尔硫䓬	合心爽	缓释胶囊	90～180	1	90	2.44
地尔硫䓬		素片	90	3	30	0.375
维拉帕米	盖衡	缓释片	120～240	1	120	0.97
血管紧张素转化酶抑制药(ACEI)						
卡托普利	开博通	素片	25～50	2～3	12.5	1.71
卡托普利		素片	25～50	2	25	0.077
依那普利	悦宁定	异型片	5～10	2	10	5.05
依那普利	怡那林	素片	5～10	2	5	0.8
西那普利	一平苏	薄膜衣片	2.5～5	1	2.5	3.44
赖诺普利	捷锡瑞	素片	5～10	1	10	3.89

续表

通用药名	商品名	剂 型 (mg)	常用日剂量(mg)	日分服次数	每片剂量 (mg)	参考价格 (元/片)
赖诺普利	帝益洛	胶囊	10	1	10	2.78
雷米普利	瑞泰	素片	2.5～5	1	5	7.31
苯那普利	洛丁新	薄膜衣片	5～20	1	10	3.98
福辛普利	蒙诺	素片	10～40	1	10	4
培哚普利	雅施达	素片	4	1	4	4.30
血管紧张素Ⅱ受体 1(AT1)拮抗药						
氯沙坦钾	科索亚	薄膜衣片	50～100	1	50	7.56
缬吉沙坦	代文	胶囊	80	1	80	7.2
依贝沙坦	安博维	素片	150	1	150	5.66

37. 使用降压药应注意什么？

(1)《美国预防、检测、评估与治疗高血压全国联合委员会第七次报告》(JNC7)2003 年 5 月提出，降压药物强适应证的理论及在治疗高血压同时必须考虑到其他的临床情况选择用药，各种药物的强适应证见表 6。

表 6 六大类抗高血压药物的强适应证

强适应证	利尿药	β受体阻滞药	ACEI	ARB	CCB	醛固酮拮抗药
心力衰竭	+	+	+	+		+
心肌梗死后		+	+			+
冠心病高危因素	+	+	+		+	
糖尿病	+	+	+	+	+	
慢性肾病			+	+		
预防中风复发	+		+			

注：ACEI 血管紧张素转换酶抑制药；ARB 血管紧张素受体 1 拮抗药；CCB 钙通道阻滞药

摘自：JAMA. 2003. 289；2560～2572

(2)JNC7 提出了“10 的法则”及六类药物中任何一种药物，起始剂量单一用药只能降低收缩压约 10mmHg，不要避免片面夸大某一类降压药物的降压作用。因此，强调几种药物的联合使用。

(3)JNC7 还提出噻嗪类利尿药可作为大多数无并发症的高血压病人(占 25%)的起始治疗，可单独或与其他类型的降压药物联合应用。

(4)注意 24 小时稳定控制血压，它能防止夜间较低血压到清晨血压突然升高而导致猝死、脑卒中和心脏病发作。而且此种药物可以增加治疗的依从性。

(5)注意合理的服药时间，长效降压药物适宜于晨起后顿服，一般不主张夜间服用，其原因是夜间血压水平较低，大多数药物的峰效应在服药后 2～6 小时出现，故可能导致血压过度降低。

(6)注意价格，以保证病人经济承受得起。

(徐世全)

第三节 低 血 压

1. 什么是低血压?

低血压是指收缩压低于 90mmHg 和(或)舒张压低于 60 毫升汞柱。低血压的主要危害是造成人体各器官供血不足。低血压可分为急性和慢性两种。急性低血压多为继发性，继发于某些严重疾病如急性心肌梗死，脑卒中，腹泻，大出血、剧烈疼痛、应激、创伤、过度失水等，这类疾病病情复杂急剧，需送医院诊治。慢性低血压是我们主要介绍的内容。据统计慢性低血压的发病率为

4%，老年人群中可高达10%。

2. 慢性低血压分几种？

(1)体质性低血压：最为常见，一般认为与遗传和体质弱有关，多见于20～50岁的妇女和老年人，轻者可无任何症状，重者出现精神乏力、头晕、头痛，甚至晕厥。这类患者的血管收缩调节功能差，多缺乏体育锻炼。

(2)体位性低血压：是指立位时血压下降20mmHg。并伴有明显的头晕，视力模糊、眼前发黑、心悸、乏力、恶心、认识功能障碍、甚至意识丧失。多见于老年人、体质虚弱、长期卧床的病人及在闷热的环境中站立过久者。

(3)排尿性低血压：是体位性低血压的一种。是指在排尿过程中或排尿后突然晕倒、神志不清，发作前无先兆，发作后2～3分钟恢复正常。多因膀胱涨满后突然排空使腹腔压力骤减，静脉随之扩张，回心血量减少，血压下降所致。

(4)继发性低血压：由某些疾病或药物引起的低血压，如脊髓空洞症，风湿心肌病，降压药，抗抑郁药和慢性营养不良症，慢性贫血、糖尿病、脑动脉硬化、卒中(中风)之后等慢性疾病及血液透析病人。

3. 什么是体位性低血压？如何诊断体位性低血压？

是指病人从卧位到坐位或直立位时，或长时间站立，突然出现血压下降超过20mmHg，体位性低血压是内环境稳定受损的常见临床表现，老年人因容易出现体位性低血压。其患病率随年龄、患心血管病和基础血压的增高而增多。许多老年人体位变化时血压有大范围的变化，并与其基础卧位收缩期血压的高低密切相关。即当基础卧位收缩期血压最高时，体位性的收缩期血压下降最大。体位性低血压是老年人晕厥和昏倒的重要危险因素。

体位性低血压与多种疾病有关，如多系统萎缩、糖尿病、帕金森病、多发性硬化病、脑干病变、多发性脑梗死、淀粉样变性、类肿瘤综合征、肾上腺皮质功能不全、更年期障碍、血液透析、手术后遗症、麻醉等。另外，服用某些对血压有影响的药物也是出现体位性低血压的常见原因，如降压药、利尿药、催眠药、抗精神抑郁药等。

疑为体位性低血压的病人，应让病人平卧至少 5 分钟后测血压和脉率，然后安静站立 1 分钟后测血压和脉率，继续站立 3 分钟后，再测血压和脉率。低血压反应可能在站立后立即或延迟出现。为了发现潜在的低血压反应可能要延长站立时间或作倾斜试验。在开始治疗之前，应多次测量血压以确认体位性低血压的持续存在。

4. 如何治疗慢性体位性低血压？

（1）首先要认真询问病人的生活习惯、既往病史及服用的药物，以找出可能存在的病因，针对病因治疗。

（2）有慢性体位性低血压的病人，应嘱其在长时间卧床或坐在椅子上要起立时，动作宜缓慢。起立前作双脚的背弯动作可促进静脉血回流心脏、增加脉率和增高血压。站立时作交叉双腿的动作也可有助于增高血压。穿弹力长袜覆盖小腿和大腿以及用腹带包扎，对某些病人可能有效。将床头抬高 5°～20°以预防利尿作用和由于晚间组织间隙液体从双腿移向循环系统的其余部位而引起的平卧位高血压。排尿性低血压患者应注意，在排尿时最好用手扶住一样较牢固的东西，以防摔倒。

（3）高血压患者，平时服药应遵循逐渐增量和个体化原则，防止因服用降压药物过量及降压作用过快，而出现的低血压。应尽可能选用降压作用平稳的药物。在血压降至正常范围，并基本稳定后，仍要注意监测血压，出现低血压症时，要停药或在医生的指导下换用较温和的降压药。

（4）同时还应积极治疗原发疾病，例如贫血、心律失常、糖尿病、恶性肿瘤等可能会引起低血压，原发疾病治愈了，血压也就会慢慢恢复到正常水平。

（5）加强体育锻炼对高血压、低血压都有调节作用。低血压的老年人可根据自己的体力情况，选择适合自己的锻炼项目。且要避免过度劳累，平时要保证足够的睡眠时间。

（6）低血压患者宜合理搭配膳食，适当选择高钠、高胆固醇饮食。含胆固醇多的脑、肝、蛋、奶油、猪骨头等食品，可以适量常吃，有利于提高胆固醇浓度，增强动脉紧张度，使血压上升。同时多饮水，多吃汤类食品，较多的水分进入血液后可增加血容量，从而可提高血压。

（7）增加营养，增强体质。同时可适当服用有利于调节血压的滋补品，如人参、黄芪、生脉饮等。此外，适当喝些低度酒也可提高血压。

（8）在很少情况下，低血压病人才选用升高血压的药物。临床上可以试用麻黄碱、氟氢可的松、麦角生物碱及α受体激动药、三磷腺苷、辅酶A、维生素B及C等西药，中医可试用八珍汤、生脉散、六味地黄丸等提高血压。

（刘欣波）

第四节 血脂紊乱

1. 什么叫血脂代谢紊乱?

血脂就是血液中流动的脂肪类成分，实验室指标主要包括胆固醇、三酰甘油（甘油三酯）、低密度脂蛋白和高密度脂蛋白。当实验室检查出现血液中上述指标过高或过低时，就叫血脂代谢紊乱。前三项增高易患冠心病，而高密度脂蛋白有抗动脉硬化作用。血脂紊乱的常见原因主要是摄入过多和代谢运转及排泄异常，另与遗传及某些疾病有关。

2. 血脂代谢紊乱的危害有哪些?

冠心病是当今影响生存率的主要疾病之一。据美国2001年的统计，平均每29秒钟就有1人发生冠心病事件，平均每1分钟其中有1人死亡。而高血脂与冠心病有着重要的关系，是冠心病的主要易患因素之一。不仅如此，高脂血也是脑血管病、肾动脉硬化性疾病、眼底动脉血管病及四肢等周围血管病的易患因素，严重的危害着人类的健康。原因很简单：我们知道，油脂比水分要黏稠得多，流动性差得多。如果我们的血液中脂肪类物质含量增高，那么血液就会黏稠、流动缓慢，这不仅使血液难以通过细小的血管及毛细血管，而且脂肪成分便容易沉积在血管内膜下形成像米粥一样的斑块，叫做粥样斑块。这些斑块的增大可以阻碍血流，斑块的破裂还可促发血栓形成进而堵塞血管。堵塞的部位不同，临床上的表现就会不同。堵塞心脏的血管就会发生心肌梗死，堵塞脑血管就会发生脑梗死，堵塞其他部位的血管就会发生其他相应的疾病。

3. 哪些人易患高脂蛋白血症？

高脂蛋白血症从病因上讲分为原发性和继发性。原发性高脂蛋白血症的原因主要是遗传因素、饮食习惯、生活方式；继发性高脂蛋白血症的原因有很多，如老年、肥胖症、糖尿病、慢性肾脏疾病、阻塞性肝脏疾病、甲状腺功能减低、高尿酸血症、酗酒、绝经后及某些药物等。

4. 如何预防高脂蛋白血症？

预防高脂蛋白血症最好的办法就是科学饮食，合理运动，养成良好的生活习惯，控制相关的影响因素。其中科学合理饮食是首位。

合理饮食的科学根据是什么呢？在食物中，肉、动物内脏、蛋、乳类主要含饱和脂肪酸和大量的胆固醇，过多摄入后使血液中三酰甘油（甘油三酯）和胆固醇的合成增加，促进高脂血症的发生和发展。而植物油类食物含有油酸、亚油酸、亚麻酸等单不饱和脂肪酸（油酸）和多不饱和脂肪酸（亚油酸、亚麻酸），可以降低血清中三酰甘油和低密度脂蛋白水平。

膳食中单不饱和脂肪酸主要是油酸，可以降低血清胆固醇。食用油中橄榄油中含量最大可达 84%，其次是花生油，含量 56%，玉米油含 49%，芝麻油含 45%。亚油酸主要存在于植物油中葵花子油含量达 66%，其次是大豆油，达 51%，芝麻油含量为 41%。

亚油酸是人体必需脂肪酸，有降低三酰甘油及胆固醇的作用。亚油酸主要存在于植物油中，葵花子油含量达66%，其次是大豆油，达51%，芝麻油含量为41%。

食物中亚麻酸主要来源于富含油脂的鱼类，有多存在于鳕鱼、鲱鱼、鲑鱼等深海鱼类的内脏中。植物油中含量极少，仅大豆油中含6.5%。有降低血清三酰甘油及升高血清高密度脂蛋白的作用。

糖类主要存在于谷物类食品和精制糖中。谷类主要含有淀粉，如食用过多超过人体需要，可促进脂肪的合成，引起血清三酰甘油升高。

蔬菜除含有丰富的维生素和微量元素外，其中的植物纤维可促进排便和胆固醇的排除，减少胆固醇的吸收，加快低密度脂蛋白的清除。

酒中含有乙醇，对肝脏代谢可产生一系列影响。饮酒可使血清高密度脂蛋白升高，但同时也使血清三酰甘油水平升高。目前认为小量饮酒(每日摄入酒精20～30g，或白酒不超过50g)可能无害，但不是提倡用饮酒来提高血清高密度脂蛋白水平以预防冠心病，也不鼓励用饮酒来治疗低水平的血清高密度脂蛋白患者，更不可低估嗜酒对身心健康的危害。

茶叶中的茶色素有降低胆固醇调节脂代谢、及抗凝、促纤溶的作用。绿茶含有各种营养素、维生素、微量元素，调脂作用也优于红茶。少数报道认为喝咖啡可使血清三酰甘油升高。

有了对食物的科学认识，日常生活中还需要有合理的安排，这样才能保证把好饮食关。

合理的饮食习惯及饮食结构应该是：①保持均衡饮

食不偏食，不过甜过咸，盐摄入量保持每日 6g。切忌暴饮暴食，以七八分饱为宜，改变晚餐丰盛和进夜宵的习惯。②主食以谷类为主，粗细搭配，保持糖类供热占55％以上。推荐多食用燕麦粉和麦片(有降脂作用)。建议每日进食主食 250g 左右。减少糖果、甜点的摄入。③动物性食物以鱼虾、鸡、瘦肉为主，鱼虾类最好，但应减少带鱼、鸭、动物内脏(含胆固醇高)及陆生动物油的摄入，增加豆类食物摄入，建议进食黄豆 30g 或豆腐 75g。每日蛋白质摄入量为 1～1.2g/kg。④食用油保持以植物油为主，每日 20～30g。用人造奶油代替黄油，用脱脂奶代替全脂奶，食物中胆固醇含量不超过 300mg，相当于 1 个鸡蛋。推荐每晚饮用 1 袋脱脂奶，既补钙又利于睡眠。⑤每日进食 400g 蔬菜及 100g 水果，增加绿叶蔬菜的摄入。西红柿和大蒜有抗癌作用，黑木耳有抗凝及抗血小板的作用，胡萝卜、南瓜、玉米含丰富的胡萝卜素，对人体大有益处。⑥不抽烟少喝酒，以红葡萄酒为好，每日不超过 50～100ml。多饮绿茶，少食糖果和甜点。每日可食用少量蜂制品。

除上述的几点建议外，我还想劝告朋友们，千万不宜盲目大补，不宜盲目而不适当地服用“预防”药物。滋补也要根据个人体质和病情，尽量选用食补、温补，最好咨询中医，根据中医辨证选用。平时注意运动，但已患有冠心病的朋友不宜餐后运动，以免加重心肌的缺血。

(亓　鹏)

第五节　冠　心　病

冠心病是冠状动脉粥样硬化性心脏病的简称。冠心病已是人们熟知的病名，但是要问冠心病究竟是怎么回事，却不一定能说得清楚。那么，什么叫冠心病呢？为此我们首先要了解一下，什么是血液循环？什么是冠状动脉和冠状循环？以使我们对冠心病有一较深的了解。

1. 什么叫血液循环？

为了维持人体生命活动，必须得到能量的供应，就像汽车的行进需要汽油、火车的开动需要煤或电一样。人体各组织器官的能量主要来源于脂肪、蛋白质、糖等营养物质的氧化，而氧气和各种营养物质要靠血液携带并运送到各组织中去；同时，各组织器官在氧化代谢过程中所产生的废物也要依靠血液运走。人体中负责氧气及各种营养物质的运送及代谢产物清除的系统，就叫血液循环系统。

血液循环系统是由心脏、动脉、毛细血管、静脉顺序连接起来的密闭系统。在这个系统中，心脏是动力，由于心脏的收缩力及心脏的特殊结构，保证了血液在循环系统中按一定的方向流动。从心脏出发运送血液到全身各部的血管叫动脉，它是输出管道。收集全身各处的血液回流到心脏的血管叫静脉，它是回收管道。而介于动脉与静脉之间的是毛细血管，毛细血管壁极薄，可使血液中的氧及各种营养物质渗透到管壁外，供组织和器官使用；同时又可以把各器官组织细胞代谢产生的废物吸收到管腔内，由血液带走。因此，毛细血管网是进行物质交换的场所。

2. 心脏的基本构造是怎样的?

心脏是近似圆锥形的中空肌性器官,上宽阔叫心底,朝向右后上方,大血管的主干由此发出。下端叫心尖,朝向左前下方,心脏位于胸腔的中间偏左侧,如果在胸骨中间画一条中线,心脏的 2/3 在正中线左侧,1/3 在正中线右侧。心脏前面有胸骨和肋骨保护,后面是食管、大血管及脊柱,左右两面侧被肺脏遮盖,下面是膈肌。心脏与外形大小约与自己的拳头相仿。

在心脏表面有三条浅沟,这三条浅沟是心房与心室或左右心室在心脏表面的分界;分隔心房和心室的浅沟是近于心底处的冠状沟,分隔左右心室的浅沟是位于前面的前室间沟和位于下面的后室间沟。起始于主动脉营养心壁的动脉(冠状动脉),就在这些心沟内走行。

心脏的内部结构相当复杂。与心脏表面前后室间沟一致的位置上有房室中隔,借此将心脏分为左右两半;在和冠状沟一致的位置上,每一半心又各有一个房室口,将心脏内腔分为上方的心房和下方的心室,这样心脏的内腔就被分为左右心房和左右心室四个腔。在左右房室口上均附有柔韧的瓣膜。在左房室口附有由两片端朝心室的瓣膜,称之为二尖瓣。二尖瓣的瓣尖端部分延续成细的纤维束,称之为腱索,腱索又与左心室内壁上突起的乳头肌相连,二尖瓣是左侧房室口上的“活门”,心室舒张时瓣口打开,血液从左心房通过“活门”流入左心室,而当心脏收缩时,随着心室内压的增加,使浮起的二尖瓣膜互相接近将房室口关闭,由于腱索的牵拉,虽然左室内压很高也不会使瓣叶翻转过去，从而保证了在心脏收缩时，血液从左心室进入主动脉，以供应全身。同样，在右房室口有一结构相似的三尖瓣分隔，而作为左右心室出口的主动脉和肺动脉口上均有半月形的主动脉瓣和肺动脉瓣存在。心脏的这些瓣膜，确保了血液流动的方向（图 2-2）。

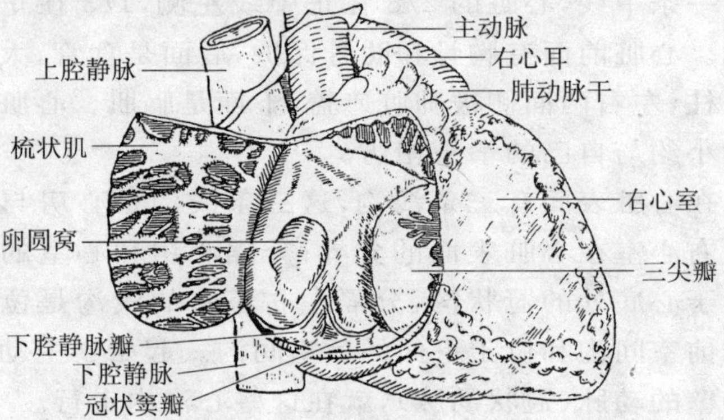

图 2-2　右心房示意图

正常情况下带有大量二氧化碳的静脉血经上下腔静脉回到右心房，经三尖瓣口到达右心室；当心脏收缩时，右心室的血液经肺动脉进入肺脏，在那里进行气体交换，即呼出二氧化碳吸进新鲜氧气，使静脉血变成了富含氧气的动脉血，经肺静脉流入左心房再进入左心室，当左心室收缩时，将其射入主动脉并运往全身。

3. 什么叫冠状动脉？

心脏是人体血液循环的动力泵。它要把全身静脉回流至右心室的静脉血，经肺动脉泵入肺组织进行气体交换，又要把经过气体交换后来自肺静脉的血液泵入动脉，向全身各处提供氧气和营养物质。研究证实，心脏每天(24 小时)要跳 10 万次左右，泵出约7 500升(L)血液。血的比重为 1.06 即 1 升(L)血重 1.06kg，那么 24 小时，左心室要把7 950kg 的血液送到全身各处。由于左右心室搏出血量相等，所以 24 小时中两侧心室搏出的血液总量达15 900kg。可见心脏的工作量是十分巨大的。要完成如此大量的工作，心肌本身需要消耗大量的能量及氧，心脏是全身需氧、需能量最多的器官。那么心脏怎样得到营养的呢？供给心脏本身营养的血管分布在心脏表面，并有分支穿入到心脏的各种组织中去。从外形上看，粗大的动脉在心脏房室之间环绕并向心尖方向发出分支，就像心脏的“桂冠”，所以人们把这些动脉叫作冠状动脉(图 2-3)。

因此，我们说冠状动脉就是供给心脏本身血液的动脉，是心脏获取能量和各种营养物质的源泉。正常人有左冠状动脉和右冠状动脉，分别起自升主动脉的根部。正常的冠状动脉是畅通无阻的，因此，心脏在不停息的跳动中能够得到充分的营养和能量。

4. 什么叫冠状循环？什么叫三支病变？

由图 2-3 可见，冠状动脉从主动脉根部发出来，左冠状动脉很快又分支为前降支及左旋支。右冠状动脉、前降支及左旋支是冠状动脉的三大主干。然后又各自分成小支，犹如树枝越分越细，最后形成一个复杂、密集的血管网。冠状动脉的三大主干，在冠状循环中特别重要，如它们同时有病变称之为三支病变。

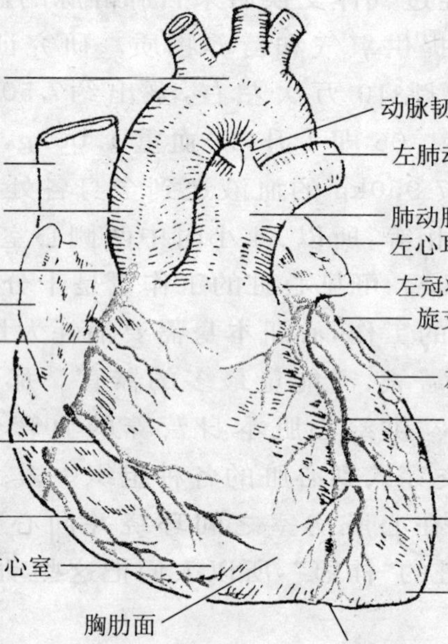

图 2-3　心的外形和冠脉血管(前面)

心肌细胞从冠状动脉血中吸取氧和营养物质,并把它们转化为心脏活动的能量。心脏活动所产生的废物则返回血液使鲜红的动脉血变成了暗红的静脉血。

心脏的静脉有浅、深两组,表浅的静脉分布在心脏表面,并与冠状动脉相伴而行,最后汇集流入冠状静脉窦,并由此流入右心室。深层的静脉一般直接流入心腔。这样,血液自左心室、冠状动脉,又回到了右心房,构成了心脏自身的循环,故称之为“冠状循环”。冠状循环一方面为心脏运来了氧及能量,另一方面又将心肌代谢产生的乳酸等产物运走，所以冠状循环是维持正常心脏功能的保证。

5. 冠状循环有何特点？

(1)冠状动脉的三条主干即前降支、左旋支、右冠状动脉，以及它们的分支都呈树枝样分布，分支间吻合极少，且比较细小，因此不易形成有效的侧支循环。

(2)冠状动脉起始于升主动脉的根部，是主动脉的第一分支，离心脏最近，因此冠状动脉内压力很高，接近主动脉内压。由于压力高，冠状动脉内血流速度很快，研究认为，完成一次冠状循环仅需 0.08 秒钟，即相当于一个心动周期。心脏每搏进入冠状动脉的血量约为心搏出量的 5%，正常人静息时冠状动脉血流量为 250～300ml/分钟。正常成人心脏重量约为 300g，因此 1 分钟流入冠状动脉的血液量几乎等于心脏本身的重量，体力劳动和运动时，心输出量可以增加 4～5 倍，冠状动脉的血流量也可以增加 4～5 倍以上，每分钟超过1 200ml，是心脏本身重量的 5 倍以上，可见冠状循环血流量是十分巨大的。由于冠状循环路程短，压力高，流速快，流量大，在正常情况下冠状动脉为心肌供血、供氧的能力远远超过心肌代谢的需要。因此，无论是平静状态或是从事体力劳动或是剧烈的运动，心脏均能适应。就是说，冠状循环具有一定的代偿潜力，轻度的冠状动脉病变，可以不表现出心肌缺血的症状，心电图可以完全正常。

(3)心肌组织从冠状动脉血中摄取血氧较身体的其他组织充分。体内各组织一般只能摄取动脉血氧的 25%左右，而心肌组织能摄氧 60%～65%。因此，当心肌对氧的需要量增加时，进一步提高氧的摄取率的可能性很小，只能通过增加冠状血流量来满足。一旦冠状动脉由于狭窄、痉挛、阻塞等原因不能使血流量相应增加，加之侧支循环不易形成，就会出现心肌供血不足，如出现心绞痛等临床症状及心肌缺血的心电图改变。

6. 什么叫冠状动脉粥样硬化？是怎样发生的？

动脉血管壁失去了其应有的均匀度与弹性，医学上称之为动脉硬化。动脉硬化有很多类型，其中粥样硬化是最常见的一种，它可以发生在各种不同部位的大、中动脉中，发生在冠状动脉的，就是冠状动脉粥样硬化。

引起冠状动脉粥样硬化的原因很复杂，但是血中脂质代谢紊乱与冠状动脉粥样硬化的关系已为大家公认。人们早就发现，进食脂肪多的人，家族性高脂血症病人及糖尿病有脂代谢紊乱的人极易患冠心病。给动物喂以高胆固醇饲料，可以引起类似人类动脉粥样硬化的改变。进一步的研究证明，人的血浆中主要含有胆固醇、三酰甘油、脂肪酸及磷脂等 4 种脂质。正常情况下，它们与血中的蛋白质结合成可溶性的脂蛋白形式存在，由于彼此比例得当，它们在血中是稳定的，如果血脂过多或比例不当，血浆中胆固醇等脂质就会沉淀在动脉血管壁上，使本来很光滑的血管内膜粗糙，形成黄色的斑块。

血管内皮细胞很快将其覆盖，纤维组织也会增生，随着病变的进展，纤维组织增生加剧，初期形成的斑块很软（软斑块）状如未煮熟的鸡蛋黄，所以早期的斑块是极不稳定的，加之炎症等因素如果纤维帽破裂，就会造成冠状动脉急性的阻塞、出血、血栓形成等。如果纤维继续增生纤维帽变厚，硬化的粥样斑块就会变大，变得稳定（硬斑块）有些斑块偏于一侧管壁，我们称之为偏心性斑块，有的斑块可以围绕在冠状动脉周围，我们称之为同心性斑块，在粥样斑块表面可以形成纤维帽。动脉弹性减退，管壁硬化，这些病变连续多次发生，便可使血管腔变窄甚至完全阻塞。

7. 什么叫冠状动脉粥样硬化的器质性狭窄？冠状动脉的动力性狭窄？

由于冠状动脉具有强大的代偿能力，因此轻度狭窄不会引起症状，只有当冠状动脉狭窄程度超过70%时才会出现心绞痛等临床症状。如果冠状动脉的狭窄是由于冠状动脉硬化引起的，我们称之为器质性狭窄。如果冠状动脉的狭窄是由于冠状动脉痉挛或异常收缩引起的，我们称之为功能性狭窄。在冠状动脉硬化的基础上，也可以因斑块的破裂导致血小板聚集、活化、而诱发血栓形成。

8. 什么叫冠心病？

心脏的活动是一种需能的过程，即需要消耗大量的氧。单位时间内心肌消耗的氧气量称之为心肌耗氧量。心肌的耗氧量很大（成年人的心脏重量约为250～300g左右，但其耗氧量却占全身耗氧的1/10），其原因一方面是由于心脏工作量大，另一方面是由于心肌能量来源主要依赖于氧化分解脂肪，而脂肪的氧化分解所需要的氧比分解糖所需要的氧更多。

心脏的耗氧量大，消耗的能量多，但心肌储存的氧及能量物质却很少，所以心脏是处于耗氧量大、耗能大而储备量少的条件下进行活动的。因此，心脏要正常活动，就必须有足够的血液及氧供给。冠状动脉是惟一供应心脏本身血液的动脉，它是心脏的生命线，正常情况下，冠状动脉能为心脏提供充足的血液，加之心肌有很强的摄氧能力，这就保证了心肌足够的氧供。如果冠状动脉及其分支发生动脉粥样硬化病变，动脉壁形成斑块，斑块破裂，血管腔内血栓形成或冠状动脉痉挛，使通过的血液减少，心肌得不到足够的氧和能量，引起心肌收缩无力，代谢产物堆积，出现胸闷、气憋，这就是所谓“心绞痛；”如果某支冠状动脉完全堵塞，就会使受其供应部位的心肌发生缺血性坏死，即所谓的“心肌梗死”。我们把由于冠状动脉本身有病，导致心肌缺血缺氧而引起的心脏病称为冠状动脉性心脏病，简称“冠心病”。

发生冠心病的原因，除了冠状动脉粥样硬化外，也包含冠状动脉内血栓形成，以及因冠状动脉发生痉挛栓塞等。

9. 冠心病发病的危险因素有哪些？什么叫冠心病的一级预防？

冠心病的危险因素，也称易患因素，也就是具有这些因素的人，有发生冠心病的危险。

现在世界公认，高血压、糖尿病、吸烟及高血脂是冠心病发病的四大危险因素。我国的研究表明，高血压、糖尿病、吸烟和血清总胆固醇升高对冠心病的相对危险是4、3、2.5、1.3。

引起冠心病的其他危险因素有：超重与肥胖、缺乏体力活动、年龄、阳性家族史等。1978年确认A型行为是引起冠心病的主要因素之一。

研究证明上述各种危险因素对发病有协同作用，多项危险因素较单一危险因素危害更大。

国际上，近年来还提出了传统危险因素以外的新的危险指标，主要有炎症和凝血因素等，并认为炎症参与了动脉粥样斑块形成和发展的各个阶段，在急性冠状动脉综合征中也起着重要的作用。

冠心病的一级预防就是针对这些危险因素采取措施，使危险个体或人群发生转移，防病于未然，或减缓病变进展的过程，从而推迟临床冠心病的发生。

10. 为什么高血压病人易患冠心病?

人的收缩血压等于或大于140mmHg和舒张压等于或大于90mmHg即可确诊为高血压。经过大规模的流行病学调查及动物试验，现已被世界公认，高血压的病人易患冠心病。高血压是冠心病发病的一个独立的危险因素。

我们知道，所谓血压就是血液流动过程中血液加于血管壁的测压力，压力过高时，就会损伤血管的内皮细胞，从而破坏了血管内膜的均匀性及光滑性，并使血液中的脂质在此堆积，成为动脉粥样斑块的起点。同时，血压高增加了心脏射血时的阻力(医学上称后负荷)，增加了心脏工作量，久之会使心肌肥厚，心肌耗氧量相对增加，出现心肌供血不足的表现。

大量研究证明，高血压患者动脉粥样硬化程度随血压增高而加重，收缩压高于140mmHg者较低于120mmHg者患病率高得多。尸检资料发现在血管分叉处，由于血管壁受到血流冲击承受压力较大，病变往往较重。正因如此，高血压患者容易同时罹患冠心病，高血压患者患冠心病的危险比血压正常者要大4～5倍。1981年世界卫生组织就明确提出，降低血压可以减少冠心病的发病率。近年，大规模的流行病学证明，从收缩压≥120mmHg和（或）舒张压≥80mmHg起即可见冠心病死亡的危险逐步增高，这提示：在冠心病的一级预防中，不仅要对确诊的高血压进行治疗，更应注重对血压正常偏高的临界高血压群体进行积极的防治。近年来的大规模流行病学调查还证明：对冠心病发病的作用，收缩压升高的危险性远远大于舒张压的升高。2003年5月21日公布的美国高血压诊疗指南明确指出："超过50岁的成人，收缩压大于140mmHg是远比舒张压更重要的心血管疾病危险因素。心血管疾病的危险性从115/75mmHg开始，每增加20mmHg，危险性就加倍。收缩压在120～139mmHg，舒张压在80～89mmHg，将被作为高血压前期，需要改变生活方式以防心血管疾病。"所以对患有高血压的病人应采取积极认真的态度控制血压，包括建立健康科学的生活方式，如低盐饮食，禁烟，控制体重，适当参加体育活动，注意保持心理平衡等，另一方面可在医生指导下进行药物治疗，以使血压维持在一个理想的水平上。

11. 吸烟与冠心病发病有何关系？

吸烟可以促使冠心病的发生及发展已成为世界公认。1983年美国卫生署长报告中指出，在美国等工业发达国家吸烟是男女冠心病病人的最主要原因之一。在

30～59 岁男性中，不具有高胆固醇、吸烟、高血压 3 个危险因子者，10 年中冠心病的发病率为 23‰；吸烟者为 54‰；吸烟者并有高血压或高胆固醇血症（2 个危险因子）的冠心病发病率为 103‰，而同时有吸烟、高血压及高胆固醇症者，发病率则达 189‰。吸烟者冠心病死亡比不吸烟者多 70%；猝死的危险性比不吸烟者高 2～4 倍。国内杜福昌等人对大量吸烟与冠心病关系进行配对调查表明，大量吸烟者冠心病的相对危险性为不吸烟者的 2.6 倍，心绞痛为 3.4 倍。上海市冠心病协作组以配对调查方法取得 200 对配对资料表明，吸烟者发生心肌梗死的为不吸烟者的 3.6 倍。

对已发生心肌梗死的病人，吸烟有何影响呢？伯金斯等对 119 名急性心肌梗死的病人进行了 1 个月至 5 年的随防，结果 1 年内的病死率男性继续吸烟组是戒烟组的 2.2 倍；女性继续吸烟组是戒烟组的 2.4 倍。5 年后生存率，男性继续吸烟组为 55.3%，男性戒烟组为 79.5%。再次心肌梗死发病率，继续吸烟组占 36. 6%，戒烟组为 18.7%。以上资料说明吸烟可以促使冠心病的形成的发展，戒烟对冠心病人有益，戒烟可以使急性心肌梗死的病死率及再次心肌梗死的发病率明显减少。

流行病学调查发现：被动吸烟也可使患冠心病的危险性增加。那么，吸烟为什么可以促使冠心病发生呢？其原因有：①血液中的血红蛋白有携带氧气的作用，血红蛋白如果与一氧化碳结合，就会失去携带氧气的能力；研究证实，不吸烟者动脉血液中的碳氧血红蛋白浓度稳定地保持在 2%，而在相同时间内，吸烟者的浓度为 5%～

15%,大量吸烟者为20%,因而吸烟可以产生显著的血氧效应。由于血中含氧量降低,可导致组织缺氧,血管内皮细胞由于缺氧而发生水肿、损伤,损伤的动脉内膜可以成为动脉粥样硬化的开端,进一步发展则脂质和血细胞沉着,动脉纤维化、钙化,最终导致血管硬化。管腔部分或大部分阻塞,引起心肌供血不足甚至中断。②吸烟可以使冠状动脉痉挛,血液黏度增高,使心肌供血障碍进一步加剧。③吸烟尚可通过交感-儿茶酚胺系统,使心率加快、血压升高,从而增加心脏的负担。④心肌缺血、缺氧时,吸入一氧化碳可以诱发各种心律失常。⑤近年来的研究认为吸烟对血小板功能的影响在动脉粥样硬化的发生中具有重要作用,它能使血小板聚集,血栓素增加。所以为了自己和他人的健康应该戒烟。

12. 血脂异常与冠心病发病有何关系?

人们早就知道,血脂高的人,容易患冠心病。1908年,俄国科学家阿尼斯可夫,用含胆固醇的食物(如鸡蛋黄、奶油等)喂饲家兔,第一次成功地造成了类似人类的动脉粥样硬化斑块模型。由此他得出结论,"没有胆固醇就没有动脉粥样硬化。"有人分析动脉粥样硬化的斑块,发现其中含有大量的胆固醇等脂质,流行病学调查发现血胆固醇含量高于260mg/dl者,冠心病的发病率为低于200mg/dl者的5倍,说明高脂血症者易患冠心病,高脂血症引起动脉粥样硬化的机制可能是,当动脉有损伤时(如高血压及吸烟等引起),脂质就会在动脉内膜中沉积,成为稍隆起的病灶,继之动脉内膜的纤维结缔组织增生,将其围起、固定,形成斑块,斑块深层可以发生软化及溃疡，形成黄色粥状物。

晚近的研究表明，有些冠心病病人虽无高脂血症，但血中的高密度脂蛋白胆固醇的含量显著降低，由于它是“抗动脉粥样硬化脂蛋白”，其不足可以说明这种人清除动脉壁中胆固醇的能力较差，所以也容易发生动脉粥样硬化。

同时降脂治疗也可以阻止动脉粥样硬化的发展和心血管事件的发生，最近循证医学（HPS）研究证明，用他汀类药物控制血脂后能使心脏突发事件及冠心病病死率均下降30％以上，总病死率下降20％以上，中风和血管重建的危险性下降1/3。

13. 肥胖与冠心病发病有何关系？如何防治？

高血压、血脂异常、高血糖等是引起冠心病的重要危险因素，而肥胖与这些危险因素均有密切关系。肥胖易引起高血压，身体越胖，引起高血压的危险越大。研究证明，当控制了年龄、性别、基线血压值、心率、吸烟、饮酒等变量后，体重指数每上升一个单位（kg/m^2），高血压病的相对危险性就增加10％。

肥胖的人血脂异常往往比较严重，血脂异常可以引起冠状动脉粥样硬化，导致慢性的、逐步加重的心肌供血不足。而粥样斑块破裂及血栓形成，又可引起急性冠脉综合征，引起心绞痛、急性心肌梗死及心脏缺血性猝死等。

肥胖可使人体细胞表面的胰岛素受体密度减少，使胰岛素的作用降低，使血糖升高，发生糖尿病，糖尿病不仅使发生冠心病的机会增加，而且当发生急性心肌梗死时，病死率较非糖尿病者高 2～3 倍。

肥胖还可造成高血黏度、高尿酸血症及心理障碍等，均可使冠心病易于发生。

据英国皇家医师协会报告，35～44 岁男性，相对体重增加 10％，冠心病危险增加 38％；相对体重增加 20％，冠心病的危险性增加 86％，近年来有专家认为，身体脂肪分布与冠心病发病的关系更为密切，中心型肥胖者（亦称苹果型肥胖）较均匀肥胖者罹患冠心病的危险性更大。

预防肥胖的最好办法是进食少一些，运动多一点，使摄取的能量与消耗的能量大致持平，使血中没有过多的糖、蛋白等物质转化为脂肪，达到动态平衡，如仍不能达到有效减肥目的，可考虑服用药物。目前得到公认的是氟伐他汀（来适可），这种药影响肠道对脂肪的分解、吸收，使之从肠道排出。使用该药时要注意补充一些脂溶性维生素，如维生素 K 等。另一种是诺美亭该药一方面可以提前产生饱腹感使进食减少，同时又可以加强基础代谢率，增加能量消耗。自 1998 年在欧洲上市以来世界已有 850 万人服用。

监于目前肥胖儿童越来越多，而且肥胖儿长大后的冠心病的患病概率明显高于正常儿童，因此有人提出预防冠心病要从儿童抓起。

14. 抑郁症与冠心病有何关系？

抑郁症与冠心病是相互影响的。一方面抑郁症可以诱发和加重冠心病，另一方面冠心病又可以引起抑郁的症状及抑郁症。

抑郁症是引起冠心病的发病因素之一。精神压抑、情绪低落、焦虑不安、万念俱灰是抑郁症的特点，这会造成内疚，自责等心理不平衡，而心理不平衡是引起冠心病的重要原因。抑郁症常有心悸、气短、发作性胸闷、气憋、心前区压迫感，甚至大汗、濒死感等躯体症状。这些躯体症状往往会影响冠心病的治疗顺从性，康复训练及回归社会的功能。抑郁症还可以使心肌梗死早期心律失常，再梗死增加，从而使心肌梗死的病死率增加。

冠心病也可以引起抑郁的症状或抑郁症，且冠心病越重抑郁的可能性越大。有人对283例急性心肌梗死进行研究，在急性心肌梗死后8～10天有18％的患者有严重抑郁症。有人报道约33％的病人有短暂的抑郁症状。

由于科技高速发展，社会信息密集，数量猛增，这一方面为人们提供了丰富多彩的物质和文化生活，另一方面又使人们的生活节奏加快，人际关系变得复杂，工作紧张，单调枯燥，使人感到工作没意思。充满竞争的社会环境又给人们带来了前所未有的心理压力。因此，近年来抑郁症的发病率有明显上升的趋势，所以在冠心病诊断、治疗、康复过程中均应引起注意。

15. 冠心病遗传吗？

在广泛研究冠心病的情况下，有人发现不同的种族冠心病的发病率有极大的差异。同一种族，不同的人，即使在生活条件相似的情况下，对冠心病的易感性也有明显的不同。据报道，父母中有1人罹患冠心病者，其后代患病率2倍于父母无冠心病者；而父母均有冠心病者，其子女4倍于双亲无冠心病者。因此，人们设想冠心病是否与遗传有关。经过多年的努力，美国学者约翰·布赖斯鲁终于揭开了冠心病遗传易感的奥秘。

人体血液中的脂肪，如胆固醇、三酰甘油和磷脂等，不是单独游离存在的，而是与蛋白结合以脂蛋白的形式出现的，脂质只有与蛋白结合成脂蛋白才能在血液中被利用。人体血中的脂蛋白主要有4种：乳糜微粒、极低密度脂蛋白、低密度脂蛋白及高密度脂蛋白。极低密度脂蛋白是由肝脏合成的，主要含内源性三酰甘油，低密度脂蛋白主要含胆固醇，这两种脂蛋白颗粒较大，不稳定，易进入损伤的动脉壁，是导致动脉硬化的脂蛋白。高密度脂蛋白含有磷脂、颗粒小，稳定并能自由进出动脉壁，不会沉积于动脉内膜；而且能阻止低密度脂蛋白在动脉壁沉积，并可清理、溶解已经贮存在血管壁内的胆固醇。因此，高密度脂蛋白有“抗动脉粥样硬化脂蛋白”之称。研究发现，这些脂蛋白均是由脂质与环形的特殊蛋白——脱辅基脂蛋白构成的。人体中的任何蛋白质，都是由组织细胞的一种基因控制的，同样，每一种脱辅基脂蛋白的产生也都受人体肝细胞等组织细胞的一种基因控制。约翰·布赖斯鲁指出：脱辅基脂蛋白A1基因的缺陷可以引起高密度脂蛋白水平过低，从而导致动脉硬化。据查人群中3%～5%的人，会因为这种遗传基因的缺损而易患冠心病，他们往往会较早地患冠心病。加拿大学者发现，脱辅基脂蛋白B基因缺陷会造成人体血液中低密度脂蛋白增加，从而导致动脉硬化。据查人群中约20%的人身上有这种基因缺陷，他们将较早地成为冠心病病人。约翰·布赖斯鲁和一些美国学者又发现脱辅基脂蛋白C

基因缺陷，可以造成血中三酰甘油的增高，从而易患冠心病。约有 3%～5%的人，可能发生脱辅基脂蛋白 C 基因的变异。

目前一般认为，冠心病具有遗传易感性，而脱辅基脂蛋白基因缺陷是形成冠心病的内在遗传因素。

16. 冠心病急性发作与急性应激反应有何关系？

所谓急性应激反应，是指人受到突然的、意想不到的刺激时，产生的紧急反应。临床资料证明，冠心病病人突然遇到惊吓，大喜大悲、寒冷刺激、外伤、手术等刺激时，往往可以诱发心绞痛、心电图缺血改变、心律失常等，同时应激反应也常常是无症状性心肌缺血的原因之一。

当冠心病病人遇到应激情况时，心率往往加快，血压升高，心肌耗氧量增加，而供应心肌血、氧的冠状动脉，因冠心病的存在又不能增加血流量，从而导致心肌血氧供需不平衡，心肌因缺氧而产生心绞痛，急性心肌梗死，心律失常甚至猝死。

为了预防日常生活中的应激反应，一是要注意心理平衡“不以物喜、不以已悲”坦然对待一切；二是要注意避免诱因，如少看激烈的对抗性强的体育比赛，不看恐怖的影视片，注意保健，避免迎风疾走、寒冷等。三是当其他疾病如胆绞痛引起剧烈疼痛时，要及时控制症状。四是在医生指导下，可服用一些药物。

17. 如何自我识别心绞痛？

心绞痛是冠心病的常见症状和就诊原因，自我识别心绞痛对于及时就诊，防止出现严重心脏事件以及观察治疗效果均有重要意义。典型的心绞痛通常是指突发的胸部或心前区的压榨样或紧缩样疼痛，可放散到咽部至牙齿间的各部位以及左肩和左上肢内侧，常发生于体力劳动、脑力劳动或情绪激动时。饱餐、寒冷、大量吸烟、饮酒亦可诱发，一般持续 3～5 分钟，很少超过 15 分钟，休息、去除诱因、含硝酸甘油可缓解。

不典型心绞痛亦不少见，首先，病人的自我感觉并非疼痛，而是胸部的隐痛、烧灼感、憋闷感或不能说清楚的不适感，可无放散或放散到右肩；其次，可仅表现为上腹部、肩背部、咽部或牙床的疼痛；另外，也可发生于休息状态或睡眠中，无明显诱因可寻。但不典型的心绞痛仍具有发作性的特点，并缺乏相应部位疾病的常见特征，如上腹痛而不伴压痛，胸痛而与呼吸无关，牙痛而无牙床的叩击痛等。当确定为心绞痛或怀疑为心绞痛时，应及早就诊。心绞痛可自行缓解，使部分病人认为不需就诊，也是延误就诊的原因之一。

18. 何谓不稳定性心绞痛?

不稳定性心绞痛包括以下方面：①初次发作的心绞痛；②心绞痛发作史小于 60 天；③原有的稳定性心绞痛恶化，表现为发作频度增加，持续时间延长，诱发心绞痛的运动量降低及缓解心绞痛的硝酸甘油量增加；④休息时发作的心绞痛；⑤心肌梗死后的心绞痛。

不稳定心绞痛的出现，反映了冠状动脉出现了不稳定病变。如斑块破裂，非完全闭塞性血栓形成，冠状动脉痉挛，血小板聚集等，有发生急性心肌梗死的危险，需积极处理。在内科治疗病情稳定后行冠状动脉造影进行冠脉血管病变的评估，以决定是否血运重建治疗。如果内科治疗无效，则需急诊介入检查治疗。

19. 如何诊断无痛性心肌缺血？

心肌缺血可表现为心绞痛或无痛性心肌缺血，或二者兼而有之，所以，发生无痛性心肌缺血等同与心绞痛发作。临床上常用以下方法检测无痛性心肌缺血。

(1)心电图：静息心电图检查是诊断心肌缺血的常用方法，尤其是当出现与心绞痛症状相对应的心电图改变时，诊断价值较高。当无心绞痛症状，静息心电图发生缺血型改变并除外其他原因时，可诊断无痛性心肌缺血。但由于心肌缺血呈发作性，故检出率较低。因此，正常心电图只反映当时无缺血发作。心电图负荷试验（如平板运动心电图）可增加检查的阳性率。敏感性 55％～85％，特异性 70％～90％。

(2)动态心电图（holter）：可用于解释胸痛症状与心电图缺血改变有无联系，同时也是检测无痛性心肌缺血的常用方法，可应用公式：ST 段下降幅度×发作次数×持续时间测算心肌缺血负荷。缺点在于检测的导联数少以及检测时间短，仍可漏诊缺血发作。

(3)其他：超声心动图，核素心肌灌注显像以及相应的负荷试验也可用于无痛性心肌缺血的检测。需要注意的是这些检测方法出现阳性结果时，结合临床情况，支持无痛性心肌缺血的诊断，而出现阴性结果时，并不能排除诊断。另外，发生无痛性心肌缺血，并不意味着冠状动脉病变轻微，相反，许多病人存在较广泛的冠状动脉病变。因此，同心绞痛一样，需进行积极的药物治疗，以及血管再通治疗。

20. 如何正确使用硝酸甘油?

硝酸甘油是防治冠心病心绞痛的特效常用药品之一。研究指出,它对绝大部分心绞痛病人有效,因此心绞痛病人如能随身携带(或备用)硝酸甘油,在很大程度上保证了自己的安全。

硝酸甘油是一种起效快、作用维持时间短的药物。舌下含化后 2～3 分钟生效,心绞痛即可缓解,作用持续时间一般为 10～30 分钟。有时病人在解大便前、上楼梯时,也可先含服硝酸甘油片,以预防心绞痛的发作可达 40 分钟之久。因此,很多病人将它视为"救命药",经常放在身边。

使用硝酸甘油片时应注意如下几点:

(1)硝酸甘油片不能吞服,而要放在舌下含服。这是因为吞服的硝酸甘油在吸收的过程中,必须通过肝脏,在肝脏中绝大部分的硝酸甘油被灭活,而使药效大大降低。我们每个人的舌头下面有许多血管,医学上叫舌下静脉丛,硝酸甘油极易溶化,当把它含在舌下时,溶化了的药物能直接入血,因此不但起效快,而且药效不会降低。硝酸甘油味稍甜并带有刺激性,所以合格的硝酸甘油不但应溶化得快,而且含在舌下要有烧灼感。这也是药物有效的标志之一。

(2)硝酸甘油通常用量 0.3～0.6mg 即 1～2 片,5 分钟后可重复给药,一般不超过 3 次。

(3)硝酸甘油是一种亚硝酸盐,挥发性强,过热见光都极易分解失效。故应放在棕色小玻璃瓶内,旋紧盖密闭保存;有的病人把药放在透明的玻璃瓶或纸袋内保存是不妥当的。硝酸甘油可放在15～30℃的室温下，也可以保存在冰箱中，携带硝酸甘油时，切勿放在贴身的衣服兜里，以免受体温影响降低药效。

(4)硝酸甘油的有效期一般为1年，如病人每天反复开盖取药，药物受温度、湿度和光线的影响，其效期只有3～6个月。因此，使用硝酸甘油要注意失效期，每次取药时应快开、快盖，用后盖紧。对随身携带的药物更要及时更换。

(5)硝酸甘油是应急抢救药物，每次更换药物都应确定其有效性。目前市售药物中，有的含在舌下十多分钟都不溶化，这种药物不能使用。

(6)含服硝酸甘油时，宜取坐位，或靠墙蹲位。这是因为硝酸甘油能使全身静脉扩张，全身静脉容量增加，病人直立时，由于重力的原因大量的血液积存在下肢，造成相对的血容量不足，使血压下降，出现头晕，甚至昏倒。平卧位含药虽不会发生体位性低血压，但因回心血量增加，加重心脏负荷，也会使药效减弱。

另外硝酸甘油能使脑压和眼压升高，所以青光眼、脑出血时慎用。

如上所述硝酸甘油片虽然起效迅速，但作用持续时间只有10～30分钟，要获得持久的疗效，就需反复用药，这当然很不方便。因此近年来又出现了喷雾剂、软膏、膜剂和缓释片。软膏含有2%硝酸甘油，做成像牙膏样的东西，睡前涂在手臂的皮肤上，让皮肤慢慢吸收，主要用来预防夜间心绞痛的发作。膜剂是用硝酸甘油做成药膜，粘在胸前皮肤上。作用与软膏相同。缓释片是能使药效缓慢持续释放的药物，如礼顿片，每片 2.6mg，作用可持续 12 小时，每天吃两次即可；单硝酸异山梨醇缓释片 40mg 口服每日 1 次；依姆多 60mg 口服每日 1 次等。至于静脉注射用的硝酸甘油则主要用于急救，需有医生掌握，从静脉输注。

21. 什么叫心肌梗死？什么叫陈旧性心肌梗死？

心脏是全身血液循环的动力泵，工作量十分巨大。因此，心肌本身需要消耗大量的能量及氧，心脏是全身需氧、需能量最多的器官。心脏本身需要的这些能量和氧是由密布于心脏表面的冠状动脉供应的，冠状动脉本身如果发生病变，如粥样硬化、粥样斑块破裂、炎症、痉挛、血栓形成等，可使冠状动脉某一部分的血流完全中断，该部位的心肌组织就会因持久而严重的缺血发生损伤甚至坏死。心肌坏死后，这部分心肌就会失去收缩搏血的功能，医学上称之为心肌梗死。

急性心肌梗死根据心电图上是否出现坏死性 Q 波分为透壁性心肌梗死和非透壁性心肌梗死，急性心肌梗死病程超过 4 周已愈合者，称为陈旧性心肌梗死。

22. 急性心肌梗死的诱因是什么？

引起急性心肌梗死的根本原因是冠状动脉有病变，如动脉粥样硬化、冠状动脉炎等，但是急性心肌梗死中的 50％～75％是有诱因的，主要有情绪激动或精神紧张、体力劳动过度、饱餐、大便用力、短期内吸烟频繁、性生活、寒冷、大风、创伤手术、感染等。

因此，为防止急性心肌梗死发生，应十分重视避免诱发因素。

23. 急性心肌梗死有何临床表现?

急性心肌梗死的表现,不同的病人可以有很大的差别。一般典型的表现是:剧烈持续的心前区疼痛、憋闷,往往伴有面色苍白、冷汗,这种胸痛及憋闷,含化硝酸甘油不能缓解。有的病人尚可出现脉细数或不规则,血压下降,呼吸困难,咳嗽,咳粉红色泡沫痰;有的病人会出现休克、意识障碍、严重的心律失常等。但亦有人可以无痛,称为无痛性心肌梗死。无痛性心肌梗死常见于老年人及合并糖尿病的患者,应引起注意。

24. 急性心肌梗死如何诊断?

急性心肌梗死的诊断主要根据临床症状,心电图的特征性改变及血清酶学检查。其中心电图改变及特殊的演变规律有较大的诊断意义,有时仅凭心电图的改变就可以确立诊断。心电图变化不典型时,如临床症状及血清酶学改变典型,亦可作出急性心肌梗死的诊断。仅有临床症状而无心电图及血清酶学改变,一般不能诊断。对不能明确诊断者可以进一步检查如冠状动脉造影等。当然这些检查及诊断必须到医院才能进行。

25. 病人在家里发生了心肌梗死应怎么办?

冠心病病人,心绞痛持续时间延长,疼痛程度加剧,疼痛不能为硝酸甘油缓解时即应想到急性心肌梗死的可能,并按急性心肌梗死对待。

在急性心肌梗死发病后最初的1～2小时内,极易发生严重的心律失常,并可引起死亡。有人统计1/2～2/3的急性心肌梗死病人死于入院前的短时间内,其主要死因即为严重的心律失常。另外,在急性心肌梗死最初的

1～2 小时内，病情不稳定，任何增加心肌耗氧的因素如活动、烦躁均可使心肌梗死的范围扩大。因此，急性心肌梗死送医院前，在家里的处理对减少病死率、挽救缺血心肌、限制和缩小梗死面积、减少心肌梗死的并发症等，均有十分重要的意义。当疑似急性心肌梗死时，家属在请医生或呼叫救护车的同时，应首先让病人情绪镇静，不要惊慌立即卧床休息，因为恐惧、焦虑均可使心肌耗氧增加，扩大梗死面积。此时可给予适量的镇静止痛药，如地西泮(安定)；同时可给予硝酸甘油、速效救心丸等含服，若有小氧气瓶或氧气袋，可给予吸氧；如出现脉搏消失、抽搐等情况，应立即按猝死抢救。

现代医学认为，急性心肌梗死病人 90％冠状动脉内有血栓形成，研究证实在急性心肌梗死的早期(6 小时以内)，进行冠状动脉内或静脉内溶栓治疗，可使冠状动脉内的血栓溶解，梗死的冠状动脉再通，心肌梗死面积缩小。溶栓治疗成功的关键是越早越好，一般认为，如心肌梗死已超过 6 小时，则溶栓效果不佳，所以在可能的情况下，家人应尽早请医生，并送医院抢救。需要特别强调的是：这类病人搬运时要持续吸氧，在整个过程中注意，病人自己不要用力，住在楼上的病人，可以用椅子来搬运，以免背病人时压迫胸部影响病人的呼吸。最好叫救护车，若叫不到救护车平板三轮车也行，千万不能叫病人步行或坐公共汽车去医院，以免使心肌梗死的范围扩大或诱发严重的并发症，造成意外。

26. 老年人急性心肌梗死有何特点?

老年人急性心肌梗死呈非典型发作较多。年龄越大，此种倾向越明显。有以下特点：

（1）无痛心肌梗死多见。众所周知，心肌梗死时往往有强烈的、持续的胸痛，但在老年人中，约 40％的急性心肌梗死是无痛的。无痛的原因可能与老年人神经系统减退，对疼痛不敏感有关；亦可为严重并发症所掩盖。

（2）疼痛不典型的多见。心肌梗死时疼痛是胸骨后的压榨性疼痛；但老年患者可仅表现为腹痛、背部痛、咽痛，甚至仅表现为牙痛。

（3）心肌梗死的同时合并脑循环障碍的多见。有统计，约 12％～25％的老年急性心肌梗死同时并发脑血管病，有“心肌梗死后卒中”之称。可能是心肌梗死使心排血量下降，造成脑供血不足所致。

（4）以胃肠道症状为首发症状的不少见。

（5）合并心律失常、心力衰竭、休克的多见。

（6）复发性梗死，即再次心肌梗死的发病率较高。

（7）老年人心肌梗死时，心电图改变可以不典型。

鉴于老年人急性心肌梗死的上述特点，对突然出现脑卒中（脑中风）、心力衰竭、休克或其他部位疼痛的病人，均应高度注意心肌梗死的可能，并慎重加以除外。

27. 什么叫猝死？心源性猝死？原因有哪些？什么叫冠心病猝死？

猝死，是指不是由于外因所引起的，未曾预料到的突然死亡，猝死可以发生在平素看来健康的人，亦可发生于心脏病病人。由于心脏病的原因而发生的猝死往往在起病后 1 小时内死亡。

猝死的原因很多，非心脏病猝死的常见原因有急性坏死性胰腺炎、颅内出血等。心源性猝死原因有冠心病、心肌病、心肌炎、动脉破裂、肺动脉栓塞及梅毒性心脏病、先天性心脏病、电生理异常等。其中以冠心病引起的猝死最为常见，国外统计约占七到九成，国内统计约占六成。冠心病猝死的直接原因是心室纤颤。

心源性猝死的诱因有：①情绪激动，如惊吓、精神创伤等；②过度的体力劳动或突然用力；③饱餐，短时间内吸烟饮酒过多；④电解质紊乱；⑤抗心律失常药服用不当。

冠心病猝死又称缺血性猝死。其确立的依据：一是要有冠心病的证据，急性心肌缺引起心脏致命的心律失常，如室性心动过速、心室纤颤、心脏停搏。二是从症状发生到死亡的时间在1小时之内。即往猝死的时间标准曾有多种，现多数学者主张将1小时定为猝死的时间标准，以体现猝死的突发性、处理的紧迫性和预防的重要性。

28. 冠心病猝死如何预防？

由于冠心病猝死往往没有明显的预兆，因此猝死会给家庭及社会带来巨大的不幸。预防猝死的发生，有着十分重要的意义。

(1)病人，特别是心肌梗死恢复期的病人要注意避免引起猝死的诱因，应避免参加情绪剧烈的活动，如看球赛、赛马等，应戒烟、禁酒、避免过饱饮食及劳累等。

(2)对下述病人应作定期随访，24小时动态心电图检查及心功能检查，以防猝死发生。

①急性心肌梗死后，出现频发或复杂性室性异位搏

动是冠心病猝死独立的影响因素，心功能不良时这种影响更大；

②心肌梗死急性期以后出现室性心动过速、室颤或高度传导阻滞等易引起冠心病猝死；

③心功能明显低下的心衰病人；

④电生理检查可以诱发持久的心动过速者；

⑤伴有长 Q-T 综合征的病人。

(3)预防药物：对下述病人可以预防性地使用抗心律失常药

①有反复阿-斯综合征发作史，并证明是室速或室颤所致者；

②急性心肌梗死伴发严重的心律失常者(室率大于每分钟 230 次的持续单形性室速、室扑或室颤、多形性室速)；

③不稳定心绞痛伴有严重心律失常者。

(4)运动试验中出现严重心律失常者。可用下述药物：

胺碘酮和索他洛尔能预防恶性心律失常，减少冠心病猝死，已为多中心循证医学所证实。

胺碘酮的最大优点是对心脏全面的保护作用，它有抗心绞痛、抗心肌缺血的作用，因此有利于保护缺血的心肌，它可以安全地用于心衰病人，可以改善心脏功能，且致心律失常作用少见。胺碘酮的最大缺点是，在心脏以外脏器的毒性作用及副作用。而索他洛尔无上述毒性作用及副作用，但它有负性变力作用，慎用于心衰病人，且它本身可以引起心律失常发生，其发生率在 2.4%～

4.2%之间，应引起我们的注意。鉴于上述两药的特点，胺碘酮常用于老年人有明显左室功能不全的病人，而索他洛尔用于心功能相对较好的年轻病人。

β-受体阻滞药，有维持心肌电稳定性，提高室颤阈值并有抗血小板作用，故可用于冠心病猝死的预防，长期研究证明，可显著降低心肌梗死后猝死率 32%，可用倍他乐克或第三代β-受体阻滞剂卡维地洛。对合并有心衰的病人使用血管转化酶抑制药(ACET)可以降低其猝死的发生率。

埋藏式自动心脏复律除颤仪(ICD)对室速和室颤诱发的冠心病猝死有效，且显著优于抗心律失常药物。但价格昂贵，影响了其广泛使用。

29. 哪些情况下需做冠状动脉造影检查？

冠状动脉造影是一种有创的检查方法，其目的在于了解冠状动脉的主干及其主要分支的解剖形态，病理改变，血流状态及心脏的功能状态，用于冠心病的诊断、治疗方法的选择以及介入治疗或冠脉旁路手术后再狭窄的评估。

根据美国 ACC/AHA 冠脉造影委员会 1999 年修订的标准，冠脉造影相关的情况分为三级，对于冠心病，以下情况有明确的指征：

(1)对于无症状或稳定性心绞痛，在治疗情况下心绞痛加重或曾发生心脏猝死或持续 30 秒以上的恶性心律失常。

(2)急性冠脉综合征

①不稳定性心绞痛在充分治疗下仍有高度或中度危

险性，或稳定后症状再发，拟急诊介入治疗；

②高危的不稳定性心绞痛急需介入治疗；

③高度或中度不稳定性心绞痛初步治疗稳定后；

④初发低危的不稳定性心绞痛；

⑤可疑变异性心绞痛。

(3)非特异性胸痛：无创性检查显示高危结果。

(4)急性心肌梗死急性期拟直接PTCA。

(5)急性心肌梗死早期有持续性或再发的心肌缺血症状，伴有或不伴有心电图改变。

(6)急性心肌梗死在恢复期出现心肌缺血或轻度体力活动即诱发心肌缺血；并发症治疗之前；持续血流动力学不稳定。

其他情况（Ⅱ、Ⅲ级适应证）需医生根据临床情况进一步评估后决定。同时冠脉造影前尚需对禁忌证做出评估。另外，由于病人及其家属对冠脉介入诊断治疗不了解而犹豫不决以至延误治疗的情况也不少见。

30. 什么叫急性冠脉综合征？

急性冠状动脉综合征是指由于冠状动脉内的粥样斑块破裂，血栓形成引起心肌严重缺血产生不稳定心绞痛、急性心肌梗死及心脏缺血性猝死等疾病组。

引起急性冠脉综合征的原因：一是斑块破裂，二是在此基础上出现的血栓形成。前面我们已经讲过，在动脉粥样硬化形成时，先有胆固醇等脂质在血管壁上沉积，在动脉内膜上呈现凸向内腔的黄色粥样斑块，随后有血管内皮细胞及纤维组织将其覆盖，在粥样斑块表面形成纤维帽，初期斑块表面的纤维帽很薄，随着纤维组织的增

生，纤维帽会变厚、变硬、变结实，此时虽然血管狭窄可能很重，但斑块较稳定，

临床主要表现为劳力型心绞痛。但在斑块形成早期，由于纤维帽薄斑块较“软”这种富含脂质的“软”斑块常常造成中等程度狭窄，所以临床症状可以很轻，往往也不能建立良好的侧支循环；此种软斑块，由纤维帽薄局部有炎症等极易突然破裂，并激活血小板形成血栓，导致冠状动脉某一部分狭窄急性加重甚至完全堵塞出现上述急性冠脉综合征的临床表现。

31. 冠心病病人哪些情况下禁止运动?

冠心病病人在下述情况下禁止运动：

(1)不稳定型心绞痛。

(2)急生心肌梗死的早期。

(3)恶性室性心律失常。

(4)明显的缺血性心力衰竭，伴有心脏增大者。

(5)严重的主动脉或主动脉瓣狭窄。

(6)主动脉夹层动脉瘤。

(7)冠心病伴有高血压，血压在Ⅲ级以上(≥180/110mmHg)且未得到控制者。

32. 冠心病病人工作中应注意什么?

冠心病病人，一般仍可参加工作，但应注意：①不能参加重体力劳动；②不能从事精神紧张，特别是负有生命责任的工作，如司机、飞机驾驶员等；③不能作十分紧张的工作，如赶任务，加班、加点；④工作中应注意休息，如心率超过每分钟 110 次或出现脉律不齐时，应休息。工作中如出现心慌、气短、胸痛应立即停止工作。

33. 冠心病病人常用的药物有哪些？

(1)防治心绞痛的药物：关于抗心绞痛的药物前面已作了叙述，此处仅列出其种类及用法。

①硝酸甘油，有片剂和注射剂。片剂每片0.6mg，舌下含化，1～3分钟奏效，维持约20分钟。在心绞痛发作或有发作先兆时，舌下含化，效果不明显时可隔5分钟重复使用。注射剂，每支5mg，放入5%～10%的葡萄糖液500ml中缓慢静滴。

②硝酸甘油缓释膜粘剂，每贴含硝酸甘油5mg，贴在胸部皮肤，作用持续约12～24小时。

③雾剂，主要用于心绞痛发作及急性左心衰竭，起效较含化片快，疗效可靠，每次揿压射出硝酸甘油0.4mg，药物有效期两年。

④硝酸甘油缓释片，如(礼顿片)每片2.6mg，口服后作用约持续12小时。一般每日服2次，每次1片。

⑤复方硝酸甘油，每片中含硝酸甘油0.5mg，长效硝酸甘油20mg，每次1片，每日3次口服。

⑥异山梨酯(消心痛)，服药后半小时奏效，作用维持约4～6小时；舌下含化或咬碎服，可迅速吸收，2～3分钟奏效，作用维持2小时，故亦可用于缓解心绞痛急症，但主要用于预防心绞痛的发作。每次5～10mg，每日3次。该药偶可引起皮疹；因可使眼内压升高，所以青光眼病人不宜使用。使用该药时不宜饮酒。

⑦消心痛缓释片，作用同消心痛，但因有缓释膜，药物得以缓慢持续地起作用，所以药效可持续12小时。每片含20mg，每次1片。每日2次口服。

⑧单硝酸异山梨醇缓释片/胶囊，每片 40mg 作用持续 8 小时易产生耐药性主张每日上午 8 时至下午 3 时给药或每日 1 次。

长效异乐定 50mg，是 5-单硝分程释放制剂。每片单硝酸异山梨醇 50mg，其中 30％速释，70％缓释，服后 15～20 分钟起效，有效性持续 17 小时，能有效地防治心绞痛。50mg 每日 1 次，晨服。

依姆多，也是 5-单硝酸异山梨醇缓释片，60mg 每日 1 次。

⑨二硝酸异山梨醇针剂(如异舒吉)，5mg/每小时静滴，可以与肝素合用，且因其半衰期长达 30 分钟所以在换用其他药物时，有足够的保护时间。

⑩硝苯地平(心痛定)，它是一种钙离子拮抗药，它能扩张血管，解除血管痉挛，增加冠状动脉的血流量，改善心肌缺血区的血液供应；能扩张全身的动静脉使血压下降，减轻心脏的负荷，使心肌耗氧量下降，从而使心绞痛得到缓解。本药抗心绞痛作用强而快，舌下含服 2～3 分钟奏效，口服 20～30 分钟即可出现治疗作用，作用维持约 3～4 小时。适用于高血压并发心绞痛及变异型心绞痛，对劳力型心绞痛亦有效。每次 10～20mg，每日 3 次口服。本药副作用轻微，偶可引起头晕、头痛及面色潮红者。

⑪硝苯地平缓释片(如，艾克地平)，长效，20mg 每日 1 次。

⑫硝苯地平肠道控释片(如，拜心同)，长效，30～60mg 每日 1 次。

⑬非洛地平缓释片(波依定),长效,5mg 每日 1 次,踝部水肿发生率 21%。

⑭维拉帕米(异搏定),短效、作用快,40～80mg 每日 3 次。

⑮硫氮䓬酮(如,合心爽),也是钙离子拮抗药,为短效,快作用,它能减慢心率,降低心肌张力,从而使心肌耗氧量下降;它又能扩张冠状动脉,防止各种原因诱发的冠状动脉痉挛,故该药不但对劳力型心绞痛有效,而且对变异型心绞痛亦有效。每片 30mg,每次 30～60mg,每日 3～4 次口服。最主要的副作用有头痛、踝部水肿、心动过缓等,但并不常见。

⑯氨氯地平(如,洛活喜),长效,6 小时起作用,5mg 每日 1 次。

⑰心得安,该药通过减慢心率及心肌收缩力使心肌耗氧量减少,从而使心绞痛缓解。每片 10 毫克,一般每次 10mg,每日 3 次口服。它常常与硝酸甘油类药物合用。

注意:该药有引起冠脉痉挛的可能,因此,不能用于变异型心绞痛。有心力衰竭、支气管哮喘、房室传导阻滞、窦性心动过缓及使用胰岛素的糖尿病病人不宜使用。其他副作用尚有性功能减退、失眠、乏力等,但一般不严重。长期服用该药后不能骤然停药,否则会引起反跳,诱发或加重心绞痛。

⑱阿替洛尔(氨酰心安),β-受体阻滞药,作用类似心得安,但对 $β_2$ 受体作用不明显,因此不会引起支气管收缩,适用于伴有支气管哮喘的冠心病心绞痛病人。对于

伴有高血压的心绞痛病人亦有较好的疗效。每片25mg，每次12.5～25mg，每日2次口服。

⑲美替洛尔（倍他乐克、美托洛尔）25～50mg，每日1～2次。

⑳比索洛尔（如，康可），2.5～5mg，每日1～2次。

㉑卡维地洛（如，达利全、洛德），10mg，每日2次，用于合并心力衰竭的心绞痛。

㉒曲美他嗪（如，万爽力），能优化心肌代谢，增加心肌供能20mg，每日3次。

㉓罂粟碱，每支30mg，可用30mg，肌注；亦可用60～90mg加于5%～10%葡萄糖液500ml中滴入。以往曾认为久用罂粟碱也能产生与吗啡相似的成瘾性，故也列入麻醉药品之内。经临床多年实践证明，它对中枢神经系统的作用很小，本身无成瘾性。

㉔丹参，它能扩张冠状动脉，增加冠状动脉的血流量，改善心脏的功能。此外尚有抑制凝血。降低血脂的作用。制剂有：

丹参舒片，2片，口服，每日3次，连服1个月以上。

丹参注射液，每支2ml。肌注，每次2ml，每日2次。亦可8～16ml加在5%的葡萄糖液500ml中静滴，每天1次。个别病人使用后有皮疹。

复方丹参片，每次2～3片，每日3次，口服。

㉕川芎注射液，川芎有扩张冠状动脉、降低血压、减少心肌耗氧，提高心肌对缺氧的耐受力，并有抑制血小板聚集的作用，既可用于心绞痛的治疗，亦可用于心绞痛的预防。每支40mg，80～120mg加于5%～10%的葡萄糖

液 500ml 中静滴，每日 1 次。

㉖中成药，治疗心绞痛的中成药十分丰富，主要有：冠心苏合丸（含苏合香脂和冰片等 13 种中药）、苏心丸（含人参、麝香、冰片、蟾酥、苏合香、牛黄、珍珠、熊胆）、苏冰滴丸、速效救心丸、宽胸丸、活心丹、心宝、环心丹、益心丸等。

除上述 26 种外，抗血小板聚集药，阿司匹林、噻氯匹定（抵克力得），抗凝药肝素，低分子肝素等亦有效。

（2）冠心病病人常用的纠正心功能不全的药物

治疗冠心病病人慢性心功能不全的药大致可以分为：

①利尿药

氢氯噻嗪（双氢克尿塞）：它有较强的利尿作用，对各种原因引起的水肿均有效。对心衰引起的水肿有明显的疗效，且久用无耐药性。用氢氯噻嗪后降低了血容量，减少了心脏的前负荷，增加心脏排出量，间接起到强心作用。

该药口服吸收迅速而完全，服后 1 小时显效，2 小时达到高峰，持续作用时间 12～18 小时。一般每次 25mg，每日 2～3 次口服。

该药易致低血钾，故使用时应适当补钾，或与保钾利尿剂同时使用。

氨苯蝶啶：是保钾利尿剂，故往往与排钾利尿药氢氯噻嗪配合使用。每片 50mg，每次 1～2 片，每日 3 次，7 天为 1 个疗程，饭后服。服药后 2～4 小时显效，6 小时达到高峰，持续 12～16 小时。

严重的不良反应是可以引起高血钾。此外尚可见恶心、呕吐、眩晕等。

②血管紧张素转化酶抑制药(ACEI)

卡托普利(如,开搏通)12.5～25mg,每日2次,空腹服。

赖诺普利(如,捷赐瑞)2.5～5mg,每日1次。

雷米普利1.25mg,每日1次。

苯钠普利(如,洛汀新)5～10mg,每日1次。

依那普利(如,悦宁定)2.5～5mg,每日2次。

西拉普利(如,一平苏)2.5～5mg,每日1次。

福辛普利(如,蒙诺)10mg,每日1次。

③血管紧张素Ⅱ受体1(AT1)拮抗药:AT1拮抗药在治疗冠心病心力衰竭方面,与血管紧张素转化酶抑制药(ACEI)相同,但它不会引起干咳,病人的耐受性也更好。不足点是,其心血管保护作用不如转化酶抑制药,也没有增强胰岛素敏感性方面的作用。

目前国内已有3种该类药品上市:

氯沙坦(洛沙坦)每日50～100mg。

缬沙坦(代文)每日80mg。

伊贝沙坦(安搏维)每日150mg。

④β-受体阻滞药:在慢性心衰,没有水肿的情况下使用。

阿替洛尔(氨酰心安)25mg,每日2次。

美托洛尔(美多心安,倍他乐克)25mg,每日1～2次。

比索洛尔(康可)2.5～10mg,每日1～2次。

卡维地洛(如,络德、达利全)5～10mg,每日2次。

⑤醛固酮拮抗药:螺内酯(安体舒通)20mg,每日3次。

⑥地高辛:地高辛是传统强心药中惟一不增加心衰总病死率的药物,口服吸收率高,作用较迅速,代谢较快,体内蓄积较少。可用以缓解心衰的症状。每片0.25mg,目前一般采用小剂量维持疗法,每次0.125～0.25mg,每日1次或2次。

此药掌握不好容易中毒,故应在医生指导下使用。

(3)冠心病常用抗心律失常药

①利多卡因,50～100mmg(1mg/kg体重)静脉冲击量,然后以1～4mg/分钟静脉滴注维持。

②美西律(慢心律)200～400mmg,每日3次,口服。

③胺碘酮,600mg,每日1次,口服。

④索他洛尔,为β_1、β_2受体阻滞药,20mg口服,每日3次。

⑤卡维地洛,同时阻断β受体及α_1受体,10mg口服,每日2次。

⑥维拉帕米(异搏停)40～80mg口服,每日3～4次。

注:①抗心律失常药普罗帕酮(心律平),美西律(慢心律)抗心肌梗死后或慢性心衰引起的室性早搏,可以使预后恶化,增加猝死率。所以不宜作为急性心肌梗死后常规预防使用。②维拉帕米(异搏停),β-阻滞药用于房颤时,不能预防发作,不能复律,只能减慢心室率。③胺碘酮及β-受体受阻滞药用于心肌梗死后的室性心律失常,可以减少心肌梗死后和心衰病人猝死的发生率,但鉴于其他脏器的毒性作用不常规推荐长期使用。而只用于恶性心律失常。

(4)溶栓及抗凝药

①溶栓药物

尿激酶注射液：天普洛欣（UK），200 万 U 30 分钟内滴注。

链激酶注射液（SK），150 万 U 30 分钟内滴注。

重组组织型纤溶酶原激活药 tPA，首先静注 10mg，第 1 小时 50mg 静滴，以后每小时 20mg 静滴，共计 3 小时。

②抗凝药物

华法林片，每日 2.5～7.5mg。

肝素钠注射液：与抗栓药 SK、UK 同用，不但无益，而且出血风险增加，与 tPA 使用时，因 tPA 半衰期短，仅 4～6 分钟，所以应常规使用。

低分子肝素（速碧林）：0.3～0.6 ml，每 12 小时 1 次，皮下注射。

③抗血小板制剂

阿司匹林：一旦诊断心肌梗死，尽早 300mg 嚼服，以后每日 50～150mg，口服。

抵克利得片（噻氯匹定片）：250 mg，口服，每日 1 次。

（5）调脂药物

①他汀类"降低胆固醇及升高高密度脂蛋白"首选

洛伐他汀：美降脂，20mg，每日 2 次或 40mg 每晚顿服。血脂康，10mg，每日 1 次。

辛伐他汀：舒降脂，20mg，每日 1 次或每晚顿服。

普伐他汀：普拉固（美乐百镇）20mg，每日 40mg 或每晚顿服。

氟伐他汀：来适可，20mg，每日 20～80mg 或每晚一次顿服。

阿托伐他汀：力普妥协，2.5～20mg，每晚顿服。阿乐，10mg，每日 10mg1 次服。

②贝特类："高三酰甘油"首选

非诺贝特(力平脂)：它是安妥明的衍生物，是一种高效新型降脂药物，能同时降低胆固醇及三酰甘油，并兼有使抗动脉硬化的胆固醇，即高密度脂蛋白胆固醇升高的作用并可使血液纤维蛋白质和尿酸浓度降低。本药适用于各型高脂血症，尤以高三酰甘油血症的效果最佳。胶囊剂，每粒 200mg，每日 1 次，每次 1 粒。

苯札贝特(必降脂)：系安妥明的衍生物，也是一种新型降脂药物，它能抑制细胞内胆固醇的合成，增加细胞表面脂蛋白受体的数目，从而加速血液中致动脉粥样硬化脂蛋白，即低密度脂蛋白的清除，降低血中胆固醇含量；同时还能增加脂蛋白脂酶的活性，降低血中低密度脂蛋白及三酰甘油的含量。因此，它对各种类型的高脂血症均有疗效。片剂，每片 200mg，每次 2 片，每日 3 次，饭后口服，有效后适当减量。副作用，偶有胃肠道不适，肝、肾功能不全者及孕妇忌服。

吉非贝齐(如，诺衡)：结构与安妥明相似，能明显降低胆固醇及三酰甘油，且能升高高密度脂蛋白胆固醇的含量，后者有抗动脉粥样硬化的作用。片剂，每次服 0.6g，每日服 2 次。本品副作用轻微，主要为消化道症状，个别人服药期间转氨酶升高，停药后可降至正常。本药可增强华法林的抗凝作用。

③胆酸螯合剂主要降低总胆固醇的药物

消胆胺（胆固酰胺、考来烯胺）：口服后它能与胆酸结合，使胆固醇及胆酸排出增加。因为胆固醇必须溶解在胆酸中才能吸收，所以使胆固醇吸收减少，可以使血胆固醇下降 25%～30%，但对三酰甘油影响不大。本品主要用于治疗高胆固醇血症。本药每包 4g，每日 3 次，每次 4～5g，餐前或睡前服。本药主要缺点是味道难闻，长期服用尚可引起腹胀、腹痛、上腹部不适、便秘等。

降胆宁（考来替泊）：10g，每日 1～2 次。服用 2 个月可降低总胆固醇、低密度胆固醇 25%、40%。

④烟酸

烟酸肌醇酯：口服吸收后水解为烟酸和肌醇，可降低血胆固醇及三酰甘油。此外尚有扩张血管、抗凝血和溶血栓作用。适用于各种轻型高脂血症，对中重度高脂血症疗效较弱。每片 0.2g，每次 1～2 片，每日 3 次，副作用极轻微如皮肤瘙痒等，不常见。

烟酸：能迅速降低血中三酰甘油及极低密度脂蛋白的含量。每片 0.1g，每次 1 片，每日 3 次口服，以后逐渐增至每日 1～3g，饭后服，一般服药 1～4 天后即出现疗效。副作用为皮肤潮红及瘙痒等。

中草药：很多中草药有降脂作用，实验证明有降脂作用的中药有：山楂、何首乌、泽泻、决明子、大黄、灵芝、虎杖、银杏叶、梧桐叶、蒲黄、绿豆、蜂胶、红花、丹参、水飞蓟、冬青子、入地龙、剑麻、大麦须根等。这些中药有的已被制成复方药物，如复山楂片（含山楂、葛根等）、心安胶囊（主要含山楂）、降脂合剂（含何首乌、山楂、草决明）。有些中药已与西药制成合剂或复方，如脉康（含少量安妥明、槐花粉、芹菜籽)，每日 3 次，每次 2～3 片。心脉宁(含安妥明、毛冬青天和多种维生素)，每日 3 次，每次 2～3片。

其他：目前市售降脂药品种繁多，列举如下：糖酐酯 150mg，每日 3 次。胰弹性酶 1～2 丸，每日 3 次。利胆的老药“胆维他”目前有人报道降脂作用可与辛伐他汀媲美。

(徐世全　王晓非)

第六节　心律失常

1. 什么是心律失常?

正常心律起源于窦房结，频率 60～100 次/每分钟(成人)，比较规则。窦房结冲动经正常房室传导系统顺序激动心房和心室，传导时间恒定(成人 0.12～1.20 秒)；冲动经束支及其分支以及浦肯野纤维到达心室肌的传导时间也恒定(≤0.10 秒)。心律失常指心律起源部位、心搏频率与节律以及冲动传导等任一项异常。“心律紊乱”或“心律不齐”等词表示节律的失常，心律失常既包括节律又包括频率的异常。

2. 心律失常的发病和什么有关?

心律失常是一种常见病，有不少病以心律失常的形式为突出表现，但有了心律失常不一定都是心脏病，因一些正常人也可出现心律失常。曾有人对正常人的心脏进行 24 小时的动态心电观察，发现有 70%左右的正常人出现早搏，但均无任何临床症状。常见出现心律失常的主要原因有：①正常心脏：疲劳、喝浓茶、烟酒刺激、情绪激动、睡眠不足等，常可出现心律失常。②器质性心脏病：如患有风湿性心脏病、冠心病、肺心病、高血压性心脏病、先天性心脏病、心肌炎，以及急性感染等。③药物作用：如洋地黄、奎尼丁、锑剂、安眠药中毒等均可引起严重心律失常。④严重电解质与酸碱平衡失调：如严重高血钾、低血钙，可使心肌收缩力减弱，产生室内传导阻滞而导致心脏骤停。严重低血钾可引起室性心律失常而导致心室颤动。严重酸中毒可直接抑制心肌而使收缩无力，并对儿茶酚胺的反应性降低，导致心脏骤停。⑤代谢性疾病：如甲状腺功能亢进可引起心动过速或心房纤维性颤动。

3. 早搏有何临床意义？

一般讲，偶发性早搏或发生多年而无其他体征，亦无明显症状者，多无重要意义，这种情况，多见于健康人，多与情绪激动、疲劳、饱餐、饮酒和吸烟过量等因素有关，不须特殊治疗。早搏发生频繁或呈多源性者，常是病理性的表现。见于高龄、冠心病、风湿病、病毒性心肌炎以及某些药物（如洋地黄、奎尼丁、锑剂等）的影响。急性心肌梗死病人出现室性早搏，可发展成室性心动过速或室颤，应作紧急处理。二尖瓣病变出现房性早搏，易发展成房颤。如出现 RonT 现象，易引起心室颤动，应予注意。另外，早搏合并有其他心脏异常体征或心电图有其他异常变化者，多属病理性。

4. 什么是阵发性心动过速？

阵发性心动过速，是临床上常见的快速心律失常。其临床特点是突然发作，突然停止，每次发作可持续几分钟至几小时，或几天。心率多在每分钟 160～220 次。由于发作时异位节律点起源不同，可分为房性、交界区或室性。前两种有时心电图难以鉴别，同时临床表现和治疗措施也相似，故统称为阵发性室上性心动过速。阵发性室上性心动过速，可见于无器质性心脏病的年轻人，常与情绪激动、过度疲劳、烟酒过量有关。更多见于有器质性心脏病的患者，如风湿性心脏病、冠心病、心肌病、先天性心脏病和甲状腺功能亢进患者。某些药物（如洋地黄）中毒也可引起。妊娠期和预激症候群也常是诱发此病的因素。阵发性室性心动过速见于严重器质性心脏病，如心肌梗死、严重的心肌炎等。某些药物（如洋地黄、奎尼丁、锑剂）中毒也可引起。心脏手术，心导管检查也可导致。

5. 阵发性心动过速病人的临床表现与体征有哪些?

大多数阵发性心动过速患者在发作时出现心慌、头晕、心前区压迫感或疼痛，也可能感到恶心、呕吐、尿频，严重者甚至晕厥。

（1）体征：在发作时多呈面色苍白、神态紧张，听诊心率快而律规则或比较规则。室上性心率一般为 160～220 次/每分钟，室性在 140～180 次/每分钟。室上性者，第一心音增强且强度固定不变，脉搏细小，心脏原有杂音可能减轻或消失。交界性者，由于房室几乎同时收缩，颈静脉可能出现有规律的“大炮波”，用刺激迷走神经方法，可能使发作突然停止。室性者，第一心音可能增强，也可能时强时弱，这与心房、心室收缩时间（即 P-R 的间距）有关。若颈静脉有间歇性的“大炮波”（提示房室分离），是阵发性室速的重要体征之一，应用兴奋迷走神经方法，心率不能减慢。

(2)心电图表现：①阵发性室上性心动过速：a. 3个或3个以上连续而迅速的QRS波群出现，节律匀齐，QRS波时间、形态多正常。b. 每个QRS波之前或之后均有P波或均无P波。c. 频率多在160～220次/每分钟。②阵发性室性心动过速：a. 连续出现3个或3个以上畸形的QRS波，QRS≥0.12秒。b. 心室率在100次/分钟以上，节律可稍有不匀齐。c. QRS波与P波无固定关系，P率慢于心室率。d. 发作中可出现心室夺获或室性融合波。

6. 什么是预激综合征?

预激综合征是一种常见的心律失常，它是由于在心房心室之间除了存在正常传导途径之外，又存在着一种附加的特殊传导途径，当窦房结发出的冲动通过此途径迅速到达心室时，使一部分心肌提前激动——预激，如若在此处形成折返而引起心动过速，就引起一系列症状，即所谓预激综合征。有预激心电图表现的人，60%～71%无明显器质性心脏病。在伴发的器质性心脏病中，以先天性心脏病居多，也可伴发于冠心病、风湿性心肌炎、心肌病及甲状腺功能亢进等。大多数病人有反复发作室上性心动过速的历史，除有器质性疾病者外，体格检查一般无阳性发现。在B型预激综合征者，由于左心室激动较晚于右心室，某些病例可听到第二心音分裂。

7. 如何治疗预激综合征?

绝大多数病人预后良好，完全无自觉症状者，无须特殊治疗。但反复发作心动过速者：①忌用洋地黄，因它可减慢房室结内正常传导，而促使旁道传导；②发作时应用胺碘酮 300mg 静脉注射；③发作时可进行食管调搏，当脉冲刺激落在“中止窗口”夺获心房后，可使心动过速终止；④电复律：用 100～150 焦耳(J)的功率，大部分可立即见效；⑤采用射频消融术，多可终生治愈，目前已作为首选方法。

8. 什么是扑动与颤动？

一般扑动与颤动时，心房与心室异位节律点的频率较阵发性心动过速为快。颤动的频率最快，扑动介于颤动与阵发性心动过速之间。当扑动与颤动时，在心房或心室内经常有一部分心肌正在进行着除极与复极，因此，在整个心动周期内，心房或心室都存在着局部电位的变化，心电图上表现为持续性波动而无等电位线。根据发生的部位不同将扑动与颤动分为房性与室性。在临床上，房颤远比房扑多见，绝大多数发生于有器质性心脏病的患者(如风湿性心脏病、冠心病、高血压性心脏病等)。发作表现可时发时愈，又可持续不停，甚至达数月、数年。它对血流动力学的影响，主要是因为心房无规律的收缩而心室率又极不规则，严重影响心室充盈，使心输出量减少。另外，房颤发生后，可使心房内血栓形成，血栓脱落后可引起动脉栓塞形成严重并发症。至于室扑与室颤，则是心室内产生快速而不规则的自发性异位激动、心室肌呈蠕动样收缩，无力排出血液，对循环的影响等于心室停顿，这是一种最严重的心律失常，多在病人临终前发生。

9. 心律失常都需要治疗吗？

心律失常是一种很常见的现象。随着年龄的增长，发生心律失常的机会更多。那么，发生心律失常是否都需要治疗呢？心脏的功能是通过收缩和舒张来推动全身的血液循环，而心律失常往往会使血液循环受到影响。有很多心律失常对血液循环的影响是相当小的。因为人的心脏“跳动”并不像钟表或其他机械那样死板，它常常会随着身体需要，调整“跳动”的强度和速率。比如，一次早搏发生时，心脏当时的血液搏出量会减少些，但在经过一个代偿期后，紧接在早搏后的一次心脏搏动即较为有力，把早搏时少搏出的血液马上补足。一般说，每分钟只有几次早搏的人，其心脏血液的排出量仍是正常的。正常人在清醒安静状态下心率为60～100次/分钟，低于此叫心动过缓，高于此叫心动过速。但实际上当心率不低于每分钟40次或不高于每分钟140次时，心脏的排血量没有什么明显的改变。因此，这样的心律失常通常都不是必须要治疗的。心律失常是否需要治疗，还得看自觉症状的轻重。有的人每次早搏都有不适感，出现心前区上冲、下沉或扭动的感觉。有的人心率稍慢一些就感到头晕，有的人心率稍快一些就觉得心慌。对这些人，用一点药使症状减轻些当然也有好处。但是，不少抗心律失常的药都有毒性作用或副作用。所以在决定是否用药、用什么药、用多大剂量时，应该全面地权衡利弊，从得和失两方面考虑。首先应考虑在药物以外想办法调整。比如尽量保持生活规律、避免劳累和情绪波动、戒烟、戒酒等。一般只有当早搏次数超过每分钟5次，自觉症状又较重，经上述调整后仍无好转时，才需要在医生指导下用药治疗。对于过缓性心律失常（即每分钟心率低于40

次),如窦房结病变或各种传导阻滞,如果是属于新出现的或时有时无的,说明有好转的可能,应抓紧时间找医生治疗。如已成定局,心率又特别缓慢,有长时间的间歇,引起明显头晕或昏厥等症状,则宜安装心脏起搏器。心率每分钟在50次以上,无明显症状的,可再观察一段时间,暂时不做治疗。可见,心律失常者是否需要治疗,应由医生进行全面分析,区别对待。患者切忌自作主张,随便买药服用。

10. 抗心律失常的治疗措施是什么?

心律失常的治疗应包括发作时治疗与预防发作。除病因治疗外,尚可分为药物治疗和非药物治疗两个方面。病因治疗包括纠正心脏病理改变、调整异常病理生理功能(如冠脉动脉狭窄、心功能不全、自主神经张力改变等)以及去除导致心律失常发作的其他诱因(如电解质失调、药物不良反应等)。药物治疗缓慢心律失常一般选用增强心肌自律性和(或)加速传导的药物,如拟交感神经药(异丙肾上腺素等)、迷走神经抑制药物(阿托品)。治疗快速心律失常则选用减慢传导和延长不应期的药物,如迷走神经兴奋剂(新斯的明、洋地黄制剂)、拟交感神经药间接兴奋迷走神经(甲氧明、苯福林)或抗心律失常药物。目前临床应用的抗心律失常药物很多种,常按药物对心肌细胞动作电位的作用来分类。Ⅰ类药抑制0相除极,曾被称为膜抑制剂,按抑制程度强弱及对不应期和传导速度的不同影响,再分为Ⅰa、Ⅰb和Ⅰc亚类,分别以奎尼丁、利多卡因和心律平作为代表性药物。Ⅱ类为肾上腺素能β受体阻滞剂;Ⅲ类延长动作电位时限和不应期,以胺碘酮为代表性药物；Ⅳ类为钙内流阻滞剂，以维拉帕米为代表性药物。抗心律失常药物治疗不破坏致心律失常的病理组织，仅使病变区内心肌细胞电生理性能如传导速度和(或)不应期长短有所改变，长期服用均有不同程度的不良反应，严重的可引起室性心律失常或心脏传导阻滞而致命。因而临床应用时宜严格掌握适应证，并熟悉几种常用抗心律失常药物的作用，包括半衰期、吸收、分解、排泄、活性代谢产物、剂量和副作用。非药物治疗包括机械方法兴奋迷走神经，心脏起搏器，电复律，电除颤，电消融，射频消融和冷冻或激光消融以及手术治疗。反射性兴奋迷走神经的方法有压迫眼球、按摩颈动脉窦、捏鼻用力呼气和摒住气等。心脏起搏器多用于治疗缓慢心律失常，以低能量电流按预定频率有规律地刺激心房或心室，维持心脏活动；亦用于治疗折返性快速心律失常和心室颤动，通过程序控制的单个或连续快速电刺激中止折返形成。直流电复律和电除颤分别用于终止异位性快速心律失常发作和心室颤动，用高压直流电短暂经胸壁作用或直接作用于心脏，使正常和异常起搏点同时除极，恢复窦房结的最高起搏点。为了保证安全，利用患者心电图上的R波触发放电，避免易惹期除极发生心室颤动的可能，称为同步直流电复律，适用于心房扑动、心房颤动、室性和室上性心动过速的转复。治疗心室扑动和心室颤动时则用非同步直流电除颤。电除颤和电复律疗效迅速、可靠而安全，是快速终止上述快速心律失常的主要治疗方法，但并无预防发作的作用。

（高铁山）

第七节 卒中(中风)

1. 什么是卒中(中风)?

卒中是以全国自然科学名词审定委员会公布的对中风一词使用的规范词,而中风是一个中医疾病名称,是人们对急性脑血管疾病的统称和俗称。急性脑血管病是指包括短暂性脑缺血发作、脑血栓形成、脑栓塞、脑出血和蛛网膜下腔出血等疾病在内的一类疾病,它们共同的特点是:①起病急骤,立即出现脑功能障碍:如突然出现偏侧肢体无力、偏身麻木、言语不利及口眼歪斜,严重时甚至突然昏倒及不省人事等;②病因均为脑血管系统的病理性改变。由于这类疾病起病急骤,来势凶猛,病情变化迅速,像自然界的风一样"善行数变"、"变化莫测",古人认为它和风相似,因此就把这类疾病称为"中风"。

卒中具有发病率高、病死率高、致残率高及复发率高的特点。发病率高:世界卫生组织(WHO)主持的中国脑血管病流行病学调查显示,中国男性的年发病率为170/10万人,女性为130/10万人;按我国13亿人口计算,我国每年约有200万人患卒中。病死率高:卒中是目前导致人类死亡的三大疾病之一(另两类是恶性肿瘤和冠心病),在我国各地卒中位居各种死因的第1位或第2位;据推算我国每年死于卒中者约100万人以上,病死率约为45%。致残率高:患卒中经抢救存活者中,只有10%~20%的病人可达到基本痊愈,约3/4病人丧失劳动能力,2/3病人生活不能完全自理,16%需长期卧床或住院治疗。复发率高:患卒中经抢救存活者中,在5年内有20%～47.7%的复发率。卒中上述特点决定了卒中严重地威胁着人类的身体健康，给社会和家庭带来沉重的经济负担，给个人带来极大的痛苦(图2-4)。

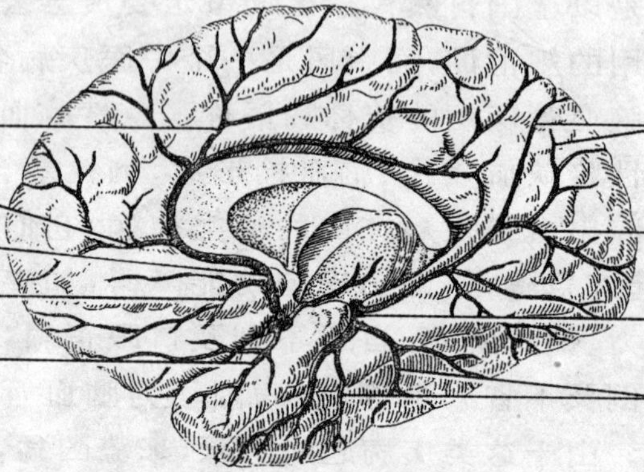

图2-4　大脑半球内侧面的动脉分布

(1)短暂性脑缺血发作和脑梗死：短暂性脑缺血发作，也称一过性脑缺血发作或小中风，脑梗死旧称脑梗塞，它包括脑血栓形成(俗称脑血栓)和脑栓塞。短暂性脑缺血发作和脑梗死的临床症状相似，均为急性起病，出现局灶性脑功能障碍；所不同的是：患脑梗死时，症状持续超过24小时仍不能完全缓解，而短暂性脑缺血发作其症状于24小时内完全缓解。脑血栓形成与脑栓塞的临床表现相似，所不同的是导致脑血管阻塞的机制不同：脑血栓是指脑血管本身管壁增厚，管腔狭窄，管壁内膜粗糙不平，血小板黏附聚集，血栓形成，阻塞脑血管；脑栓塞是指随血液中的异物，如血凝块、动脉粥样硬化斑脱落的碎斑块、脂肪组织及气泡等，随血液流动，堵塞脑血管。脑梗死是神经内科的急症，应像对待心肌梗死一样来对待脑梗死，争分夺秒地尽早将病人送至有条件进行溶栓治疗的医院。

（2）脑出血：也称脑溢血，是指脑实质内的血管破裂，血液溢出。脑出血与脑梗死在临床症状上有许多相似之处，因此，仅仅根据临床症状来区分脑出血和脑梗死有时会很困难。由于脑出血和脑梗死的治疗有着本质的区别，误诊误治将产生严重的不良后果，因此，必须将脑出血和脑梗死鉴别开来。由于颅脑 CT 检查是确诊或排除脑出血的重要手段，因此，为了将脑出血和脑梗死鉴别开来，颅脑 CT 检查是一项必须要进行的检查。

（3）蛛网膜下腔出血：是指脑表面和脑底部的血管破裂，血液进入蛛网膜下腔。其主要临床表现为：突然出现剧烈头痛、呕吐、颈项强直，可有烦躁不安、胡言乱语、抽搐及昏迷，多无肢体无力等局灶性脑功能障碍。颅脑 CT 检查和腰穿取脑脊液化验是确诊蛛网膜下腔出血的重要手段。蛛网膜下腔出血极易复发且病死率高，再次出血多在第 1 次出血后 1 个月内，再次出血者病情多较严重，病死率可高达 40％。

2. 卒中(中风)的病因和危险因素是什么?

卒中的病因众多复杂，大多数卒中是全身性血管疾病和血液系统疾病在脑部的表现，只有一小部分卒中是脑血管本身的局部病损。

（1）卒中的病因：①动脉硬化：是动脉的一种非炎症性、退行性和增生性的病变，导致管壁增厚变硬，失去弹性和管腔缩小，甚至完全闭塞，或易于破裂。与卒中关系密切的有：动脉粥样硬化和高血压性细小动脉硬化。②动脉栓塞：来自心脏和大动脉或其他器官的栓子，随血流进入颅内而阻塞脑的血液循环。③动脉炎：包括感染性如风湿、结核等动脉炎，非感染性的结缔组织病性脉管炎、巨细胞动脉炎等。④发育异常：如先天性颅内动脉瘤、脑动静脉畸形等。⑤心脏病：除心瓣膜病变易发生心源性栓子外，心律失常、心肌梗死亦可影响脑血液循环，导致卒中。⑥血液病和血液流变学异常：如白血病、严重贫血、红细胞增多症、血凝状态改变、血黏度异常。⑦代谢病：如糖尿病、高脂血症可促进或造成动脉硬化等血管损害。⑧其他：血管损伤、药物反应及肿瘤等。

（2）缺血性卒中的危险因素：卒中的危险因素：流行病学调查研究发现，一些因素与卒中的发生密切相关，这些因素被称为卒中的致病因素，也称卒中的危险因素。

在已确定的危险因素中，可干预的危险因素有：高血压、心脏病（心房纤颤、感染性心内膜炎、二尖瓣狭窄、急性心肌梗死）、吸烟、镰状细胞性贫血、短暂性脑缺血发作、无症状性颈动脉狭窄；有可能干预的危险因素有：糖尿病、高同型半胱氨酸血症、左心室肥大；不能干预的危险因素：年龄、性别、遗传/家族因素、种族/民族、地理位置。

在尚未完全确定的危险因素中，有可能干预的危险因素：高胆固醇和高血脂、心脏病（心肌病、间隔运动异常、非细菌性心内膜炎、二尖瓣环状钙化、二尖瓣脱垂、瓣膜丝、主动脉狭窄、卵圆孔未闭、房间隔膨出）、口服避孕药、饮酒、吸毒、缺乏锻炼、肥胖、血细胞容积增高、饮食因素、高胰岛素血症和胰岛素抵抗、急性应激、偏头痛、高凝状态和炎症（纤维蛋白形成和纤维蛋白溶解、纤维蛋白原、抗心磷脂抗体、遗传和获得性原因）、亚临床病（颈动脉内膜至中层增厚、主动脉夹层动脉瘤、社会经济特点）；不能干预的危险因素：季节和气候。

在上述危险因素中，高血压、糖尿病、高胆固醇和高血脂、心脏病、短暂性脑缺血发作、无症状性颈动脉狭窄、血细胞容积增高、高凝状态、吸烟、饮酒、吸毒、肥胖、口服避孕药等均被认为是缺血性卒中的重要危险因素。

（3）出血性卒中的危险因素：出血性卒中与缺血性卒中有许多共同的危险因素，如：年龄、性别、种族、季节、高血压、卒中史、吸烟、酗酒、吸毒、口服避孕药等；但也有一些与缺血性卒中不同的危险因素，如：抗凝治疗、溶栓治疗、淀粉样血管病、低胆固醇血症等。治疗高血压和戒烟是目前两项最有效的干预脑出血和蛛网膜下腔出血的措施。

3. 如何预防卒中？

由于卒中一旦发生，缺乏极有效的治疗，有较高的病死率和致残率，因此，卒中重在预防。具体的预防措施有：

（1）认真学习健康知识，充分认识卒中的危险因素，在日常生活中自觉地去除卒中的危险因素，如戒除吸烟、酗酒等不良习惯，避免高糖、高脂饮食，注意劳逸结合，避免肥胖，避免情绪激动等。

（2）定期体检，及时发现卒中的危险因素：35 岁以上人群应进行定期体检，如测血压，查血常规、尿常规、血糖、血脂及血液流变学；行眼底检查、心电图、脑血流图、超声多普勒、甲皱微循环等检查。了解血压、血糖、血脂、心脏病、短暂性脑缺血发作、体质指数（kg/m^2）等情况。

（3）如具有一种或多种危险因素，应进行干预治疗：积极治疗可能引起卒中的疾病，如动脉硬化、高血压、糖尿病、心脏病、高脂血症和肥胖病等；及时地系统地治疗短暂性脑缺血发作；长期服用能有效预防卒中的药物：如为预防缺血性卒中可服用抗血小板药物、抗凝剂、血管紧张素转换酶抑制药、降血压和降血脂药物等，尤其是：长期口服小剂量阿司匹林抗血小板，对于预防缺血性卒中具有极为重要的作用；重视卒中发生的先兆征象，如头晕、头痛、肢体麻木、头部昏沉、性格反常等，并积极采取措施进行治疗；消除卒中的诱发因素，如注意保持心情舒适，切忌激动、暴怒，防治便秘、避免过劳、突然用力、负重、脱水等；另外还应注意改善饮食结构，保持清淡饮食，多食蔬菜水果，勿过饱，戒烟戒酒，注意进行适当的体力活动，多从事力所能及的劳动和锻炼，保持适当的体质指数等。

卒中的预防是一个涉及全社会的系统工程，它要求社会、家庭、个人与医护人员一道，共同努力，广泛宣传卒中预防的重要性，使人们能彻底摈弃重治轻防的观念，高度重视卒中的预防，坚决落实卒中的预防措施。只有这样，卒中才能得到有效的预防。

4. 怎样早期发现卒中？

卒中的预后与卒中能否得到及时的治疗有密切的关

系，例如：对于短暂性脑缺血发作患者及时进行抗凝治疗，可以有效地防止短暂性脑缺血发作发展成为脑梗死；对于脑梗死患者及时进行溶栓治疗，可以促使病情明显好转；对于脑出血和蛛网膜下腔出血患者及时进行降低颅内压或手术治疗，可以挽救生命，减少残疾。因此，早期发现卒中，及时治疗卒中，对于改善卒中的预后有重大的意义，那么怎样才能早期发现卒中呢？

首先，要定期体检，及时发现卒中的危险因素，并进行卒中预测，以提高对卒中发生的警觉性。卒中虽然是突然发生、迅速发展的，但卒中的病理特点决定了卒中发病之前是有一个病理演变过程的，因此在卒中发病之前会出现一些临床征象，而这些临床征象可提示卒中发生的危险性。体检的主要内容包括：①血压；②血糖；③血脂；④血液流变学：可了解血液黏稠度、血小板聚集性和血液凝固状态等情况；⑤心电图、超声心动图：可了解心脏疾病的情况；⑥脑血流图、多普勒超声：可了解脑动脉硬化程度，了解颅外的颈总动脉、颈内动脉和椎动脉的颅外段以及颅底动脉环各主要动脉的血流情况，是否有狭窄或阻塞；⑦眼底检查：可了解视网膜的血管情况，以推测脑血管的硬化程度；⑧甲皱微循环检查：了解外周血管的硬化程度及微循环状态。运用上述体检结果，利用电脑软件进行分析，可对卒中作出预测，以提高人们对卒中的警觉性。

其次，充分认识并高度重视卒中的先兆征象。卒中的先兆征象是指卒中发病前数分钟、数小时或数日内出现的先兆症状。据统计，约有70％的卒中病人发病前出现先兆症状，但在很多情况下，病人对卒中先兆信号发出的卒中警报，予以忽略，未能引起重视，从而延误治疗。卒中的先兆征象多种多样，常见的有以下几种：①头晕；②头痛；③肢体、面部、口唇或舌部麻木；④肢体活动欠灵活；⑤吐字欠清晰；⑥视物不清；⑦不明原因的跌倒或晕倒；⑧精神改变或嗜睡；⑨恶心、呕吐、呃逆或耳鸣；⑩鼻出血。上述临床征象并无特异性，即也可由其他疾病引起，并不一定就表示一定将发生卒中，因此，当出现上述临床征象是应到医院诊治，千万不要粗心大意，以免延误治疗。

最后，充分认识并高度重视卒中的临床症状。根据卒中的特点，对于突然出现的单肢无力、偏身无力、站立行走不稳、偏身麻木、言语不利或不能、单眼黑矇、复视、口眼歪斜、眩晕、吞咽困难、饮水呛咳等局灶性脑功能障碍，以及突然出现的剧烈头痛、呕吐、颈项强直，均应高度重视。这些临床症状虽然与卒中的先兆征象有时具有相同之处，但它们在症状的突发性、症状的持续时间和严重程度等方面均有明显的不同，这些症状具有极高的特异性，强烈提示卒中的发生。因此，当患者出现上述临床症状时，应立即到医院就诊，以免造成严重的不良后果。

5. 如何治疗卒中？

由于卒中发病后的不同阶段，临床特点不同，对医疗护理的要求也有所不同，故把卒中分为急性期、恢复期和后遗症期。急性期一般是指自发病至发病后 2 周末这一时期；恢复期是指急性期过后的 1～6 个月；后遗症期是指发病半年以后。卒中的不同时期治疗的重点有所不同。

(1)缺血性卒中急性期的治疗

①溶栓治疗:运用血栓溶解剂使血栓溶解,使闭塞血管再通,而恢复局部脑血流,挽救缺血区域内尚未死亡的神经组织,最大限度地减少致残率和病死率。美国国家神经病与卒中研究院的 r-tPA 卒中研究组对 624 例发病 3 小时以内的急性缺血性卒中病人运用 r-tPA 溶栓治疗,结果:3 个月无残疾率为 31%,显著高于未进行溶栓者的 20%。我国运用尿激酶溶栓治疗急性缺血性卒中病人1 027例,结果:发病 6 小时以内进行溶栓治疗也取得满意的临床疗效。但是,溶栓治疗有个重要的前提条件是:病人发病后必须立即赶到医院,如超过 6 小时还不能进行溶栓治疗,则失去了进行溶栓治疗的机会。就目前的情况来看,真正最终实施溶栓治疗的病人只占急性缺血性卒中病人中的很小一部分。据欧洲奥地利卒中单元的调查结果,急性缺血性卒中有 4.1% 的得到溶栓治疗,美国的报告是 1.7%~3.5%;亚洲日本、新加坡、中国香港等地是 0.5%;据报道 75%~95%以上的急性缺血性卒中病人未能进行溶栓治疗,而造成这种情况的主要原因则是:病人未能及时赶到医院。因此,能否早期发现缺血性卒中并及时赶到医院进行溶栓治疗,已成为影响病人预后的一个重要因素。

②抗凝及抗血板治疗:抗凝及抗血小板治疗的目的是防止因血栓的再发和延长而造成的病情加重。对于短暂性脑缺血发作和进展性卒中来说,抗凝及抗血小板治疗是一个非常重要的治疗手段。普通肝素、低分子肝素

和华法林是临床常用的抗凝剂;阿司匹林、潘生丁、抵克利得等药物是临床常用的抗血小板药物。

③改善脑循环:扩张血容量和扩张脑血管,可改善缺血区域脑组织的血液供应,挽救濒死的神经细胞,缩小缺血范围,促进神经功能的恢复。常用的药物有:右旋糖酐-40(低分子右旋糖酐)、羟乙基淀粉(706代血浆)、复方丹参、川芎嗪、曲克芦丁(维脑路通)、三七、葛根、灯盏花素、倍他司汀(盐酸培他啶)、盐酸氟桂利嗪、尼莫地平、烟酸、己酮可可碱、二氢麦角碱等。

④改善脑代谢:吡拉西坦(脑复康)、吡硫醇(脑复新)、都可喜、胞磷胆碱、爱维治、脑活素等药物可改善脑代谢,促进脑功能恢复。

⑤防治脑水肿:甘露醇、呋塞米(速尿)、甘油果糖、地塞米松等可减轻神经组织水肿,降低颅内压。

⑥其他:除了上述药物治疗外,急性期仍应注意防止肺部感染、泌尿系感染、褥疮、上消化道出血、下肢静脉血栓等并发症,应注意营养支持,保持水电酸碱平衡,应注意加强护理,加强肢体功能锻炼及言语训练,积极进行康复治疗等。

(2)出血性卒中急性期的治疗

①控制高血压:应及时应用降血压药物以控制过高的血压,使血压逐渐恢复至发病前的水平,这对于防止继续出血具有重要作用。在应用降血压药物的同时,应注意去除各种可使血压升高的因素,如:情绪激动、排便不畅、咳嗽等,使血压保持稳定。

②脱水降颅压:出血及其继发的脑水肿,可使颅内压

明显升高，可引起脑疝而危及生命，因此，降低颅内压是治疗出血性卒中极为重要的一环。

③止血：对于脑出血，一般不使用止血药物；而对于蛛网膜下腔出血，则常规使用止血药物。常用的止血药物有：氨甲苯酸（止血芳酸）、氨甲环酸（止血环酸）、氨基已酸等。

④其他：对于出血性卒中往往还需要考虑外科手术治疗及神经介入治疗。

（3）卒中恢复期的治疗：这一时期的治疗需注意合理用药，切忌用药过多过乱，以免产生许多副作用；治疗的重点应放在康复治疗上，放在心理护理和生活护理上。

（4）卒中后遗症期的治疗：这一时期的治疗主要是积极治疗基础疾病，防止卒中的复发，加强功能锻炼，促进功能恢复。

（管兴志）

第八节　糖　尿　病

1. 什么是糖尿病？

提及糖尿病，您也许会望文生义地将其理解为：尿糖阳性就是糖尿病了。现代医学科学告诉我们，糖尿病是由不同病因与发病机制引起人体内胰岛素分泌缺陷和（或）胰岛素作用缺陷，糖、脂肪和蛋白质代谢障碍，以高血糖为特征的一组代谢性疾病群。20 世纪 80 年代，我们国家的糖尿病发病率仅有 0.86%，20 年以后糖尿病发病率上升为 3.4%。城市居民更容易患糖尿病。2 型糖尿病占了所有糖尿病病人的 90%以上。有些青少年也过早地得了本属于中年人的2型糖尿病。

2. 糖尿病的病因和危险因素是什么?

2型糖尿病的病因有许多学说,认为与现代社会的食物摄入过量,肥胖,体力活动少,生活压力大,高龄有关。传统认为,糖尿病病人表现为多食,多尿,多饮及体重减轻。其实,有许多病人没有感觉,甚至红光满面,身体福态,给人以健康的样子,许多病人是因为高血压,心脏病,视力下降等发现糖尿病的。还有不少的病人通过体检发现糖尿病。所以,对于40岁以上,肥胖,有高血压,高血脂者,父母有糖尿病的人,分娩过4公斤以上巨大胎儿的女士应该定期检查血糖。有些病人空腹血糖正常,餐后血糖不正常,所以有条件的时候应该检查餐后血糖。

3. 糖尿病的危害是什么?

如果糖尿病病人得不到系统规律的治疗,严重的高血糖状态会引起多种糖尿病急性并发症,如糖尿病酮症酸中毒、高渗性非酮症性综合征、糖尿病乳酸酸中毒等。治疗不当,还可发生低血糖,它们都是内科急症,若不能及时进行正确的诊断和治疗,都会造成不可逆的严重病变,甚者致死。

持续高血糖得不到良好的控制,会引起糖尿病慢性并发症,如糖尿病视网膜病变、糖尿病肾脏病变、糖尿病神经病变、动脉粥样硬化、糖尿病足等,最终导致失明、肾功能衰竭、糖尿病胃轻瘫、尿潴留、心肌梗死、脑卒中、截肢等致残致死的严重后果。

另外,糖尿病病人常常因为血糖含量高,机体免疫力降低，很容易出现各系统的感染及其他合并症。如泌尿系感染、疖痈、糖尿病性大疱病、肺结核等等。糖尿病常促使冠心病，脑血管病的发生、发展，从而缩短人的寿命。

4. 如何诊断糖尿病？

目前临床应用的是美国糖尿病协会于1997年提出的新的诊断标准。有糖尿病症状（口干、多饮、多尿、体重减轻等），餐后2小时或者一天内任意血糖≥11.1mmol/L（200mg/dl）；或空腹血糖值≥7.0mmol/L（126mg/dl）者，无须做糖耐量试验即可诊断。有糖尿病症状，但血糖值尚未达到上述标准者，做OGTT实验（口服葡萄糖实验）。做法是先抽空腹血糖，然后喝下含有75克葡萄糖的温水，再分别于喝糖水后1小时，2小时，3小时抽血糖。在试验过程中不能吃任何食物。为了了解胰岛功能，可以同时检查胰岛素。空腹血糖指在体检前一天晚间，吃了晚饭后不再吃任何食物，如水果，零食，宵夜等。清水，茶水不包括在内。检查当天早晨不吃任何食物，包括牛奶，含糖饮料，冷饮等。早8：00抽血。餐后2小时血糖指进餐第一口食物起计算，2小时的血糖。进餐的食物不限制，但是最好有100g主食。

如果有人空腹血糖超过13mmol/L。或餐后血糖超过18mmol/L，就应该马上到医院就诊。

5. 糖尿病病人如何进行饮食治疗？

在糖尿病的综合治疗中，饮食治疗是最基本的措施。饮食治疗的目的是降低餐后高血糖、减轻胰岛负荷、纠正代谢紊乱、改善整体的健康水平、有利于减肥、有利于防治并发症。

(1)制定膳食的原则:合理控制总热量,热能摄入量以达到或维持理想体重为宜。理想体重可用简单的公式算得:身高(cm)－105＝标准体重(kg)。标准体重±10%为理想体重,超过20%为肥胖,低于20%为消瘦。糖尿病患者的每日供给量应结合患者的体形、体力活动、病情等进行计算。

(2)均衡膳食,选择多样化、营养合理的食物。要求照顾到不同年龄、性别、生理状态及各种特殊情况。每日均衡摄入谷薯类,蔬菜水果类,肉、乳、蛋、豆类,油脂类共4大类食品。应做到主食粗细搭配,副食荤素搭配。

(3)限制脂肪摄入量,适量选择优质蛋白质。要求蛋白质占总热能的12%～20%,其中至少1/3来自动物类优质蛋白和大豆蛋白。

(4)主食类食物富含淀粉多糖、膳食纤维、维生素和矿物质,糖类的供给量应占总热能的50%～60%。食物的选择提倡粗细搭配。简单地说,体形正常,轻工作的人,每天主食250～300g(5～6两)。肥胖的人不超过250g(5两)。消瘦的人适当增加。蔬菜以绿叶蔬菜为宜,不排除少量土豆,胡萝卜。菌类食物,木耳等适量选择。肉食每天不超过150g(3两)以鸡,鱼,虾,兔肉等为上乘。少吃荤油,少吃油炸食品,少吃麦当劳快餐。无机盐、维生素、膳食纤维要保证合理充足。

(5)餐次安排要合理。为了减轻胰岛负担,糖尿病病人一日至少保证三餐。通常按早餐1/5,午、晚餐各2/5的主食量分配。在活动量稳定的情况下,要求定时定量。切忌饥一顿、饱一顿,也不能随意加餐。

糖尿病的药物治疗颇为复杂，可以参考有关书籍。

（王玉珍　李家兰）

第九节　睡眠呼吸暂停综合征

1. 什么是打鼾？

打鼾是由于呼吸过程中气流高速通过上呼吸道的狭窄部位时，使气道周围的软组织振动而引起。呼吸暂停时气道则完全阻塞，因而有人认为睡觉打鼾是阻塞型睡眠呼吸暂停综合征的初期阶段，二者属于同一疾病的不同时期，经过数年后将发展成阻塞型睡眠呼吸暂停综合征。研究还发现，打鼾出现的年龄越早，可能发展为睡眠呼吸暂停综合征的年龄越早且病情也较重。

2. 什么是上气道阻力综合征？

上气道综合征是近年来才提出的又一睡眠呼吸率紊乱性疾患，它是由于睡眠诱发上气道阻力异常增加，而引起一系列临床病理生理改变的综合征。有人认为它属于阻塞型睡眠呼吸暂停综合征病理变化的早期阶段，患者的呼吸功能尚能代偿，因而不出现呼吸暂停及明显的血氧饱和度降低。主要表现为：睡眠过程中呼吸时胸腔内的负压增加，脑电图记录发现反复出现的觉醒波，持续数秒到十几秒，病人睡眠质量下降，白天困倦、瞌睡。研究资料表明，本征多见于中青年，性别差异不大，与打鼾关系密切，几乎所有的上气道阻力综合征病人均有睡眠打鼾史，但并非所有的打鼾者都患有上气道阻力综合征。吸烟、肥胖、饮酒及咽喉气道的狭窄均可加重或促成上气道阻力综合征的发生。

3. 什么是睡眠呼吸暂停综合征?

睡眠呼吸暂停综合征是指在晚间7小时睡眠中,反复发作呼吸暂停30次以上或每小时睡眠中的睡眠呼吸暂停和低通气次数超过5次以上。

睡眠呼吸暂停综合征的临床表现多种多样,但大多数患者的表现具有以下共同特点:①响亮而不均匀的打鼾声;②睡眠过程中出现呼吸停止现象;③睡眠时异常动作;④白天嗜睡,看电视、开会、坐车、听课时不可抑制的睡眠;⑤白天疲乏无力,头脑昏昏沉沉;⑥肥胖;⑦晨起口干,头痛、头晕;⑧记忆力减退,反应迟钝,学习成绩下降,个性改变;⑨男性性功能减退;⑩夜间遗尿。

4. 打鼾及睡眠呼吸暂停综合征对健康的影响如何?

据统计老年人中52%的人有打鼾史,就在这众多打鼾者当中,有相当一部分人的打鼾,是睡眠呼吸暂停综合征的临床表现之一,或者有可能发展为这一疾病。

睡眠呼吸暂停综合征有些人可能未听说过,或了解不深刻,其实,我们日常生活中的许多问题都与这个疾病有关,但通常人们并不知晓。例如许多人整日困倦乏力,工作效率或学习成绩下降,其原因之一就可能是睡眠呼吸暂停综合征造成的夜间睡眠不好,曾有许多报道司机在开车时打瞌睡造成交通事故,肇事后在医院做睡眠监测发现,均患有严重的睡眠呼吸暂停综合征。

睡眠时频发的呼吸暂停还是高血压、肺心病、夜间心律失常或心绞痛的病因之一。还有一些病征也与睡眠呼吸暂停综合征有关,如细胞增多症,认知障碍及心理障碍等。可以说睡眠呼吸暂停综合征对病人的个人生活、家庭生活和社会生产都有着很大影响。

随着经济技术的发展，人类的生活方式已有了很大的变化，医学模式也从生物医学向社会医学模式转变。与此同时，睡眠医学也有了较大发展，20 世纪 70 年代中期以后，生理记录仪的发明促进了人们对睡眠呼吸暂停综合征的认识，揭示了打鼾与呼吸暂停之间存在着密切联系。认识到睡眠打鼾不仅是阻塞型睡眠呼吸暂停综合征的主要标志，可以影响患者的呼吸功能，而且与高血压及心脑血管疾病的发生密切相关，打鼾不再被当作是一种正常的生理现象，越来越多深受困扰的病人也逐渐认识了打鼾的危害。

有研究表明，中老年人中习惯性打鼾者较非打鼾者高血压患病率增高 2 倍。又有研究认为，老年人听力下降也与长期打鼾有关。还有调查发现，打鼾及呼吸暂停的司机车祸的发生率比其他人要高 5 倍。

相对于单纯性鼾征，阻塞型睡眠呼吸暂停综合征对健康和睡眠的影响更为突出。几乎每个阻塞型睡眠呼吸暂停综合征的患者都有睡眠打鼾史。国内曾报道 100 例阻塞型睡眠呼吸暂停综合征病人中，100％都有睡眠时习惯性打鼾史，而几乎每 5 个打鼾的患者中即有 1 个符合阻塞型睡眠呼吸暂停综合征的诊断，可见打鼾与阻塞型睡眠呼吸暂停综合征之间存在密切联系。典型的阻塞型睡眠呼吸暂停综合征病人的病史：先是劳累或酒后睡眠时偶尔打鼾，侧卧位即减轻；以后逐渐发展到几乎每夜睡觉时都鼾声如雷，受体位变化的影响不大；再往后发展，鼾声出现高低不均，伴有间歇，表明已经出现睡眠呼吸暂停；数年后，病性逐渐发展到整个睡眠过程中皆有呼吸暂停发生。出现白天嗜睡、记忆力下降等典型症状，严重者出现高血压、呼吸衰竭、心律失常、心脏增大、心力衰竭、脑血管疾病等并发症，甚至于睡眠时发生猝死。

5. 睡眠呼吸暂停综合征如何诊断？

临床诊断：由于睡眠呼吸暂停综合征的发病率较高，对有高危因素的病人应注意评估病人的睡眠情况，避免漏诊和误诊。睡眠呼吸暂停综合征的临床表现无特异性，症状复杂多样，多以嗜睡、乏力、注意力下降，抑郁等症状出现；体检时发现病人向心性肥胖，咽喉部组织增生，扁桃体肥大也是阻塞型睡眠呼吸暂停发生的预测指标。高血压与睡眠呼吸暂停综合征的关系最为密切，其相关程度高于肥胖、男性和高龄等危险因素。总之，目前尚缺乏阻塞型睡眠呼吸暂停的准确预测指标，根据多种临床特征综合的主观印象诊断睡眠呼吸暂停综合征的准确率大约在50%～60%之间。因此，对临床高度怀疑睡眠呼吸暂停综合征者应进一步检查和评估。

影像学检查：目前为止，对阻塞型睡眠呼吸暂停患者的影像学检查仍处于研究探索阶段，并正在制定对阻塞型睡眠呼吸暂停患者进行影像学检查的临床适应证。鼻咽侧位X线片、CT及MRI、鼻咽镜等检查，有助于了解上气道的结构，为选择外科手术提供了依据。

血氧监测仪：由于SaO_2在睡眠呼吸暂停综合征显示有特征性改变。SaO_2配合监测呼吸气流等指标的初筛监测仪，也已广泛推广临床应用，大大降低了检查成本，方便了基层医疗单位的临床应用。

但目前认为，单纯监测血氧饱和度来确定睡眠呼吸紊乱的敏感性和特异性均较差。多项监测发现呼吸运动、气流、心电、血氧饱和度、有或无脑电监测可提高诊断的准确性，但其诊断睡眠呼吸暂停综合征的敏感和特异性尚有待于进一步评价。

心电图：有人根据睡眠呼吸暂停综合征病人睡眠期间的心电图变化对其进行诊断的，与现行的诊断方法比较，费用低，监测项目少，对病人造成的不适也较轻。检出发生呼吸暂停病人的结果非常可靠，其诊断准确率可达90％。

多导睡眠仪（PSG）检查：PSG目前被认为是诊断睡眠呼吸暂停综合征的金标准，且传统的有纸记录已逐渐被计算机自动分析系统所取代。

6. 睡眠呼吸暂停综合征的分型及治疗有哪些？

（1）阻塞型睡眠呼吸暂停：病人睡眠时，上呼吸道常被下垂的软腭、悬雍垂或后坠的舌根等软组织堵塞而出现呼吸暂停，但此时脑内的呼吸中枢仍不断发出呼吸冲动，以兴奋呼吸肌，故胸腹部的呼吸运动仍然存在。肉眼观察就可见患者的胸腹部上下起伏，活动剧烈，而且随着呼吸暂停时间的延长，血液中氧气含量不断减少，二氧化碳含量不断升高。胸腹部的呼吸运动逐渐加强，当血中的二氧化碳上升，氧气下降到一定程度，对呼吸中枢的刺激增加到一定的强度，病人发生短暂觉醒，上气道开放，气流随之恢复。

从鼻部到咽喉部任何解剖结构的异常都可在睡眠时造成上呼吸道阻塞，但并不是所有的阻塞型睡眠呼吸暂停综合征病人，都可以在临床检查时发现上气道解剖结构的异常，许多中枢呼吸驱动功能差或咽喉气道周围的软组织塌陷性增加的人，睡眠时也易呼吸道堵塞。除少部分病人可通过单纯的外科手术切除引起气道狭窄的软组织而去除睡眠呼吸暂停，大多数病人需要应用持续气道正压通气治疗，才能取得良好的治疗效果。

(2)中枢型睡眠呼吸暂停：中枢型睡眠呼吸暂停的病因多在中枢神经系统，与中枢呼吸驱动功能的受损有关。病人的呼吸中枢对外周传入的各种信号如低氧、高二氧化碳刺激、胸壁或肺部传入冲动的感受能力下降，不能及时有效地发放冲动来兴奋呼吸肌的活动，造成上呼吸虽通畅，但呼吸运动消失，气体自然就不能被吸入或排出肺脏。

本型常发生于中枢神经系统病变及神经肌肉疾病的病人，如小儿麻痹后遗症、脊髓侧索硬化、脑梗死等。中枢型睡眠呼吸暂停综合征病人可表现为失眠易醒，有些重度病人入睡困难。与阻塞型睡眠呼吸暂停综合征病人主要以嗜睡为临床表现不同，就诊时常诉失眠，极易误诊为神经官能症，服用安眠药病情也不见好转，反而会加重。

中枢型睡眠呼吸暂停也会造成反复缺氧及睡眠紊乱，长期不治疗，后果与阻塞型睡眠呼吸暂停无差别。治疗方面，手术对中枢型睡眠呼吸暂停病人的治疗效果差，多数病人对呼吸兴奋性药物的反应尚可，无创性机械通气的治疗效果较为肯定。

(3)混合型睡眠呼吸暂停：指在一次呼吸暂停过程

中，开始时出现中枢型呼吸暂停，继之同时出现阻塞型呼吸暂停。实际上，各型睡眠呼吸暂停都可能有、不同程度的中枢神经系统功能障碍，因此临床上常分为以阻塞为主型或中枢为主型。混合型睡眠呼吸暂停发生一般先出现中枢型呼吸暂停，数秒、数十秒后才出现阻塞型睡眠吸暂停。这是因为，当上一次呼吸暂停结束的时候，病人常常要呼吸数次，机体中的二氧化碳大量呼出，血二氧化碳降至较低，对呼吸中枢的刺激效应减弱，呼吸冲动不足以引起有效的呼吸运动，而出现中枢型呼吸暂停；随着呼吸暂停时间的延长，血中二氧化碳浓度逐渐上升，血氧逐渐降低，呼吸中枢受到刺激，呼吸运动恢复，但由于这时上气道尚未开放，故只有胸腹运动而无呼吸气流，表现为阻塞型呼吸暂停。

3种类型的呼吸暂停常在一个病人身上共存，但以一种类型为主，提示三者的区分并不绝对严格的。

治疗：①机械通气治疗；②减肥、对症治疗及手术治疗。

7. 老年人睡眠呼吸暂停综合征的特点及如何诊治？

（1）老年人的睡眠呼吸暂停综合征的特点：老年人的睡眠呼吸暂停综合征以失眠为主要表现的较多，易误服安眠药治疗而加重病情。老年人的睡眠呼吸暂停对健康危害更大，因为老年人多合并全身性疾病，呼吸暂停引起的缺氧可以导致高血压、心肌缺血、心律失常，加重肺病引起的缺氧，容易发生夜间死亡。老年人智力有所减退，本身就爱忘事，严重时，可患老年痴呆症，所以容易将睡眠呼吸暂停综合征引起的一些神经、精神症状。长期睡眠呼吸暂停导致的明显缺氧、睡眠紊乱在老年人的智力、记忆力减退中起了一定作用。

进一步的调查发现，打鼾及睡眠呼吸暂停在老年人中十分常见，几乎一半的老年人在睡眠时出现呼吸紊乱，它们对老年人健康的危害不可低估。可惜的是，无论是病人自己，还是家属或医生，都很少将老年人的高血压、心律失常、脑血管意外、睡眠不好等与夜间睡眠时发生的呼吸紊乱联系在一起，对老人的睡眠与疾病的关系在认识上很不清楚，甚至存在许多错误的看法。

(2)老年人的睡眠呼吸暂停综合征的诊断：由于老年人上述特点，因此睡眠呼吸暂停综合征的诊断标准应与中年人的有所差别，但目前尚无统一的老年人的诊断标准。

(3)老年人的睡眠呼吸暂停综合征的治疗：老年人因对手术耐受差，且常伴有重要器官如心、肺、脑功能障碍，治疗时常以机械通气为主，治疗方法无特别要求。

（吴　玮）

第十节　甲状腺疾病

1. 认识甲状腺

甲状腺位于颈前下方软组织内，呈“H”状，成人甲状腺只有20～40g，平时看不见，摸不到。尽管如此，它却是人体最大的内分泌腺体（图2-5）。

甲状腺是人体血供最丰富的器官，每分钟每克组织血流量达到4～6ml，比脑、肾供血还多，大约是肾血流量的3倍。甲状腺功能亢进时通过甲状腺的血流量可增加

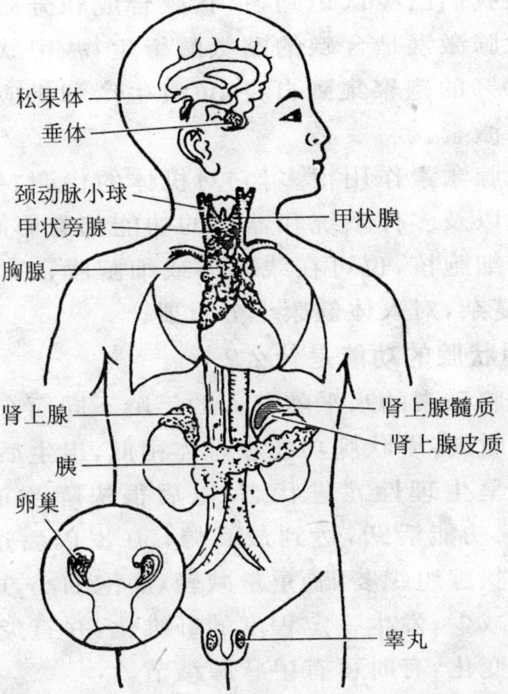

图 2-5　内分泌腺分布概况

100 倍。甲状腺在人体胚胎形成的第 3 周开始发育，到胚胎第 14 周就已经发育完成。

虽然对甲状腺疾病的文字记载可以追溯到2 300多年前，但是，由于人类受科学技术发展的限制，研究手段的匮乏，直到 20 世纪 40 年代以后，放射性核素技术、免疫学技术和分子生物学技术发展起来，对甲状腺的生理、生化和临床医学的研究才得以突飞猛进的发展。

现在我们已经认识到，甲状腺合成和分泌甲状腺激素。甲状腺激素是含碘的酪氨酸衍生物，甲状腺将全身80%～90%的碘聚集到自身，负责生产和供应身体所需的甲状腺激素。

甲状腺激素作用很多，它对机体的代谢、生长发育、组织分化以及多种系统和器官的功能都有影响，其作用部位可在细胞核，也可在线粒体或细胞膜，总之，作用广泛，机制复杂，对人体健康十分重要。

2. 甲状腺的功能是什么？

甲状腺激素的水平随着人的年龄不同而有很大的差异。胎儿时期，甲状腺功能较母体稍低，出生后几天内甲状腺功能呈生理性亢进状态，以后很快降至正常，青春期，甲状腺功能活跃，达到最高峰，50 岁以后逐渐降低。老年人甲状腺组织萎缩，重量减轻，滤泡缩小，血管狭窄，细胞成分减少，发生一定程度的纤维化，并有炎细胞浸润及形态学变化，有时可有甲状腺结节。

(1)甲状腺素的作用主要有以下几个方面

①首先影响代谢状态：

产热效应，甲状腺素使很多组织，特别是心脏、肝脏、肾脏和肌肉组织耗氧率增加，产热增多。甲状腺功能亢进的时候，人会产热增多，喜凉怕热；甲状腺功能低下的时候，病人产热减少，好暖恶寒。

②影响糖、脂肪、蛋白质、维生素及水、电解质代谢：正常水平的甲状腺素促进糖的吸收、糖原的合成，过量的甲状腺素则导致肝糖原分解，胰岛素的作用减低，血糖升高。同样，对于蛋白质正常水平的甲状腺素促蛋白质合

成，过量的甲状腺素则导致蛋白质分解。而对于脂肪来说，甲状腺素只是促进脂肪分解，甲状腺素水平越高，脂肪分解越严重，甲状腺素水平越低，脂肪分解越少。过量的甲状腺素还能促进尿钾排出，导致血钾降低，甲亢的病人可以出现周期性麻痹。

(2)对生长发育的影响：甲状腺激素促进人体的生长、发育与成熟。对神经系统及骨骼的生长发育尤为重要。

(3)对主要器官及系统的作用：甲状腺素对维持正常的神经系统、心脏功能、消化功能等是必不可少的。甲亢时，病人烦躁、失眠、易激动；心跳加快、血压升高；善饥、腹泻等。甲状腺功能低下时则相反，病人木纳、反应迟钝，心率缓慢、血压偏低；纳差、大便干燥等。

3. 什么是弥漫性甲状腺肿伴甲状腺功能亢进？

弥漫性甲状腺肿伴甲状腺功能亢进是甲状腺功能亢进(以下简称甲亢)中最为常见的一种，占绝对病人的88%。也称为Grave′s病。任何年龄均可患病，高峰在20～40岁，女性多于男性，男∶女＝1∶5。

发病的主要原因目前认为与自身免疫功能异常有关，因此，被称为自身免疫性疾病。许多研究证实，Grave’s病存在者体液免疫与细胞免疫的异常，它们在Grave’s病发病的机制上起着独立或协同的作用。抑制性T淋巴细胞功能缺陷是病人甲状腺自身抗体形成的主要原因，而甲状腺刺激性抗体则是导致疾病绝对发生的直接原因。另外，这种病有明显的家族聚集倾向，它的发病与遗传关系密切。大约62%的病人发病有精神刺激因素，有人认为精神刺激通过对中枢神经系统的作用，影响免疫功能，导致Grave's病的发生。

（1）临床表现

Graves病一般起病缓慢，难于确定发病日期，少数患者可在强烈的精神刺激、劳累、感染、外伤、妊娠等诱因之后急性发病。患者病情轻重差别较大，临床表现存在多种变化。典型者具有①高代谢症候群：患者主诉怕热、多汗、皮肤温暖、湿润，部分患者出现低热；②甲状腺肿大；③甲亢性突眼及胫骨前黏液性水肿。轻症女性患者常仅有高代谢群，很像神经官能症。有的患者以心律失常、恶病质、肌病、突眼等为主要临床表现。一般女性患者甲状腺肿大较明显，心悸、情绪不稳定症状较常见。男性患者甲状腺肿大轻，多食易饥、消瘦、乏力症状明显。甲状腺肿大为弥漫性，甲状腺表面光滑、质软、无触痛，随吞吐而上下移动。有少数患者，特别是老年患者，可出现精神神经抑郁症状，如表情淡漠，反应迟钝，无欲、少言，动作减少，即所谓淡漠型甲亢。部分甲亢伴重症肌无力患者，可出现延髓肌和呼吸肌麻痹，表现为发音、吞咽困难和呼吸困难。

（2）实验室检查

①血清甲状腺激素的测定：血清甲状腺激素的测定能直接或间接反映血液中甲状腺激素的浓度，对甲亢的诊断意义较大。测定方法较多，甲亢时均呈高值。但总T_3（TT_3）型甲亢，总（TT_4）不增高；T_4型甲亢TT_3值正常。目前临床上常用的方法有TT_3、TT_4、游离T_3（FT_3）、游离T_4（FT_4）的测定。TT_3、TT_4结果受甲状腺

结合球蛋白(TBG)的影响，FT_4虽可避免TBG的影响，但方法较复杂，且不能直接反映FT_4的浓度。FT_4、FT_3能直接反映游离甲状激素的浓度，但价格昂贵，实验条件较高，不适用于基层单位。

②TSH测定：TSH的测定对甲亢诊断有较大帮助，甲亢时TSH下降，垂体性甲亢及药物性甲状腺功能低下时TSH升高。

甲亢患者摄^{131}碘率增高，3小时大于25%，24小时大于45%，摄^{131}碘高峰前移，3小时和24小时摄^{131}碘率之比大于0.8。此检查诊断符合率较高，但受含碘食物、药物等影响，且孕妇不能使用。

③甲状腺免疫学检查：Graves患者甲状腺球蛋白抗体(TGAb)、甲状腺微粒体抗体(TMAb)、TSH受体抗体(TRAb)、长效甲状腺刺激物(LATS)、长效甲状腺刺激物-保护物(LATS-P)均可阳性，但不能作为甲亢诊断指标；而对反映Graves病免疫缓解程度，特别是TRAb、LATS、LATS-P对判断Graves病能否停药有一定指导意义。

(3)治疗：

甲状腺功能亢进的治疗有3种常用的方法，国内最为常用的是口服药物治疗。口服的抗甲状腺药物常用的有丙基硫氧嘧啶、他巴唑。开始治疗可用丙基硫氧嘧啶300～400mg/日，或他巴唑30～40mg/日，分3或4次服用，2～4周起效，4～12周病情可被控制，当体重增加，甲状腺素恢复正常，药量可逐渐减少，每次减少丙基硫氧嘧啶50～100mg，他巴唑5～10mg，监测甲状腺功能，根据甲状腺功能逐渐减药，直至维持量：丙基硫氧嘧啶 50～100mg/日，或他巴唑 5～10mg/日，疗程 1 年半到 2 年。服药治疗常见的副作用是白细胞减少和肝功损害。因此，要严密监测肝功和血象，一般在服药 1 周要检查，以后每月检查 1 次。

(4)核素治疗：放射性^{131}碘能释放 β 射线，破坏甲状腺组织，从而减少甲状腺激素的分泌，达到治疗甲状腺功能亢进的目的，有效率超过 90%。此法经济简便，疗效显著，复发率低，副作用少，在美国作为首选的治疗方案，在我国医疗条件较好的地方，也越来越多地开展。它的副作用是可能导致终生甲状腺功能低下。

(5)手术治疗：通过切除大部分的甲状腺组织，使甲状腺激素的分泌减少，从而达到治疗目的。甲状腺次全切除术，疗效快，效果佳，早期治愈率达到 90%以上，只要充分做好术前准备，手术操作细致，其并发症较少，病死率较低，是目前临床上较常用的方法。但手术可能出现并发症，包括甲状腺功能低下、喉返神经损伤、甲状旁腺功能低下等。

4. 什么是甲状腺肿瘤和结节性甲状腺腺肿？

甲状腺结节的性质有时难于确定，即使病理活检，对甲状腺腺瘤与结节性增生，良性肿瘤与恶性肿瘤也不易明确辨认。因此，甲状腺肿瘤发病率不易精确统计。一般甲状腺肿流行地区的甲状腺肿瘤发病比非流行地区高。女性发病率高于男性，男女之比约 1∶4。据上海普查，甲状腺肿块的发病率高达 4.8%，尸检资料显示，临床正常甲状腺中 5%含有单个或多个结节，约 12%为甲状腺瘤。手术证明单个结节者80%为良性肿瘤，20%为恶性肿瘤，而多发结节的恶性肿瘤发病率小于10%。儿童甲状腺结节中，恶性肿瘤的发病率高，约占50%。

（1）临床表现：甲状腺腺瘤一般较小，生长缓慢，缺乏临床症状。因此往往无意中被自己或他人发现颈前肿物而就诊。本病多发20～40岁之间，女性多见。多为孤立性结节，可合并甲状腺肿。结节呈圆形或椭圆形，表面光滑，质地较周围正常甲状腺组织略为坚韧，无压痛，边界清楚，与皮肤无粘连，可随吞咽上下移动，肿块直径在3cm以内。巨大者少见，较大腺瘤可压迫气管和食管，出现呼吸困难和吞咽困难，但一般和这些器官无粘连。偶然腺瘤可突然出血，肿块迅速增大，伴肿痛和压痛。有的肿块可逐渐吸收而缩小或消失，但多数缓慢增大。少数腺瘤可发展为功能性自主性甲状腺腺瘤，引起甲状腺功能亢进。

（2）实验室检查

①甲状腺功能检查：包括TT_3、TT_4、TSH等。甲状腺腺瘤患者甲状腺功能正常。功能性自主性甲状腺腺瘤TT_3、TT_4增高，TSH下降。②甲状腺放射性核素显像：多为“温结节”，也可为“冷结节”，一般良性肿瘤为“温结节”，恶性肿瘤的吸碘率下降，常表现为“冷结节”。因此，结节摄碘功能对提示肿瘤性质有较大的帮助。③甲状腺超声检查：甲状腺腺瘤为低、高或等回声的实质肿块，和周围组织有明显界限，有时腺瘤内见囊性变或钙化。而甲状腺恶性肿瘤边界不清，内部呈实性衰减暗区。因此，超声检查对甲状腺肿瘤性质的判断有一定的价值。④甲

状腺穿刺活检：穿刺细胞学检查结节性质的判断有一定的帮助，但穿刺所获组织较少，不能代表整个结节的全貌，容易漏诊，且对恶性肿瘤穿刺，可能导致肿瘤扩散，故临床上不常用。当高度怀疑肿块为恶性肿瘤时，则主张采用开放性活检，快速病理检查属恶性者，即可行甲状腺癌根治术。⑤X 线检查：巨大肿瘤可见气管受压移位，部分见瘤体内钙化。甲状腺淋巴造影，可见边缘规则的充盈缺损，周围淋巴结显影。

(3)治疗：单发结节发展缓慢，临床上怀疑癌变或放射性核素显像为"温结节"者，均无法排除甲状腺癌的可能性，且单发性结节切除后病理活检证实约 5%～20%为甲状腺癌，分化较好的癌早期手术治疗，80%以上预后良好，寿限可和正常人相同。目前甲状腺腺瘤的手术方式主张行患叶甲状腺全切除，可减少复发率。

(刘彦君)

第十一节　胃和十二指肠溃疡及胃炎

【消化性溃疡】

1. 消化性溃疡常见症状是什么，如何诊断？

消化性溃疡：消化性溃疡是一种常见的慢性胃肠道疾病，简称溃疡病。是胃、十二指肠及胃大部切除行胃-肠吻合后的空肠所发生的溃疡，最常发生于胃和十二指肠壶腹部，称为胃溃疡、十二指肠溃疡。消化性溃疡常见症状：最主要症状为节律性上腹部疼痛。胃溃疡为进食后疼痛，饥饿后稍缓解。十二指肠壶腹部溃疡为饥饿时疼痛或夜间痛，进食后缓解。其他症状还有上腹部饱胀、嗳气、反酸、烧心、恶心、呕吐及食欲减退等。消化性溃疡的诊断：胃镜检查可以确诊，并且可以行 HP 检查及出血等并发症的治疗。因此，如有溃疡的表现，应及时行胃镜检查。另外，还可以行钡餐透视检查、粪潜血试验及胃酸测定等检查，但都不如胃镜检查快速、准确、意义大。

诊断消化性溃疡，需要与其他有上腹部疼痛症状的疾病相鉴别，主要包括：慢性胃炎、非溃疡性消化不良、慢性胆囊炎、胆石症及胃癌等。

2. 消化性溃疡的四大并发症是什么？

消化性溃疡有四大并发症：消化性溃疡本身是一种常见病，而且常较轻，但是如不及时治疗可能会发生严重并发症，甚至危及生命。四大并发症是：上消化道大出血、胃肠穿孔、幽门梗阻及癌变。

【慢性胃炎】

1. 慢性胃炎的分类及发病因素有哪些？

(1)慢性胃炎分类：目前临床上多采用悉尼胃炎分类系统对慢性胃炎进行分类。但是，又习惯上将慢性胃炎分为慢性浅表性胃炎和慢性萎缩性胃炎两类。特别是广大病对这一分类也比较熟悉，因此目前还常采用这种分类法。正常消化系统如图 2-6 所示。

(2)慢性胃炎的发病因素

①物理因素：如放射性损伤等。②化学因素：酒精、药物、胃酸及胃蛋白酶作用、胆汁及胰液的损伤。③生物因素：即细菌及病毒感染。主要是幽门螺杆菌(HP)。目前认为 HP 是导致胃炎、消化性溃疡的主要因素。并且与胃癌的发生有一定关系，因此要及时发现、根治 HP 感

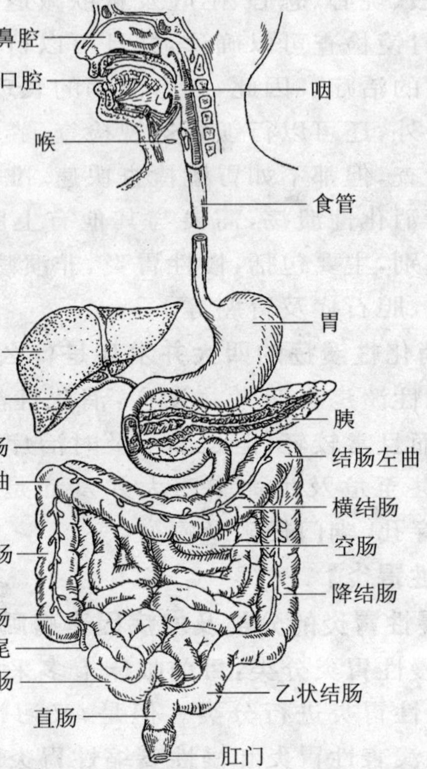

图 2-6 消化系统

染。④遗传因素：胃炎的发生、HP 感染与遗传有一定关系。具体机制有待进一步研究。⑤心理因素：精神紧张或情绪波动易患慢性胃炎或消化性溃疡。⑥饮食：刺激性食物，如烟酒、浓茶、浓咖啡或某些药物可能与胃炎及消化性溃疡发病有一定关系。

2. 慢性胃炎预后怎样?

(1)浅表性胃炎经治疗能痊愈。

(2)少数浅表性胃炎可能转化为萎缩性胃炎。

(3)慢性萎缩性胃炎大多难以恢复。

(4)萎缩性胃炎所伴发的肠化和轻、中度不典型增生经治疗可改善,有的可以逆转。

(5)重度不典型增生认为是癌前病变,应密切观察、治疗。

【胃病与幽门螺杆菌感染】

1. 什么是幽门螺杆菌?

幽门螺杆菌:幽门螺杆菌,英文缩写 HP(Helicobacter pylori,HP)。是 1982 年由澳大利亚人从胃黏膜分离出的一种形态为螺旋样的细菌,从而根据其形态命名为幽门螺杆菌(HP)。

2. 慢性胃炎,胃和十二指肠溃疡为什么要查幽门螺杆菌?

HP 是慢性胃炎、十二指肠溃疡和消化不良(FD)的主要致病因素;HP 与胃溃疡密切相关;HP 还与胃癌关系密切。因此,当疑有上述疾病时要查 HP,HP 与增生性息肉、淋巴瘤的发生有关。另外,HP 感染还与多种疾病有相关性:它与冠心病、高血压、咽炎、牙龈炎、血小板减少性紫癜及儿童发育迟缓有关。

3. HP 的传播途径是什么?

HP 的传染性:HP 的惟一传染源是人类。传播途径有两个:一是口-口途径;二是粪-口途径。母亲易传播给子女、年长儿易传播给幼小儿童、家庭成员间易于相互传播、频繁聚餐者易于相互传播；家蝇可以成为粪-口传播的媒介；人群对 HP 普遍易感染；感染者对 HP 缺乏有效而持久的免疫力。

4. 怎样检测 HP 感染？

最常用的检测方法有 4 种，①分离培养法：准确，但不敏感；②病理切片法：准确，但亦不敏感，且复杂而花费高；③快速尿素酶法：胃镜下取适组织检测，快速、经济，但准确性、敏感性稍低；④^{14}C/^{13}C-呼气试验：准确、敏感，但^{14}C-呼气试验存在放射性，^{13}C-呼气试验价格稍高。另外，还有 15N-尿胺排泄试验、血清抗体检测、粪便抗原检测及 HP 基因片段 PCR 法检测等，均有明显缺陷，目前临床应用较少。

5. 如何诊断 HP 感染？

HP 感染的临床诊断：HP 形态学检查（分离培养、切片病理染色）或尿素酶依赖性试验（快速尿素酶试验、^{14}C/^{13}C-呼气试验）任何一项阳性者，则可诊断为 HP 感染。目前 306 医院所有检查均已开展，但以快速尿素酶依赖性试验、^{13}C-呼气试验最为方便、准确，开展也最为普遍，而且最适用于健康体检。

6. 发生了 HP 感染怎么办？

HP 感染怎么办：HP 感染应进行杀灭治疗，特别是 HP 感染同时患有胃炎、溃疡、息肉、肿瘤或心脑血管疾病者更应积极进行根除 HP 治疗。一般采用二联、三联或四联治疗。将下列 4 类药物进行适当组合，可以形成二联、三联或四联治疗方案：

(1)对革兰阴性或阳性菌有杀灭作用的抗生素,如阿莫西林、克拉霉素、阿奇霉素、庆大霉素、四环素或呋喃唑酮之一。

(2)对厌氧菌有效的药物,如甲硝唑或替硝唑之一。

(3)枸橼酸铋盐制剂,如胶体果胶铋,丽珠得乐及胃疡灵口服液之一。

(4)抑制胃酸制剂,如 H_2受体拮抗剂、西咪替丁、雷尼替丁、法莫替丁,质子泵抑制剂如奥美拉唑、兰索拉唑等之一。

(屈昌民)

第十二节　肝脏与胆囊疾病

为了帮助我们对肝、胆疾病有更多的了解,首先,让我们认识一下正常的肝脏与胆囊的解剖,见图 2-7。

【肝血管瘤】

1. 肝血管瘤的临床特点是什么?

肝脏海绵状血管瘤是一种较为常见的肝脏良性肿瘤,即为平常所说的肝血管瘤。近年来由于 B 超检查的广泛应用,肝血管瘤越发常见。其病因被认为属肝内胚胎性血管错构芽肿瘤样增生而形成,病变组织质地柔软,切面呈蜂窝状,内充满血液,可压缩,状如海绵。

根据肝血管瘤瘤体的大小而将其分为三级:①瘤体最大直径小于 4cm;②瘤体直径 5～10cm;③瘤体直径大于 10cm。目前临床上多见为体检发现的无任何临床症状的小血管瘤。

本病多见于女性,可发生于任何年龄,以 30～50 岁

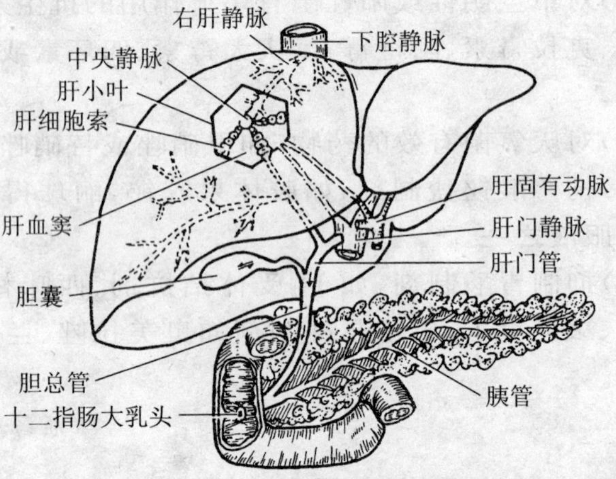

图 2-7　肝的血液循环及胆道模式图

多见。单发或多发，右叶多见。肿瘤大小不一，小者在显微镜下才能确诊，大者重达十余公斤。

总体来说，本病发展缓慢，但也有快速增长的肝血管瘤。肿瘤小时可毫无症状，多因 B 超体检发现。当肿瘤逐渐增大后，主要表现为肝脏肿大或压迫胃肠等邻近器官引起的上腹胀满不适和疼痛等。如肿瘤破裂则出现急腹症及失血性休克等表现。也有在肝内形成动静脉瘘，以至回心血量剧增，引起充血性心力衰竭者。本病不癌变。

2. 肝血管瘤要不要治疗？如何治疗？

现有的检查手段（包括 B 超、CT、MRI）诊断肝血管瘤并不难，但也有个别病例表现与肝癌十分相似。肝血管瘤既属良性肿瘤，又不癌变，那到底要不要治疗呢？目前比较一致的观点认为，对体检发现的无任何临床症状的小血管瘤每3～6个月定期B超复查；以下两种情况均应进行治疗：①瘤体直径大于5cm；②不论瘤体大小，通过观察有明显增大趋势者。

肝血管瘤的传统疗法是手术切除。其他尚包括血管瘤捆扎术、肝动脉结扎术、肝动脉栓塞术以及辅加放疗等。近期有学者报道，应用无水酒精瘤内注射、微波固化、电化学法等治疗该症，疗效尚不肯定。

笔者将新兴的肝癌射频热损疗法用于治疗肝血管瘤，即在局麻下通过B超引导将10电极射频针经皮穿刺入瘤体，通过射频输出使靶区产生高温，海绵状血管瘤组织被原位热损灭活，形成凝固性坏死区，从而达到治疗目的。应用该法治疗肝血管瘤具有微创、有效、简捷、安全、实用等特点，有望成为治疗肝血管瘤的一种理想选择方法。

【肝囊肿】

1. 肝囊肿的临床特点是什么？

肝囊肿有多种类型，通常所称为单纯性肝囊肿，多为先天性，可单发或多发。多发者又称多囊肝，常合并多囊肾。肝囊肿一般无症状，巨大者可有上腹部不适。该症多在体检时发现，小的肝囊肿不须治疗，一般不发展或发展缓慢，不会癌变，对人体健康没有多大影响，预后良好，患者不必担忧，定期复查即可。B超或CT诊断肝囊肿十分可靠，一般不必作更多的检查。

2. 肝囊肿要不要治疗？

过大的肝囊肿，可挤压正常肝组织或周围器官，损害肝脏，出现压迫症状，表现为上腹部不适或疼痛等。现一般认为，对囊肿直径大于 5cm 者，应进行治疗，治疗方法包括：①囊肿穿刺抽液囊壁硬化术；②囊肿摘除术；③囊肿内引流术；④囊肿开窗术；⑤肝部分切除术；⑥囊肿外引流术等。最常用的方法是经皮穿刺抽液或腹腔镜下囊肿开窗术，操作简单，病人痛苦小，恢复快。需要强调的是，口服或外敷中药、西药都不可能使囊肿消失或缩小。

【脂肪肝】

1. 什么是脂肪肝？

肝内储脂量占肝重 5%以上或组织学表现为 30%～50%以上的肝细胞脂肪变性即可诊断为脂肪肝。沉积在肝内的脂肪主要为三酰甘油(甘油三酯)及脂酸。

食物脂肪经水解酶消化后，其乳糜微粒(主要成分是三酰甘油)被小肠上皮吸收入血。入血的乳糜微粒有 3 条去路：一是分解后成为肌肉活动的能源；二是储存在脂肪组织作为潜在能源；三是转运至肝脏进行代谢。转运至肝脏的三酰甘油与载脂蛋白结合成极低密度脂蛋白(VLDL)颗粒泌入血液。如果三酰甘油产生过多，或极低密度脂蛋白生成减少，造成三酰甘油在肝内堆积，导致肝细胞脂肪变性，即为脂肪肝。需要指出的是，脂肪肝不是一个独立疾病，而是多种因素(或疾病)造成的肝脏病理现象，其病理变化和临床病程可逆。

2. 造成脂肪肝的原因有哪些？

(1)肥胖症肝内脂肪浸润，约 50%肥胖者有肝内脂肪浸润，这是由于脂肪组织增加，游离脂肪酸释出增多所致。

(2)饮酒是引起脂肪肝的常见病因，长期大量饮酒对肝内三酰甘油的代谢有直接的毒性作用。

(3)约半数糖尿病病人伴有脂肪肝，原因为糖尿病病人不能正常利用葡萄糖，造成三大代谢紊乱，最终使脂肪酸在肝内存积引起脂肪肝。

(4)肝炎后脂肪肝是由于摄食过多、运动减少，加之肝功能尚未完全恢复，极易造成脂肪在肝内存积。慢性肝炎病人由于不适当地增加营养和减少体力活动，也常伴有脂肪肝。

(5)长期使用激素可使人肥胖并发生脂肪肝。

(6)营养不良使得蛋白质缺乏，导致极低密度脂蛋白合成减少，造成肝脏转运三酰甘油发生障碍，脂肪在肝内堆积。

(7)四环素等药物可引起脂肪肝，特别是妊娠妇女，常引起与妊娠急性脂肪肝表现相似的脂肪肝，病死率高达75%以上。

3. 脂肪肝有哪些类型?

根据肝脏含脂量的多少分为3度：①轻度。脂肪肝含脂量占肝脏重量的5%～10%；②中度。为10%～25%；③重度。为25%～50%，甚至更高。

根据脂肪肝的病变范围分为2种类型：①弥漫性脂肪肝；②局限性脂肪肝。

按照超声波回声衰减程度分为3度：①轻度。前场回声增强(大于肾脏和脾脏的回声强度)，后场回声衰减不明显，肝内管状结构仍可见；②中度。前场回声增强，后场衰弱，管状结构走行模糊，但尚可辨认；③重度。前场回声明显增强，后场衰减明显，甚至呈无回声区，轮廓不清，管状结构难以辨认。

脂肪肝还可分为急性和慢性两种。急性脂肪肝类似于急性、亚急性病毒性肝炎，比较少见。慢性脂肪肝较为常见，起病缓慢、隐匿，病程漫长。早期无明显症状，多在做B超时偶然发现。

脂肪肝在病理学上表现为4种类型：①单纯性脂肪肝；②脂肪性肝炎；③脂肪性肝纤维化；④脂肪性肝硬化。

4. 如何诊断脂肪肝？

(1)病史：有长期饮酒(特别是酒精含量高的白酒)、肥胖、糖尿病、营养失调及中毒性肝损害病史。

(2)临床表现：可有食欲不振、恶心、乏力、肝区不适或隐痛。体检时可见肝肿大、表面光滑、边缘圆钝、轻度触痛或叩击痛。

(3)实验室检查：肝功能ALT正常或升高，有高脂血症表现，三酰甘油升高，血清γ-GT活性升高，蛋白电泳血浆球蛋白增高等。

(4)超声与CT检查：前者具有经济、迅速、准确、无创伤等优点，应列为本病的首要检查方法。B超显示肝脏增大，实质呈致密的强反射光点，深部组织回声衰减，管状结构走行模糊或不清。CT值低于脾及大血管密度，增强扫描无占位表现，病变范围及形态不变。肝内血管走行正常。

(5)肝活检：是确认依据。

5. 脂肪肝会不会转为肝硬化？

肝硬化是肝细胞坏死、再生和纤维增生所导致的肝脏严重病变。肝细胞内脂肪堆积，反映其代谢障碍，最终可造成肝细胞不可逆的损害。

酒精引起的肝细胞代谢紊乱，除形成脂肪肝外，同时造成肝细胞损害，严重者可致肝细胞变性和坏死，在此基础上伴发炎性反应、胶原纤维增生、肝细胞再生、结节形成，以致肝硬化。酒精性脂肪肝患者容易出现肝硬化，这一点应引起人们的高度警惕。

与酒精性脂肪肝相比，肥胖、糖尿病等原因所致的非酒精性脂肪肝病人中，也会有部分病人发展为肝纤维化、肝硬化，但发生的比例相对较小，进程相对缓慢。

6. 如何防治脂肪肝？

（1）去除病因：严格戒酒，肥胖者积极减肥，正规治疗糖尿病，均能有效降低肝内脂肪。

（2）调整饮食：这是治疗脂肪肝的根本环节，要从调整饮食结构和饮食习惯两个方面入手，改变不合理的饮食结构及不良的饮食习惯。

（3）增加运动量：坚持体育锻炼，增加脂肪的消耗代谢。

（4）合理用药：可酌情服用一些去脂药物和减肥药物，但现有的该类药物，效果皆不理想，而且多用对肝脏徒增负担甚至造成损害，应加以注意。转氨酶增高者可应用保肝药。

通过积极的防治措施，脂肪肝一般能够得到控制，绝大多数情况下病人预后良好。致病因素消除后，肝内多余脂肪可很快消失，一般不留后遗症，故对脂肪肝不必恐慌。

【胆囊结石】

1. 胆囊结石的发病有何特点？

人体的许多部位可以长结石，如肾结石、输尿管结石、膀胱结石、尿道结石、胆管结石、胰管结石、牙石、胃石、肠石、支气管结石、直至脑室结石等，胆囊结石是人体最常见的一种结石病。

人体的胆道好似一棵树，由呈树杈样分布的肝内胆管和树干状的肝外胆管所组成，而胆囊就象挂在树干上的一只口袋，它收集、储存、浓缩来自肝脏所分泌的胆汁。进食时，胆囊收缩，胆汁排入肠道，帮助消化和吸收营养物质。异常情况下，多种类型的结石可以在胆囊内形成。

胆囊结石是一种很古老的疾病，在古埃及的木乃伊中便发现有胆囊结石。20 世纪 70 年代，长沙发掘出的马王堆西汉古墓一号女尸胆囊内含有胆固醇结石及胆色素结石。

近二三十年来，胆囊结石病越来越多见，这既与其发病率不断增高有关，又与检查手段的先进和普及，使得检出率大大提高有关。据统计，美国大约 25％的妇女和 10％的男性患有胆结石病，其中 80％以上是胆囊结石。我国胆囊结石的发病率亦很高，并且在不断增高，有人调查发现，城市 60～70 岁的女性中，胆囊结石的发病率超过 20％。

2. 胆囊内为什么会长结石？

胆囊结石的形成原因比较复杂，但不外乎有如下几个方面：

(1)肝脏分泌的胆汁不正常。如胆囊结石在肥胖人群中常见，就是因为胆汁中胆固醇含量过高，呈过饱和状态，而容易析出结晶，导致结石；又如肝炎、肝硬化和某些溶血性疾病时，胆汁成分异常，结石发病率也比正常人群高。

(2)由各种原因引起的胆囊功能障碍。胆囊收缩功能差，胆汁长期淤积，容易形成结石，如胃大部切除或迷走神经干切断术后，胆囊的神经支配受到损害；妊娠期间胆囊的神经支配失调；胆囊发生炎症或有息肉样病变等时，均可导致胆囊功能障碍。胆道感染时，还可引起胆汁成分的改变，加之炎性分泌物、管壁脱落物等，更容易形成结石。

(3)长期禁食或不按时进食，胆囊内胆汁淤积。如由于疾病无法进食，而长期依靠静脉内营养者；怀孕初期，妊娠反应重，不能正常进食者；长期不进早餐者等。

3. 如何预防胆囊结石？

明白其成因后，胆囊结石能不能预防，就比较直观易解了。目前看来，至少有部分胆囊结石可以预防。

(1)积极治疗能引起胆囊结石的一些病症。如胆囊炎、肝炎、肝硬化、脂肪肝、溶血性贫血、肥胖症和高脂血症等。

(2)注意避免能引起胆汁淤积的一切因素。如改掉不进早餐的不良习惯；长期静脉内营养患者，定期使用促胆囊收缩药物；妊娠期间尽可能地规律进食等。

(3)定期体检，一旦B超检查发现胆囊功能差、结构异常、胆囊胆汁透声差、出现胆泥或胆沙等，经过积极合理的治疗后，胆囊功能可以恢复，胆泥、胆沙或淤积的浓稠胆汁能被排出，胆囊形成结石的路径得以阻断。

4. 胆囊结石的首选检查方法是什么？

目前，可用于胆囊疾病的检查方法很多，如口服胆道造影、B超、CT、磁共振成像（MRI）、核素肝胆扫描、逆行胰胆管造影（ERCP）、经皮肝穿刺胆道造影（PTC）等。各种检查方法都有一定的适应证，并非像有些人认为的那样，施行的检查方法越多越好，使用的仪器越昂贵越准确。

大量的临床应用和研究表明，应用B超检查胆囊结石不但最准确（准确率在95％以上），而且还具有非创伤性、无痛苦、操作简便、图像清晰、能反复多次检查、迅速获取结果以及费用低廉等优点。另外，B超还能对胆囊的结构和功能及其周围组织器官的情况作出准确的判断，因而，B超早已被列为胆囊结石和胆囊其他病变的首选检查方法。个别情况下，B超检查也会出错，发生假阳性（没有结石而报告有结石）和假阴性（有结石而没有发现）的错误结果，反复检查即可排除此类情况。

5. 胆囊结石病人应如何选择治疗方案？

临床上，胆囊结石病可分为两大类型，即有症状的胆囊结石和无症状的胆囊结石。对于前者，不论其为慢性胆囊炎表现，还是反复发作的胆绞痛，均应尽早手术治疗。

对无症状胆囊结石（也称静止型胆囊结石）的处理，应把握如下原则：

（1）由无症状胆囊结石发展为有症状胆囊结石者，择期手术治疗。研究表明，50％～70％的无症状型胆囊结石病人迟早会出现症状。

(2)充满型胆囊结石,即便没有症状,亦应手术切除胆囊。

(3)发现胆囊有新的病变出现,如合并胆囊息肉样病变等,即采取手术治疗。

(4)胆囊结石出现并发症,如胆囊管堵塞、胆囊积水积脓穿孔、继发性胆总管结石、胆源性胰腺炎、胆肠瘘、诱发胆囊肿瘤等情况下,应毫不犹豫及早手术治疗。

(5)临近老年期,果断根治胆囊结石。人们的生活水平不断提高,人均寿命持续延长,在高血压、冠心病、糖尿病、脑血管病等老年性疾病相继袭来之前解决掉胆囊结石是一种明智的选择,否则,会给医患双方均造成十分棘手的局面。

(6)部分病人长期甚至终生不出现症状和并发症,对此可以采取定期检查不做治疗的原则,所谓“石不犯我,我不犯石”。但问题是哪些胆囊结石患者终生不出现症状及并发症尚难料定。目前医学研究也无法解决此问题。只能具体情况做具体分析。

6. 切除胆囊对身体有没有影响?

胆囊是人体贮存胆汁的囊性器官,一旦胆囊内长出结石,并伴随急、慢性炎症等,可使胆囊的功能遭到不同程度的破坏。当胆囊对人体的正常作用已丧失殆尽、或弊大于利、或隐患环生时,应毫不犹豫地切掉它!

胆囊切除术后,通过自身调节,胆管系统可替代胆囊的部分功能。胆囊切除术后常见胆总管有一定程度的增宽,就是这个缘由。

既然切除了胆囊，自然就不会在原来胆囊的位置上再生出结石。个别病人胆囊切除术后胆总管内又出现结石，这有两种可能，一是胆囊的碎小结石进入胆总管，胆囊切除术前检查和手术中未能发现，其中一些患者继发胆总管结石与拖延病情、没有对胆囊结石进行积极合理的治疗有关；二是胆囊切除术后又患原发性肝胆管结石。研究证明，原发性肝胆管结石的发病与胆囊切除之间无因果关系。

至于切除胆囊是否增加大肠癌发病率的问题，国内外曾有过结论不一的报道。新近研究发现，在胆囊结石人群中，不论胆囊是否已经切除，大肠癌的发病率比非胆囊结石人群高，这与二者具有共同的发病因素（如高脂饮食）有关，切除胆囊并不导致大肠癌发病率的增高。

7. 胆囊结石的手术和非手术治疗方法有哪些？

（1）开腹胆囊切除术：即传统的胆囊切除术，一百多年来，开腹胆囊切除术一直是胆囊结石的标准治疗方法，效果肯定。

（2）腹腔镜胆囊切除术：近 10 多年来，内镜技术迅猛发展，腹腔镜胆囊切除术完全成熟，因其具有创伤小、痛苦少、恢复快等优势，现已完全取代了传统的开腹胆囊切除术。

（3）微创胆囊取石术：应用微创技术进行胆囊取石术的特点是，清除结石的同时保留了有用的胆囊。该法对部分胆囊功能和结构良好的病人，或年老体弱而无法耐受大手术者，疗效独特，但长期随访发现部分病人术后可再生胆囊结石。

(4)胆囊造瘘术：除个别急诊情况，现已很少采用。

胆囊结石的非手术疗法很多，包括药物排石、激光碎石、口服药物或灌注接触性溶剂溶石等几大类，但疗效均不理想。中药调节对缓解症状有一定作用。

【胆囊息肉】

1. 什么是胆囊息肉？

胆囊息肉是胆囊息肉样病变的简称，其实它并不是一种病，而是一组病变的总称。这实际上是一种影像学上的命名，从严格意义上讲，胆囊息肉样病变指的是所有的、向胆囊腔内隆起的、良性或恶性的局灶性病变。

胆囊息肉样病变可分为真性肿瘤和假瘤两大类。

所谓真性肿瘤，是指来自胆囊壁各种组织的良性肿瘤或恶性肿瘤，包括：①来源于上皮组织的胆囊腺瘤（良性）和胆囊腺癌（恶性）；②胆囊的间质性肿瘤，如血管瘤（良性）、血管肉瘤（恶性）、神经纤维瘤（良性）、神经纤维肉瘤（恶性）等。

所谓假瘤，顾名思义，是非肿瘤性病变在形态上表现为瘤样病变，包括：①增生性病变，如胆囊胆固醇息肉、胆囊腺肌增生症、原发性胆囊黏膜增生症等；②炎症性病变，如胆囊黄色肉芽肿、胆囊炎性息肉等；③胆囊异位组织症，异位于胆囊的组织可以是胰腺、肝脏、胃黏膜、小肠黏膜、肾上腺、甲状腺等，可以出现在胆囊黏膜、黏膜下、肌层、浆膜下、浆膜等处。

胆囊息肉样病变的病种很多，分类复杂，但常见的息肉样病变不外乎胆固醇息肉、腺肌增生症、腺瘤、腺癌等几种，其中以胆囊胆固醇息肉最为常见。90％以上的胆囊恶性肿瘤是胆囊腺癌，即我们平常所说的胆囊癌。

2. 胆囊息肉的首选检查方法是什么？

B超检查具有非创伤性、无痛苦、操作简便、图像清晰、能反复多次检查、迅速获取结果以及费用低廉等优点，其不但对胆囊结石病的判断十分准确，对确定有无胆囊息肉样病变的准确率也相当高。B超诊断胆囊息肉，除个别情况下会有假阳性（没有息肉而报告有息肉）和假阴性（有息肉而没有发现）的错误结果外，主要的问题还在于影像学上难以判断胆囊息肉样病变的性质。尽管如此，B超仍然是胆囊息肉样病变的首选检查方法，CT、磁共振成像（MRI）等并不比B超检查的效果好。

B超检查胆囊息肉的注意事项：①空腹8小时以上，让胆囊蓄满胆汁；②备油煎鸡蛋，必要时查胆囊功能；③小的息肉，容易漏检，要求比检查胆囊结石更应细致；④息肉大小，越小越好。每次检查结果有一定的误差值，这如同切鸡蛋，切面不一样，大小不一样，应注意鉴别检查误差与息肉生长；⑤息肉数量，"越多越好"。多个息肉往往是良性的，恶性息肉样病变一般是单个生长的；⑥定期复查，复查间期根据息肉样病变的性状和病人的具体情况而定，一般开始时3个月左右，如无大的变化，则半年至1年检查1次；⑦一旦B超图像上出现异常情况，医生建议手术治疗时，应毫不犹豫地选择手术；⑧B超发现明确的胆囊息肉样病变后，一般没有必要再去做CT或MRI（磁共振检查）。

3. 胆囊息肉在什么情况下应考虑手术治疗？

现有的检查手段，对胆囊息肉样病变可以说是难辨真假，不分良恶。一般来说，在定期检查中出现下列情况之一者，应进行手术治疗：①症状明显者；②息肉直径大于0.8～1.0cm者；③短期内息肉增长较快者；④息肉基底宽，形态不规则者；⑤息肉并胆囊形态异常者；⑥息肉合并胆囊结石等其他病变者；⑦精神负担过重者。

4. 胆囊息肉的手术治疗方法有哪些？

胆囊息肉样病变的手术方法有两大类：①胆囊切除术，包括传统开腹胆囊切除术和腹腔镜胆囊切除术，后者现已完全取代前者；②消除息肉，保留胆囊。有人尝试用胆囊局部切除、息肉摘除（圈套或钳夹）、息肉固化（激光或微波）等方法治疗该症，尚无定论。

（崔　彦）

第十三节　前列腺增生症

前列腺增生症是一种老年男性的常见病，发病年龄大都在50岁以后，随着年龄增长其发病率也不断升高。其病理改变主要为前列腺组织及上皮增生，故称前列腺增生症。随着人民生活水平提高，我国人均寿命已达70岁，前列腺增生症已成为泌尿外科的常见病，由于它在泌尿系所造成的梗阻，影响排尿，直接威胁肾功能，对患者的生活与健康带来严重的危害，故本病是老年医学的重要课题。据国内统计资料，50岁以上人群有36％～38％有前列腺增生。约占泌尿外科住院病人的8％～11％。

前列腺增生与体内雄激素及雌激素的平衡失调有密切关系。近几年来，有人提出前列腺增生与胆固醇有关，有待进一步探讨。

正常男性生殖器官如图 2-8 所示。前列腺由腺体和平滑肌组成。腺体分为两组,外组称前列腺组,构成腺主体;内组称尿道腺组,分布于尿道黏膜和黏膜下层。前列腺增生的最初部位多认为在尿道腺组形成结节,其中既有纤维组织和平滑肌组织,也有腺组织,三者所占的比例各有不同。增生结节的不断生长,使其周围真正的前列腺组织受到挤压,并被推向外围而形成所谓外科性包膜。此包膜与增生的前列腺组织之间有明显的界限,给手术摘除增生的前列腺提供了有利的条件。

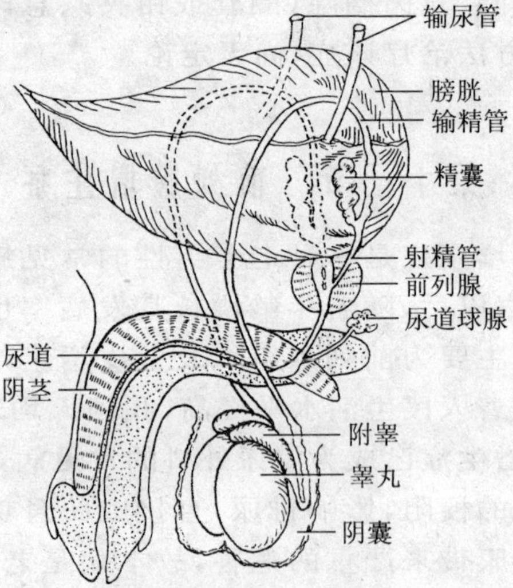

图 2-8　男性生殖器官

前列腺增生常发生在两侧叶及中叶,前叶很少发生,从不发生于后叶。增生部分特别是中叶和两侧可突入膀胱内，使膀胱出口抬高超过膀胱底部水平，这种活瓣作用可引起膀胱排尿障碍。前列腺增生后主要引起尿道的机械性梗阻，前列腺增生的主要危害是尿道梗阻，但梗阻的程度与前列腺增生的大小不一定成正比，而主要取决于增生的前列腺对尿道压迫的程度。梗阻早期膀胱有代偿功能，并不出现残余尿。晚期由于膀胱代偿功能衰竭，膀胱残余尿越来越多，使膀胱内压增高引起输尿管扩张和肾积水，使肾功能受损，严重者可出现慢性肾功能衰竭。

1. 前列腺增生有何临床表现?

前列腺增生症的症状是随着病理改变而逐渐出现。早期因膀胱代偿而症状不明显，因而患者常不能准确地回忆起病程的长短，随着病情加重而出现各种症状。

（1）尿频、尿急：早期最常见的症状是尿频，且逐渐加重，尤其是夜尿次数增多。引起尿频的原因：早期是由于膀胱颈部充血导致膀胱逼尿肌反射亢进；后期是由于前列腺增生引起尿道梗阻，使膀胱内残余尿增多而膀胱的有效容量减少所致。

（2）进行性排尿困难：主要表现为起尿缓慢、排尿费力，射尿无力，尿线细小，尿流滴沥，分段排尿及排尿不尽等。

（3）尿失禁：晚期前列腺增生症常致膀胱代偿功能衰竭而扩大，膀胱残余尿量不断增加。当膀胱内积存大量残余尿时，由于膀胱过度膨胀，膀胱内压力增高至超过尿道阻力后尿液可随时自行溢出，称充盈性尿失禁。夜间熟睡时，盆底肌肉松弛，更易使尿液自行流出而发生遗尿。

(4)急性尿潴留:在排尿困难的基础上,如有受凉、饮酒、劳累等诱因而引起腺体及膀胱颈部充血水肿时,即可发生急性尿潴留。患者膀胱极度膨胀,疼痛,尿意频繁,辗转不安、难以入眠。

(5)血尿:前列腺增生组织表面常有静脉血管扩张充血,破裂后可引起血尿。出血量不等,多为间歇性,偶有大量出血,血块充满膀胱,须紧急处理。血尿发生时,应与膀胱内炎症、结石及肿瘤等鉴别。

(6)肾功能不全症状:晚期由于长期尿路梗阻而导致两肾功能减退而出现氮质血症,表现为食欲不振、恶心、呕吐及贫血等。

(7)其他症状:由于长期排尿困难而依赖增加腹压排尿,可引起或加重痔疮,脱肛及疝等。

2. 诊断前列腺增生要做哪些检查?

(1)直肠指诊:直肠指诊是诊断前列腺增生症的重要方法,可触摸到前列腺肿大,表面光滑及中等硬度。按照腺体增生的程度可把前列腺增生症分为3度:第1度增生为腺体增大、中央沟变浅;第2度增生为腺体明显增大,中央沟消失或略凸出;第3度增生为腺体显著增大,中央沟明显凸出,甚至手指不能触及腺体上缘。直肠指诊前列腺不大时,不能否定其增生的存在。因前列腺中叶增生或增大的腺体大部突入膀胱时,指诊不一定能触及增大的腺体,需用其他方法检查方能确诊。

(2)膀胱镜检查:膀胱镜检查能直接观察前列腺各叶的增生情况,并可了解膀胱内有无其他病变,如肿瘤、结石、憩室等,从而决定手术治疗的方式。

(3)残余尿的测定：膀胱残余尿的多少反映膀胱代偿衰竭的严重程度，因而这是重要的诊断步骤之一，也是决定手术治疗的因素之一。测定方法有：

①B型超声测定法：此法简便、易行，无损伤，但不够精确；

②排尿后导尿法：排尿后立即导尿，而导出的全部尿液即为残余尿量，正常人残尿应为0～10ml，此法较准确可靠，但有逆行感染机会；

③膀胱造影法：静脉尿路造影时，于排尿后拍膀胱区立位片，观察膀胱内含有的造影剂多少即为残余尿。此法精确度更差。

(4)膀胱造影：对不能进行膀胱镜检查的病例可行膀胱造影，除观察膀胱颈部充盈缺损外，还可观察有无膀胱结石、肿瘤、憩室及输尿管反流等。

(5)B型超声检查：可测定前列腺的大小、包括横径、前后径与上下径，正常的前列腺的横径为4cm，前后径约2cm，形态呈椭圆形，左右对称。前列腺增生时前列腺明显增大，前后径增大较横径更显著。

(6)尿流动力学检查：前列腺增生而引起下尿路梗阻时，最大尿流率降低(＜10ml/秒)，排尿期膀胱内压增高＞70mmHg。

3. 前列腺增生引起急性尿潴留如何处理？

急性尿潴留的处理：急性尿潴留时，病人尿意窘迫，非常痛苦，须予紧急处理。处理方法为：①应用α肾上腺素受体阻滞药，如酚妥拉明、酚苄明(苯苄胺)、特拉唑嗪(四喃唑嗪)等可使膀胱颈松弛，有利于尿液排出；②放置留置导尿管以引流尿液。如导尿管不能放入时，可用钢丝作管芯将导尿管放入，如仍不能放入时，可行耻骨上膀胱穿刺造瘘术。

4. 前列腺增生的非手术治疗有哪些？

前列腺增生如无尿路梗阻症状及膀胱、肾功能障碍者无须治疗，如已影响排尿及正常生活时，应予治疗。对尿路梗阻较轻，或年老体弱，心肺功能不全等而不能耐受手术者适于非手术治疗。

（1）激素治疗：雌激素可使前列腺腺体缩小，改善排尿症状，但停药后可复发。用法为去氢已烯雌酚 5mg，肌注，每日 1 次，连续 30 天左右，多数病例有较好的疗效。亦可用已烯雌酚 4mg，肌注、每日 1 次，苯甲雌二醇 1～2mg，肌注、每日 1 次，或黄体酮 20mg，肌注、每日 2 次。

（2）α 肾上腺素能受体阻滞剂治疗：前列腺被膜内及膀胱颈部均有大量 α 肾上腺素能受体。这种受体兴奋可导致膀胱颈收缩，加重尿路梗阻的症状。因此，临床应用 α 肾上腺素能受体阻滞剂治疗早期前列腺增生症，疗效满意，常用的有竹林胺，四喃唑嗪、哌唑嗪，苯苄胺等。

（3）5-α 还原酶抑制剂：本品通过对 5-α 还原酶的抑制，阻断睾酮转化为双氢睾酮，从而阻断前列腺继续增生，临床观察疗效确定。常用药为保列治，每次 5mg，每日 1 次，疗程至少 6 个月。本品基本无副作用，少数患者可引起性功能障碍。

（4）注射疗法：将药物直接注入前列腺，使前列腺组织发生无菌性坏死、液化吸收而使前列腺缩小。所用药物有石炭酸 9ml、冰醋酸 9ml，甘油 18ml 加注射用水

450ml,分装成每支(安培)3ml、消毒备用。亦有用活血化瘀的中药配制。此法效果不稳定,复发率高,且易引起会阴痛,故不宜推广。

5. 前列腺增生的手术治疗有哪些?

手术治疗:包括根治的前列腺摘除术及保守性手术,双侧睾丸切除或剜除术。

(1)前列腺摘除术:前列腺摘除术是治疗前列腺增生症的根治方法,适于尿路梗阻明显,一般情况较好,心肺肝肾功能无严重障碍的病人。由于本病均发生于老年病人,故术前准备极为重要,如心肺肝肾功能的检查与治疗,残余尿的引流及控制尿路感染等。

(2)两侧睾丸切除或剜除术:适用于年高体弱,心肺肝肾功能有严重障碍,难以耐受前列腺摘除术,且非手术治疗无效者。此法简使易行,不须特殊设备,危险性小,且有一定的疗效。

6. 前列腺增生有哪些其他治疗方法?

(1)冷冻治疗:冷冻可使前列腺组织迅速降温至零下160～190℃之间,从而使前列腺细胞蛋白变性坏死,加之冷冻可引起小血管痉挛,导致血栓形成,组织缺血而坏死脱落。此法需特殊器械和冷冻剂。最常用的冷冻剂是液氮,器械有保存液氮的真空绝缘容器及输送液氮至尿道的绝缘管道及尿道探杆。国内报道,此法有效率达94%。但冷冻的深度与广度不易掌握,且有出血、尿失禁及直肠瘘等并发症。

(2)微波和射频治疗:微波和射频的生物热效应对组织起热凝固作用。增生的前列腺经微波和射频波作用后发生凝固坏死而脱落，达到治疗目的。此法需特殊的治疗机及其他特殊设备。国内报道，治疗后尿流率改善占76.5％，残余尿消失占66％。

(3)激光治疗：激光对软组织具有凝固、碳化和气化作用，Nd：YAG激光能经光导纤维和通过水与空气等特点，使其有可能在内镜直视下将增生的前列腺组织气化而达到治疗目的。此法需有Nd：YAG激光器、激光前列腺治疗镜等特殊器械，适用于年高体弱，心肺肝肾功能较差，不能耐受前列腺摘除术者，具有操作简便、痛苦小、损伤少，恢复快避免膀胱造瘘等优点，但增生的前列腺消除不彻底，复发率高。

(4)金属耐压气囊扩张术：应用金属耐压气囊前列腺扩张器，在X线电视监视下扩张治疗前列腺增生症有一定的近期疗效。

(5)镍钛形状记忆合金螺旋管支架的应用：应用镍钛形状记忆合金螺旋管支架是利用其形变后形状记忆恢复产生的恢复力，对前列腺部尿道产生一种持续、柔和的扩张支撑作用，使病人排尿通畅，具有操作简便、痛苦小、损伤少、费用低、恢复快及避免膀胱造瘘等优点。

(岳　明)

第十四节　泌尿系统结石

肾是成对的实质性器官，形似蚕豆，位于腹后壁，脊柱两旁(图2-9)。肾的功能主要为：生成尿液，维持人体水的平衡；排除有毒物质；维持人体酸碱平衡；分泌与调节等。一旦人体有病，肾的正常功能将受到影响。

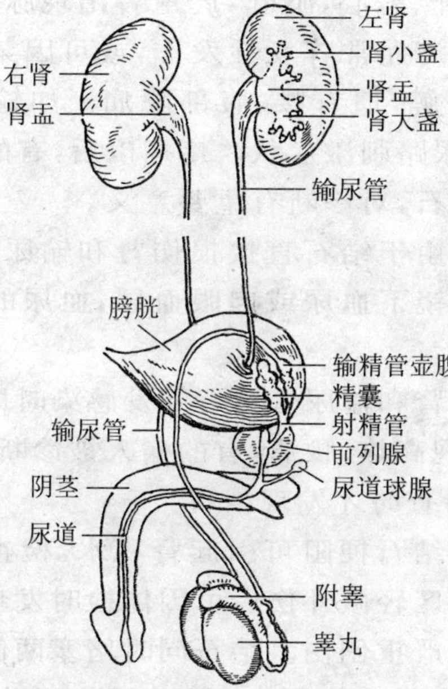

图 2-9　男性泌尿生殖系统

1. 肾及输尿管结石有何临床表现?

主要症状是疼痛和血尿,极少数病人可长期无自觉症状,待出现肾积水或感染时才被发现。

(1)疼痛:大部分病人出现腰痛或腹部疼痛。较大的结石,在肾盂或肾盏内压迫、摩擦或引起积水,多为患侧腰部钝痛或隐痛,常在活动后加重;较小的结石,在肾盂或输尿管内移动和刺激,引起平滑肌痉挛而出现绞痛。这种绞痛常突然发生,疼痛剧烈,如刀割样,沿患侧输尿管向下腹部、外阴部和大腿内侧放射。有时病人伴有面色苍白、出冷汗、恶心、呕吐，严重者出现脉弱而快、血压下降等症状。疼痛常阵发性发作，或可因某个动作疼痛突然终止或缓解，遗有腰、腹部隐痛。如输尿管末端结石，尚可引起尿路刺激症状。疼痛以后，有的病人可从尿内排出小的结石，对诊断有重要意义。

(2)血尿：由于结石直接损伤肾和输尿管的黏膜，常在剧痛后出现镜下血尿或肉眼血尿，血尿的严重程度与损伤程度有关。

(3)脓尿：肾和输尿管结石并发感染时尿中出现脓细胞，临床可出现高热、腰痛，有的病人被诊断为肾盂肾炎，作尿路X线检查时才发现结石。

(4)其他：结石梗阻可引起肾积水，检查时能触到肿大的肾脏。肾区轻微外伤后可因体检时发现肿大的肾脏而误诊为肾脏严重创伤。结石同时堵塞两侧上尿路或孤立肾时，常发生肾功能不全，甚至无尿，有的病人尚可出现胃肠道症状，贫血等。

2. 如何诊断肾及输尿管结石？

(1)病史和体检：病史中多有典型的肾绞痛和血尿，或曾从尿道排出过结石。查体可发现患侧肾区有叩击痛，并发感染、积水时叩击痛更为明显，肾积水较重者可触及肿大的肾脏。

(2)化验检查：尿液常规检查可见红细胞、白细胞或结晶，尿pH在草酸盐及尿酸盐结石病人常为酸性；磷酸盐结石常为碱性。

(3)X线检查：X线检查是诊断肾及输尿管结石的重要方法，约95%以上的尿路结石可在X线平片上显影。

辅以排泄性或逆行性肾盂输尿管造影，可确定结石的部位、有无梗阻及梗阻程度、对侧肾功能是否良好、区别来自尿路以外的钙化阴影、排除上尿路的其他病变、确定治疗方案以及治疗后结石部位、大小及数目的对比等都有重要价值。密度低或透光光石，加以输尿管、肾盂充气造影，结石则显示更为清晰。

(4)其他检查：B超在结石部位可探及密集光点或光团，合并肾积水时可探到液平段。同位素肾图检查可见患侧尿路呈梗阻型图形。CT扫描虽能也能诊断尿路结石，但不及X线片和尿路造影片直观，且费用昂贵，一般不作常规检查。

3. 如何治疗肾及输尿管结石并发肾绞痛?

(1)解痉止痛：常用药物为哌替定(度冷丁)及阿托品，用阿托品0.5mg及哌替啶(度冷丁)50～100mg肌内注射，口服颠茄片16mg，每日3次。

(2)指压止痛：用拇指压向患侧骶棘肌外缘、第3腰椎横突处，可收到止痛或缓解疼痛的效果。

(3)皮肤过敏区局部封闭：先用大头针在患侧腰部试出皮肤过敏区，然后用0.5%普鲁卡因(奴夫卡因)20ml作过敏区皮内及皮下浸润封闭，有时可收到明显的止痛效果。

(4)针刺疗法：取穴肾俞、志室、三阴交等，采用强刺激手法，或0.5%普鲁卡因(奴夫卡因)2ml作穴位内封闭。

4. 肾及输尿管结石的非手术治疗有哪些方法?

肾及输尿管结石的治疗要根据结石大小、部位、数目、形状、一侧或两侧，有无尿流梗阻、伴发感染、肾功能受损程度、全身情况以及治疗条件等进行具体分析，全面考虑。但当绞痛发作时，首先应该使症状缓解，而后再选择治疗方案。非手术疗法一般适合于结石直径小于1cm、周边光滑、无明显尿流梗阻及感染者，对某些临床上不引起症状的肾内较大鹿角形结石，亦可暂行非手术处理。

(1)大量饮水：大量饮用开水或磁化水，不仅增加尿量起到冲洗尿路、促进结石向下移动的作用，而且还可稀释尿液减少晶体沉淀。

(2)中草药治疗：常用药物有金钱草、海金沙、瞿麦、扁蓄、车前子、木通、滑石、鸡内金、石韦等可随症加减。

(3)针刺方法：针刺或电针肾俞、膀胱俞、三阴交、足三里、水道、天枢等可增加肾盂、输尿管的蠕动，有利于结石的排出。

(4)经常作跳跃活动，或对肾下盏内结石行倒立体位及拍击活动，也有利于结石的排出。

(5)体外冲击波碎石

自从1980年首次应用体外冲击波治疗肾结石取得成功以来，这一方法发展迅速，在上尿路结石中的治疗作用已得到普遍承认。对具体病人的治疗，应根据病人年龄、结石大小、部位等，采用相应的碎石参数及辅助措施，以获得满意效果。以往的经皮穿刺肾取石或碎石术几乎已被这一方法所取代。

(6)其他：对尿培养有细菌感染者，选用敏感染物积极抗感染，对体内存在代谢紊乱者，应积极治疗原发疾病以及调理尿的酸碱度等等。

5. 肾及输尿管结石的手术方法有哪些?

结石引起尿流梗阻已影响肾功能、或经非手术疗法无效,无体外冲击波碎石条件者,应考虑手术治疗。

术前必须了解双侧肾功能情况,有感染者先用抗生素控制感染。

根据结石大小、形状和部位不同,常用的有以下几种手术方式:

(1)肾盂或肾窦切开取石术:切开肾盂、取出结石,鹿角状结石或肾盏结石,有时须做肾窦内肾盂肾盏切开取石。

(2)肾实质切开取石术:肾结石较大,不能经肾窦切开取石者,需切开肾实质取石。

(3)肾部分切除术:适用于肾一极多发性结石(多在肾下极),或位于扩张而引流不畅的肾盏内,可将肾一极或肾盏连同结石一并切除。

(4)肾切除术:一侧肾结石并有严重肾积水或肾积脓,已使肾功能严重受损或丧失功能,而对侧肾功能良好者,可行切除患肾。

(5)输尿管切开取石术:输尿管结石直径大于1cm或结石嵌顿引起尿流梗阻或感染,经非手术疗法无效者可行输尿管切开取石术。

(6)套石术:输尿管中下段结石直径小于0.6cm,可试行经膀胱镜用特制的套篮或导管套取。

6. 膀胱结石有何临床表现?

原发性膀胱结石的发生率在我国已明显下降。多见于男孩。与营养不良和低蛋白饮食有关。继发性膀胱结石常见于膀胱出口梗阻，膀胱憩室，神经源性膀胱，异物及长期留置导尿管者。肾结石排至膀胱亦为原因之一。

典型症状为排尿突然中断，并感疼痛，放射至阴茎头部和远端尿道，伴排尿困难和膀胱刺激症状。小儿病人常用手搓拉阴茎，经跑跳及改变姿势后，能缓解和继续排尿。因腹压增加常并发脱肛。前列腺增生病人继发膀胱结石时，排尿困难加重或伴感染症状。结石位于膀胱憩室内时，常无上述症状，表现为尿路感染。

7. 膀胱结石如何治疗?

采用手术治疗，并同时治疗病因。膀胱感染严重时，应用抗菌药物治疗。

(1)经膀胱镜机械、液电效应、超声、激光碎石 应用碎石钳机械碎石只适用于较小之结石，效果亦较其他碎石方法差。大多数结石均适宜应用此法。结石过大、过硬或有膀胱憩室等时，宜采用耻骨上膀胱切开取石。

(2)耻骨上膀胱切开取石术 为常用的手术方法。小儿病人及膀胱感染严重者，应做耻骨上膀胱造瘘。适宜于儿童病人。

(岳　明)

第十五节　中老年慢性腰腿痛

流行病学的研究结果表明，超过80%的人在一生中有过腰腿痛的病史。这些腰腿痛多发生在30岁以后，随着年龄的增长，发生率亦逐渐增加。而30岁以后的年龄正是人生的创造阶段，可见，腰腿痛对人日常生活的影响之大。许多腰腿痛的发作是自限性的，也就是说即使不治疗它们也能缓解。但对有些人来说，腰腿痛会转为慢性，其中由于随年龄增长而发生腰椎退行性改变是主要原因。因此，慢性腰腿痛是困扰、影响中老年人日常生活的主要原因之一。

1. 什么原因可引起慢性腰腿痛？

引起慢性腰腿痛的主要原因是腰椎的退行性改变，要了解腰椎退行性改变引起腰腿痛的机制，有必要了解一下腰椎的解剖知识（图 2-10）。

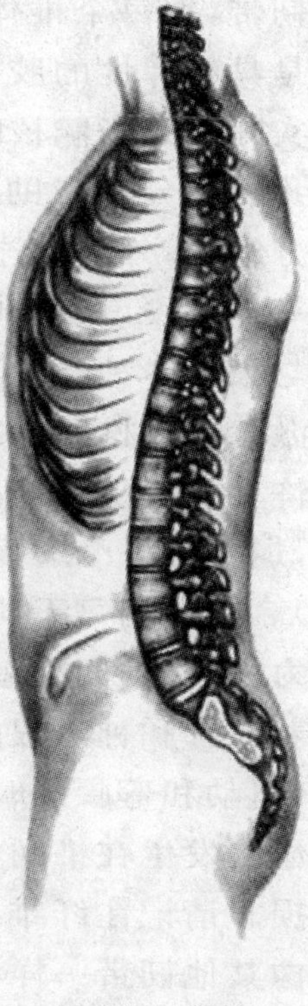

图 2-10 脊柱

腰椎由 5 个椎骨组成，为了更好地理解腰椎如何互相的影响，我们介绍一个腰椎节段。一个腰椎节段由两个椎骨、两个椎骨之间的椎间盘和离开本节段的两个神经根，一边为一个。椎骨是脊柱的骨性部分，它们的功能是提供支持和保护脊髓。当椎骨互相堆积起来，就形成一个柱（在前面）和一个骨性管道——椎管（在后面），这个管道由各个环组成，中间有脊髓和神经行走。小关节使椎骨连接起来像一个链子，它们提供每个椎体之间的动态连接。在我们扭腰或弯腰时，小关节便移动和滑动，就像身体别的关节，如肩关节等。上下两个椎体的小关节之间是神经根通过的地方，叫做神经根管。小关节可被退行性关节炎影响而发生退变，从而引起神经根管的狭窄。

椎间盘在每两个椎体之间，它实际上是一个大的、圆形的韧带，把每个椎体连接起来。这个圆形韧带中间包裹的是具有弹性的胶冻状的髓核，通常所说的腰椎间盘突出实际上是指髓核的突出。从横切面上来理解腰椎节段对我们十分有帮助。如果从横切面上看椎间盘，是由两部分组成，外面为连接各椎骨的纤维环，内部的髓核有蟹肉一样的硬度具有吸收震荡的功能。神经根负责联络下肢与大脑。神经根有时也会引起腰背部疼痛，当神经根被激惹或被椎间盘或骨刺挤压时，会发生腰腿痛。

许多引起下腰痛的原因是由于椎间盘损伤或退变的结果，退变是一个磨损和撕裂的过程(就像牛仔裤变旧和磨损)。当我们每天使用腰部的时候，椎间盘遭遇不同类型的力量，而椎间盘就像一个减震器。弯腰会引起椎间盘朝着椎管和神经根的方向凸出，为了弯腰，小关节必须移动，扭动和弯腰同时进行是对脊柱，尤其是椎间盘最大的挤压。发生在椎间盘最早的变化是椎间盘的纤维环部分破损。请记住纤维环是一个大的圆韧带，破裂髓核的修复像其他韧带一样，通过瘢痕形成，髓核多次破损通过瘢痕组织修复导致椎间盘开始退变。当椎间盘开始退变时，会有什么情况发生？当椎间盘进行退变时，髓核会丢失一些自身的水分，它将变硬且丢失减震器的功能，这个过程将持续到椎间盘塌陷。作为身体对退变的反应，骨刺将形成，这些骨刺被认为是腰椎节段过度活动的结果，最后骨刺在神经根周围形成了。

在腰椎最常见的损伤之一是椎间盘突出。在损伤中，破裂的纤维环允许髓核挤入椎管，如果神经根被椎间盘组织压迫，会出现该神经支配区的疼痛、麻木、肌力减弱。同时不仅来自突出椎间盘的压力可以引起症状，挤压神经根的髓核组织引起的炎症反应也可以引起疼痛，腰椎节段性的不稳也可以引起腰腿痛。还记得我们描述的腰椎节段的结构吗？节段性的不稳是指一个椎骨在另一个椎骨上的异常移动。这些移动常激惹或挤压走出椎间孔的神经根。过度的脊柱运动也可激惹小关节，可引起由于关节炎引起的机械性的疼痛。支持脊柱的肌肉也可发生痉挛，痉挛的肌肉试图阻止引起疼痛的脊柱活动，就像你的腿肚子抽筋，如果它持续的时间较长，就变得相当疼痛。

到了退变的后期，由退变引起的骨刺可引起椎管狭窄，椎管变得相当小，压迫神经根引起疼痛和腿部肌肉的功能障碍。椎管狭窄通常发生在多年的磨损和撕裂之后，在老年人很常见。椎管狭窄指整个腰椎的椎管均较窄，而神经根管狭窄，指小关节上出现的骨刺和同一节段的椎间盘突出而引起的神经通道狭窄。有时候由于退变和节段性不稳定，椎体会向前方滑移而压迫神经，这就是所谓的腰椎滑脱。

尽管腰椎的退行性改变是引起慢性腰腿痛的主要原因，还有一些情况也是导致并加重腰椎的退变及慢性腰腿痛的原因，如长期的重体力劳动、日常生活中的不良体位(较长时间使腰椎处于弯腰状态或弯腰时搬重物等)、慢性损伤、劳损或直接损伤等。

2. 慢性腰腿痛的自我判断、保护与治疗

那么,你如何自己判断你的腰腿痛是什么原因造成的呢?现在让我们用了解的解剖知识部分来理解腰腿痛的症状。

(1)下腰痛可以被分为两种类型:机械类型疼痛和压力性疼痛。

机械类型疼痛是由于椎间盘、小关节、韧带及背部肌群的激惹或退变引起的炎症反应造成,常见的机械类型疼痛的原因是椎间盘退变、不稳定。一个典型的肌肉扭伤或腰部扭伤也是机械类型疼痛的原因。机械类型疼痛通常从下腰开始,也可放散到臀部和大腿,但很少播散到膝关节以下。

压力性疼痛(神经源性疼痛)通常发生在神经根受激惹或挤压时,常见的引起压力性疼痛的原因为椎间盘突出。离开下腰的神经组成坐骨神经,其提供感觉和控制下肢的肌肉的功能。激惹、压迫坐骨神经能干扰其正常功能。最早的压迫神经根的症状之一是下肢的麻木,同一区域常出现疼痛放散至膝到足,这就是通常所说的坐骨神经痛。这时弯腰、咳嗽和打喷嚏都会使疼痛加重。但有时候在出椎孔的神经根上有压迫,如神经根管狭窄,但背部无疼痛。最后那些神经控制的肌肉肌力降低、肌肉萎缩。

椎管狭窄也可引起压力性疼痛。有些人腰椎退变可导致脊髓神经通过的骨性管道-椎管的狭窄,使所有从椎管通过的神经根被激惹，且不正常工作。当你休息时，这些神经功能或许正常，但如果你进行活动，这些神经需要更多的血液来提供更多的氧气。因为椎管太紧了，血供不能增加就出现了症状。症状之一是双下肢的麻木和疼痛，在活动例如行走时麻木和疼痛会加重，严重时行走百余米就无法继续，坐下或蹲下可以减轻或缓解。有时双下肢的肌肉力量也会下降，而且在活动时将加重。这就是通常所说的间歇性跛行。

腰椎滑脱引起的疼痛是混合性的。早期由于椎体滑脱不重，引起的主要是机械类型疼痛(腰痛为主)，而且往后伸展腰部时腰痛加剧。到了晚期，节段性不稳导致了滑脱加重，小关节增生，周围的韧带肥厚，这时的症状就和椎管狭窄引起的症状相似了。

在极少的部分病例，进入椎管的突出的椎间盘过大，对马尾神经的压迫将导致控制大小便的肌肉瘫痪。如果你大小便失禁，就尽快到医院就诊。

(2)自我保护：根据上面所讲的，你基本上可以大概判断腰腿痛的原因。作为一种慢性疾病，腰腿痛是可以进行自我保护和治疗的。这里有两个方面的问题要讲。一是日常生活中的保护，二是腰椎功能的自我锻炼。在日常生活中除非躺下，无论是站或坐都不要使腰椎保持一个姿势过久，要做一下向前挺腰的动作，动作要轻柔。尽量避免弯腰过久，不要弯腰搬抬重物，在地下捡东西时要先弯曲膝关节，再弯腰。如果发生了较剧烈的腰腿痛，你要平卧在硬床上，可以在腰部垫一个小枕头，不要让腰悬空。腰腿痛急性发作时，可以在局部用冰袋或热水袋

（塑料或橡胶袋里放冰块或热水）敷。也可以用热疗器（如周林频谱仪或红外线灯等）做局部热疗。还可以口服一些消炎止痛的药物如芬必得、扶他林等。通常经过卧床休息、理疗和药物治疗，腰腿痛症状都会有不同程度的缓解。

就像前面所说的，腰椎周围的肌肉在腰腿痛的发生中也是十分重要的因素。大家知道腰椎是连接人体上身和下身的惟一的骨骼结构，所以腰椎周围的肌肉如腰背肌和腹肌起到了重要的支撑作用。锻炼腰背肌和腹肌使之强壮，可以减轻由于腰椎退变导致的节段性不稳，从而减轻症状。

(3)腰背肌锻炼的方法

第一种：平卧在床上，双膝弯曲把脚放在床上，而后用力将臀部抬起，离开床面约 10cm，这时你会感到腰背肌在用力。坚持约 3～5 秒钟放下，如此反复 10 下。依此方法每天做 3 次。

第二种：俯卧在床上，双上肢伸直放在身体两侧，上身用力抬起约 10cm，这时你会感到腰背肌在用力，同样坚持 3～5 秒钟放下，如此反复 10 下，依此方法每天做 3 次。而腹肌的锻炼就是做仰卧起坐，同样是每次做 10 次，每天 3 次。

通过上述的锻炼方法，你可以得到强壮的肌肉来支撑保护腰椎，从而减少和减轻腰腿痛的发生。

如果你的腰腿痛已持续 4～6 周，上述的保守治疗不能减轻或缓解疼痛，你就需要到医院就诊了。这里想说一说常用的影像检查方法和它们的特点。诊断腰腿痛最常用的检查方法是腰椎X线片。X线片可提供腰椎的骨性结构，有没有骨质增生、侧弯或椎体滑脱，而动力X线片可以了解脊柱的稳定性。X线片也可以排除由于骨折、感染或恶性肿瘤而产生的腰腿痛。X线片（腰椎正侧位片）通常是检查腰部情况的第一步，也帮助决定是否需要其他的检查。CT和MRI（磁共振成像）扫描是进一步检查的方法，它们通过X射线或电磁波把腰椎一层层地切成薄片且显示每一片的图形，以便我们更好地了解腰椎的情况。CT和MRI的不同在于CT利用的是X射线，只可横切脊柱，显示骨性结构较MRI好；而MRI应用的是电磁波，可以横切及纵切脊柱而获取大量的多样的脊柱图像，这不但能使你了解脊柱的骨性结构，允许我们清晰地观察神经和椎间盘等软组织。因此，我们说MRI是检查腰椎最好的手段。其他还有如椎管造影术、椎间盘造影术、肌电图（EMG）和核素骨扫描等检查方法，都可以为诊断腰腿痛的原因提供帮助。

3. 慢性腰腿痛需要手术吗？

对于慢性腰腿痛来说，每个病例都是不同的，必须根据具体情况来采取具体的治疗措施。治疗分为两个主要类别：保守治疗，包括功能锻炼、药物治疗、理疗和其他非手术治疗（如封闭等）；手术治疗，包括椎板切除术、椎间盘摘除术和腰椎融合术。其目的是缓解症状和防止症状复发。

是否所有的慢性腰腿痛都需要手术呢？回答是：不！大多数慢性腰腿痛都可以通过保守治疗的方法使症状得到减轻和缓解。只有少数病人，在经过一段时间的保守治疗仍得不到症状的缓解，症状进一步加重，而且影像检查的结果与症状相符合，这时才需要手术治疗。在这里需要提醒你注意的是，是否接受手术治疗，并非取决于影像检查的发现，而应该取决于你腰腿痛的症状，手术应该以解除症状为出发点。同时你应该了解的是没有一种手术可应用于解决全部腰椎的问题。手术的原则是在解除症状、恢复腰椎正常生理结构的前提下，尽可能地保留脊柱的正常组织。

4. 如何预防腰背痛?

腰背痛是十分常见的疾患，在欧美国家已经成为导致人们劳动力丧失的头号原因，而随着我国社会的进步，腰背痛的发生率也逐日增多。腰背痛主要是由于腰部姿势不良、过度劳累或创伤等使腰背部受到损伤所致。所以你应该在日常生活中注意保持正确的姿势，因为如果坏习惯一旦养成，便很难改变，并且可能使你一生都受到腰酸背痛的困扰。

正确的姿势是最重要的。无论工作或休息时都应该保持脊柱的正常弯度，使肌肉有适当的运动和充分的松弛以避免不良的后果。

正确的站立姿势应该是抬起头，肩膀平直，胸部微向前倾，下腹内收，腰后微凹，这样不仅使腰背肌松弛，也显得更神气。坐的时候要挺直腰部，双脚着地，小腿自然下垂，臀部往后靠，可使用软垫使腰部有依靠，不要懒散地挨着，因为腰背部过度弯曲，只会令你更加疲劳。注意桌子和椅子的高度要适中，以便利工作。无论是站还是坐，每隔 1 小时左右，都应该起身活动一下腰部，做数次腰部屈伸运动，这样才不至于使腰部过度疲劳。

弯腰很容易造成腰背痛，所以日常工作时，应尽量屈膝或蹲下；日常工作或做家务时可利用高凳或调整工作台的高度以避免弯腰；捡掉在地下的东西时，应该蹲下去捡而不是弯下腰去捡。如果弯腰不可避免，你应当在弯腰工作之后，做数次腰部屈伸运动以保持腰部的柔韧性和弧度。

提重物时应蹲下，尽量靠近所提之物体，利用腿部的力量站起。要知道腿部肌肉的力量比腰背部的肌肉力量强大的多。还有，要量力而为，不要搬提过重的物体，否则会损伤你的腰背部。由于在负重时扭腰对腰椎的损害极大，所以在提物时如果要转身时，应当先转动双脚而不是扭动腰部。

最佳的睡姿是侧卧，同时膝部微曲。只用一个枕头，要使用实质的（较硬的）床垫以支持体重不致下坠，必要时可在床垫下加一块木板，使背部能够得到真正的休息。

怀孕对腰椎是一大负担，所以怀孕妇女在孕期应当特别注意保持正确的姿势，如避免弯腰及提重物等；产后更应当多休息，使腰背部复原。过度肥胖也是一种负担，使你更容易患上腰背痛，所以应注意饮食及作适量的锻炼，以保持理想的体重，同时腰部运动对你会有一定的帮助。

请记住，腰背痛是一种慢性疾患而且很难根治。生活中的不良习惯和不良姿势常常是导致腰椎发生退行性改变的主要原因之一，而腰椎退变是导致腰背痛的根本原因。所以你应当经常提高警惕，日常生活中注意培养良好的习惯，保持正确的姿势，以免受到腰背痛的困扰，而影响学习、工作和生活。

（海　涌）

第十六节　颈肩痛的防治与保健

颈肩痛指颈部或颈椎的损伤和疾病所引起的颈痛和肩与上肢的感应痛或放射痛；有时腰背痛也可以在颈肩下方表现，肩与上肢的疾患也可引起颈部疼痛。引起颈肩痛的原因很多，但是在中老年人群中，最常见的原因是颈椎病和肩周炎，图 2-11 为颈椎示意图。

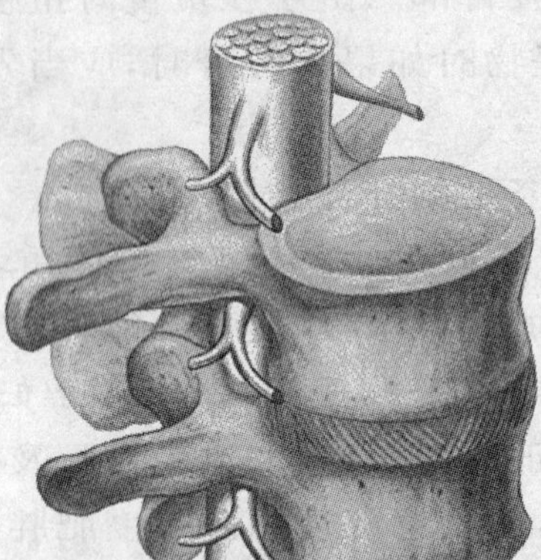

图 2-11　颈椎图

【颈椎病及颈椎病的基础知识】

1. 何谓颈椎病？

颈椎是人体在活动中，在关节中旋转活动次数最频繁的脊柱节段。自人类出生后，就面临着必需的活动，运动的频繁随着成长而增加。

对于不同工作者，发病的机会也不断发生变化，根据其所承受的不同程度负荷及损伤，颈部会逐渐出现病变。所谓病变主要是指椎间盘变性，也就是造成颈椎病发病的主要病因之一。

随着人类年龄的变化，身体的功能也在不断变化，椎体也会出现自然变化，椎间盘内髓核含水量逐步降低。由于椎间盘的脱水使髓核的张力降低，椎间盘变薄，同时髓核中的蛋白多糖含量下降，胶原纤维增多，髓核失去弹性。纤维环各层纤维软骨板相互摩擦产生玻璃样变，失去韧性。纤维环与软骨板及椎体缘附着处松弛，软骨板可发生囊性变。纤维环的韧性变差，容易发生分离甚至撕裂。

当纤维环撕裂时，髓核便会从撕裂的地方挤出来，突出（或脱出）到脊椎管里，导致上、下椎体骨赘增生，压迫神经根、脊髓或影响椎动脉的血供，引起一系列症状或体征。

颈椎病不单纯是颈椎的病症，而是一种临床综合征。由于颈椎病的原发病变是发生在椎间盘，“颈椎病”三字含意是不很清楚的，有些学者认为以“退变性颈椎间盘突出症”取代“颈椎病”这一术语比较确切，但“颈椎病”的名称在社会中已很普遍，所以在临床上仍然沿用这一通俗术语。

2. 颈椎病有哪4种基本类型？主要症状是什么？

由于病理改变的部位和程度不同，被累及的组织也不同，故其所产生的临床症状也不尽相同。据此，临床又将颈椎病分为颈型、神经根型、脊髓型、椎动脉型、交感神经型及混合型 6 种类型。其中前 4 种是基本类型。

3. 什么叫颈型颈椎病？

颈型颈椎病又称韧带关节囊型颈椎病，急性发作时常被俗称“落枕”。

该型颈椎病多因睡眠时枕头高度不合适或睡姿不当，颈椎转动超过自身的可动度，或由于颈椎较长时间弯曲，一部分椎间盘组织逐渐移向伸侧，刺激神经根，而引起疼痛。“落枕”也不排除非颈椎因素。如颈部股肉受寒出现风湿性肌炎、项背肌劳损或颈部突然扭转等，亦可导致“落枕”样症状。

颈型颈椎病症状，以颈部本能、痛、胀及不适感为主，常在清晨醒后出现或起床时发觉抬头困难，患者常诉说头颈不知放在何种位置为好。约半数以病人颈部活动受限或强迫体位，个别病人上肢可有短暂的感觉异常。活动时疼痛加剧，休息可以缓解。

此型颈椎病病程较长，可持续数月甚至数年，且常反复发作或时轻时重。慢性病程患者主诉头部转动时发生奇异的响声。发作时，病人头部偏向患侧，以缓解疼痛及不适。

4. 什么叫神经根型颈椎病？

神经根型颈椎病是颈椎下中最常见的一型，发病率最高，占颈椎病的 60%。

顾名思义，神经根型颈椎病的病因主要是颈椎间盘及骨刺向颈椎后外方突出，刺激或压迫相应脊神经根的结果，尤以下部颈椎即第 4 至 7 颈椎段最多见。神经根型颈椎病多数在 30 岁以上发病，呈慢性经过，反复发作。其症状表现：

(1)根性痛：疼痛为神经根型颈椎的主要症状。其性质呈钻痛或刀割样痛，也可以是持续性隐痛或酸痛。也可以向不同部位放射，如头、耳后或眼窝后部、肩、臂、前胸乃至手指，多局限于一侧。当咳嗽、喷嚏、或上肢伸展以及颈部过屈、过伸时均可诱发或加剧疼痛。部分患者患侧手指指端有麻木感。夜间症状加重，常影响睡眠。

(2)肌力减弱：部分病人由于运动神经受损而引起上肢肌肉萎缩无力，手部活动不灵，持物不得力容易脱落。

(3)颈部僵直：棘突、棘旁或肩胛骨有压痛。神经根牵拉试验、压头试验为阳性。肱二头肌或肱三头肌腱反射可减弱或消失。颈部、肩肌肉张力增高或痉挛。总之，神经根型颈椎病患者体征是多种多样的。急性期部分病人颈肩部，颈部因疼痛而活动受到限制；慢性期受累关节移位，病人常有不同程度活动障碍，颈部后伸活动亦常受限制。少数病人可出现上肢肿胀，皮肤呈暗红色或苍白色。着凉及劳累后可使症状加重。

5. 什么叫脊髓型颈椎病?

脊髓型颈椎病的发病率较低，居于其他各型颈椎病之后。

此型颈椎病是由于颈椎管狭窄，使颈髓受到压迫或损伤而引起的一系列症状。颈椎椎管为颈椎各锥孔相连所构成的管状孔道，而脊髓则位于其中。

椎管可由于本身发育不良而造成椎管狭窄，也可由于椎间盘的退行性变继发颈椎骨质增生。萎缩的椎间盘向椎管膨出部分与椎体后缘的骨刺从椎管的前方压迫脊髓，又由于颈椎退变后不稳定，黄韧带代偿性增生肥厚，可从经椎管后方压迫脊髓。颈髓居于椎管孔道中而受到椎体的影响，处于“身不由己”的状态。

颈椎做屈伸活动时，颈椎也随之上下移动；颈椎前屈时，脊髓即受到牵拉应力而变细前移；颈椎后伸时，脊髓随之变粗，变短，贴向椎管后方。这样动荡不定，受到不同程度的摩擦损伤而引起颈椎病。根据颈髓受损的部位，程度及临床表现可将脊髓型颈椎病分为中央型，椎体束型，横贯型 3 种类型。

（1）中央型：又称“上肢型”，为脊髓的前角和后角细胞受损而引起的一系列症状，以前角运动细胞受损者多见。也由于动脉受压或遭受刺激所致，一侧受压表现为一侧病状，双侧受压表现为双侧症状，患者感觉上肢麻木，乏力，手指伸屈活动不能自如。有的患者手部骨间肌及鱼际肌萎缩，受累肌肉的肌张力及腱反射可减弱或消失。

（2）锥体束型：由于中央型颈椎病病变加重，使脊髓的椎体束受到压迫和损伤。其主要症状为缓慢的进行性的双下肢麻木，发冷，疼痛和乏力，走路飘飘然，就像踩在棉花上，步态不稳，易跌跤。发病初期，常呈间歇性症状，每天走路过多或劳累后出现。随着病程的发展，病症可逐渐加重并转为持续性。上述病状多为双侧下肢，单侧较少见。

（3）横贯型：锥体束病变继续向周围扩展，位于颈椎前,侧索部的脊髓丘脑束受损。患者表现为胸部以下感觉麻木,严重者可出现大小便功能障碍。

6. 什么叫椎动脉型颈椎病?

椎动脉型颈椎病是由于椎动脉受压迫或刺激而引起其供血不足所产生的一系列症状。我们在前面已谈到颈椎是活动量最大的脊柱节段,因而易产生劳损,并随着年龄的增长及损伤的积累而发生颈椎退行性变,尤其是4～5,5～6颈椎段是个多事的椎段。

由于颈椎退变包括向后方突出的椎间盘,钩椎关节或椎体骨刺,以及椎体半脱位或上关节突向方滑脱,都可压迫椎动脉或刺激椎动脉周围之交感神经丛,使椎动脉痉挛,管腔狭窄,造成椎基底动脉供血不足,引起一系列临床症状。基底动脉在正常情况下,左侧和右侧的椎动脉能互相调节血流量,以应付颈椎活动造成的压迫,使血流正常供应给脑组织。

例如,当头向左侧转动时,左侧的椎动脉发生扭曲或扭曲加大而使管腔变窄,血流量减少,这是右侧椎动脉即自动调节,以代偿性的血流量增加而弥补之,不致造成脑组织缺血。

如果右侧椎动脉由于僵化或受骨刺的压迫和刺激引起管腔狭窄时,成了“泥菩萨过河——自身难保”了,那些代偿性增加血流量呢?因此,导致基底动脉缺血的一系列表现,产生椎动脉型颈椎病。

椎动脉型颈椎病是中老年人的常见病。颈椎病病人中约70%有椎动脉受累。50岁以上头晕,头痛者,50%以上与颈椎病引起的椎基底动脉受累有关。

在临床上易有“颈椎眩晕”，“椎动脉压迫综合征”等诊断，又称为“颈性偏头痛”。椎动脉型颈椎病的临床特征，最常见的是头痛，眩晕和视觉障碍等。头痛由于枕大神经病变。常呈发作性疼痛，持续数分钟、数小时乃至更长，偶尔也可为持续性疼痛，阵发性加剧。

疼痛的性质与各人的情况不一样。一般称跳痛（搏动性痛）或灼热痛，而且局限于一侧颈枕部或枕顶部，同时伴有酸，胀等异常感觉。疼痛多于早晨起床后，转动头颈部或乘车颠簸时发生或加剧。少数病人呈现疼痛过敏，触及皮时疼痛难忍，甚至触碰头发时即感剧痛，十分苦恼。疼痛发作时，常起自颈部，迅速扩展至耳后及枕顶部，或向眼眶区和鼻根部发射。有的病人在发作前有先兆，如出现“眼前发黑”，“闪光”等视觉症状。疼痛剧烈时常合并有自主神经功能紊乱的症状，如恶心、呕吐、出汗。

7. 颈椎病有哪些发病因素？

颈椎病的病理生理过程相当复杂．其发病因素多种多样。但下列因素在颈椎病的产生和复发中起着重要作用：

（1）年龄因素：就像一台机器一样，随着年龄的增长，人体各部件的磨损也日益增加，颈椎同样会产生各种退行性变化，而椎间盘的退行性变化是颈椎病发生发展中最基本和最关键的基础。另外，小关节和各种韧带的退变也有重要的作用。

（2）慢性劳损：是指各种超过正常范围的过度活动带来的损伤，如不良的睡眠、枕头的高度不当或垫的部位不妥，反复落枕者患病率也较高。另外，工作姿势不当，尤其是长期低头工作者颈椎病发病率特别高。再者,有些不适当的体育锻炼也会增加发病率,如不得法的倒立、翻筋斗等。

(3)外伤:在颈椎退变、失稳的基础上,头颈部的外伤更易诱发颈椎病的产生与复发。病人往往在轻微外伤后突然发病,而且症状往往较重,合并骨折、脱位者则给治疗增加困难。

(4)咽喉部炎症:当咽喉部或颈部有急性或慢性炎症时,因周围组织的炎性水肿,很容易诱发颈椎病症状出现,或使病情加重。

(5)发育性椎管狭窄:椎管狭窄者更易于发生颈椎病,而且预后也相对较差。

(6)颈椎的先天性畸形:各种先天性畸形,如先天性椎体融合、颅底凹陷等情况都易于诱导颈椎病的发生。

(7)代谢因素:由于各种原因所造成人体代谢失常者,特别是钙、磷代谢和激素代谢失调者,往往容易发生颈椎病。

(8)精神因素:从临床实践中发现,情绪不好往往使颈椎病加重,而颈椎病加重或发作时,病人的情绪往往更不好,很容易激动和发脾气,颈椎病的症状也更为严重。

8. 颈椎病产生的病理变化有哪些?

颈椎病的主要病理变化有以下几个:

(1)椎间盘退化:30 岁以后纤维环弹力降低可产生裂隙,软骨板也有变性,特别是髓核的含水量减少,弹性也减少,最后可致纤维化和钙化。整个椎间盘的退化,导致椎间盘变薄,X 线片上可见到椎间隙狭窄。

(2)小关节改变：当椎间隙狭窄时，小关节所承受的力量因而增加，日久也可引起损害，使椎间孔相应变小。

(3)韧带改变：黄韧带在中年以后多有肥厚改变，显著肥厚时可使椎管变小，脊髓后方可受压迫。前纵韧带、后纵韧带因急性外伤或慢性劳累，也可有微小撕裂，继发纤维化或钙化，钙化影也可在 X 线上显示。

(4)骨质增生：椎间隙狭窄，韧带损伤引起血肿钙化，小关节过度磨损等，均可引起骨质增生。骨质增生以颈5、颈 6 为好发部位。骨刺既可以发生症状，也有稳定的作用，这与骨质增生的部位有关。如颈椎侧后缘骨质增生时，可影响椎动脉的血流。

9. 颈椎病与骨质增生的关系如何？

骨质增生，可以说是一种正常的生理现象。据统计，40 岁以上的人有 45％～50％出现骨质增生。60 岁以后，80％以上的人或多或少会出现骨质增生，随着年龄的增长，关节的软骨逐渐退化，细胞的弹性减少，骨关节在不知不觉中被磨损，尤其是活动度较大的颈、腰关节。损伤的关节软骨没有血管供给营养时，就很难修复。这时，在关节软骨的周围，血液循环比较旺盛，就会出现代偿性软骨增长，即为骨质增生的前身。时间久了，增生的软骨又被钙化，这就是骨质增生，也叫骨刺。事实上只要骨刺逐渐适应了关节活动的需要，骨刺就不会再生长了。

颈椎病病人的 X 线片显示，颈椎可有不同程度的骨质增生或骨赘形成。许多学者认为这些增生物并非颈椎病的主因。

颈椎骨标本实体检测发现，常见增生部位在颈椎

4～6，以颈椎5的增生率最高达83％，各部位增生率以钩突、椎体上下缘和关节突为最多，是因为颈脊柱屈伸活动时的应力集中于该部位，因而易发生劳损。

那么，这些骨质增生即骨刺，是否需要手术予以切除呢？一般的骨质增生并不需要手术治疗，但是有部分患者由于某种原因的长期存在，骨刺骨赘物向椎骨内生长，形成临床上的脊髓型颈椎病，经手术确有很多成功的病例，尽管手术有一定的风险，但是，只要有经验丰富、技术精湛的医生来进行手术，还是可以获得良好的疗效的。

10. 眩晕与颈椎病有何关系？

有些人认为眩晕就是犯了颈椎病。事实上，在神经内科医生、耳鼻咽喉科医生和骨科医生之间，围绕眩晕的官司也常常是打不清的，更不用说病人自己了。那么，眩晕究竟是不是颈椎病呢？要弄清这个问题，我们首先要了解什么是眩晕，以及产生眩晕的病因有哪些。

在医学上，眩晕是由多个系统发生病变时所引起的主观感觉障碍。病人感到周围景物向一定方向转动或自身的天旋地转，称为旋转性眩晕或真性眩晕。如病人只有头昏、头重脚轻感而无旋转感，则统称为眩晕。真性眩晕与眩晕的主要区别是前者通常无意识障碍，也就是说，眩晕发作时，病人的神志始终是清楚的。会出现眩晕症状的疾病种类繁多，而所谓“颈性眩晕”则是指由于某些病因引起椎动脉供血不足的一类中枢性眩晕，颈椎病只是其中较为常见的一种病因，隶属于椎-基底动脉供血不足类疾病。至于引起椎-基底动脉供血不足的原因，可以有6大类：①动脉粥样硬化；②椎动脉供血不足，如椎动脉型颈椎病；③基底动脉的舒缩功能发生障碍，如基底动脉型偏头痛；④椎-基底动脉的畸形或发育异常；⑤锁骨下动脉窃血综合征；⑥动脉内膜炎、多发性大动脉炎、颈动脉炎、结缔组织病等。

可见，引起眩晕的病因多种多样，决非颈椎病一种，而颈椎病中也只有椎动脉型和交感神经型者才会出现眩晕。

【颈椎病的保健】

1. 颈椎病如何预防？

颈椎病，是中老年人的常见病和多发病，尤其是40～60岁以上者为多见。颈椎共有七节，主要功能为支持头颅的作用，具有很大的活动范围，可以进行前曲、后仰、左右侧曲等活动。

颈椎及其棘间韧带肌腱、关节囊、椎间盘等可发生退行性变化或损伤。压迫和刺激颈部神经根、椎动脉、交感神经和脊髓等而出现一系列临床症状。可因累及部位的不同而出现不同症状，绝大部分早期症状是颈部发现颈项部有强硬的感觉、活动受限、颈部活动有弹响声，疼痛常有向肩部和上肢放射，手和手指有麻木、触电样感觉，可因颈部活动而加重。也就是说不同的病变累及不同部位，就出现不同的症状，晚期可导致瘫痪。颈椎病根据临床表现和X线片或CT即可明确诊断。

秋冬季节对颈椎病预防非常重要，具体预防措施如下：

(1)要注意头颈部的正确姿势，每天坚持作前倾、后仰、左右旋转1或2次，坚持10分钟。

(2)保持良好的睡眠姿势,最好采用质地柔软的元宝形枕头,以维持颈椎棘突向前的生理弧度。

(3)枕头的高度应以 10cm 左右为宜。

(4)平时工作的体位,做到既不抬头又不低头的舒适姿势。长时间工作时 1 小时要活动一下头颈部,使颈韧带肌肉得到适当休息。

(5)仰头看电视时勿使颈部疲劳,最好与眼睛保持同一水平。这些措施不仅可以预防颈椎病,还可防止颈椎病的复发和病情加重。

人生总是从出生到生长发育-衰老-死亡的阶段变化着。退行性变是人体的一种正常生理变化。一般说人体生长过程的结束,也就意味着“退变”过程的开始。

在“退变”过程中,有的人无明显临床症状,有的却症状显露,这与病变的程度、椎管发育情况有关。“退变”是一条铁的规律,是不以人们的意志为转移的,只是临床症状显露迟早的问题。有人调查表明:50 岁左右的人群有 25%的人患过或正患颈椎病,60 岁左右则达 50%,70 岁以上的人颈椎病患病率几乎已是 100%。

这说明颈椎病为中、老年人的常见病和多发病,男多于女。近年来,由于临床对该症的病理机制有了深入的了解和先进的诊断手段,特别是影像学的发展,使该症的发现(诊断)率不断提高,而且罹患该病的年龄也渐年轻化,已不单属中老年常见疾病。

2. 睡觉时应如何选择枕头?

头颈具有正常的生理弧度,即颈脊柱轻度前凸。这种生理曲线不但保证了颈椎外在肌群的平衡,而且对保持椎管内的生理解剖状态具有重要作用。

枕头过低，头颈势必过度后仰，前凸曲度加大，使椎体前方的肌肉和韧带过度紧张，时间长了会出现疲劳，甚至引起慢性损伤，加速退行性变。同时椎弓后方的黄韧带皱褶向前突入椎管，增加压迫，而脊髓和神经根反而变短使椎管内容物的体积增大。

所以枕头过低同过高一样都会对颈部肌肉、韧带、关节囊、脊髓、神经根及椎体造成不利影响。

长期作用会加速颈椎的退行性病变。所以应根据颈椎前凸的生理弧度，调整枕头的高低。对颈椎病病人，以病人自己感觉到舒适为宜。

对习惯侧卧者，枕头高度以棘突中点至肩峰外侧缘的距离为适宜。

理想的枕头高度应为 10～16cm，即侧睡时，头部维持在正常位置，不只向某一侧歪斜，它相当于两手并排时由食指到小指的 8 个指头的高度。

3. 易被误诊为颈椎病的疾病有哪些?

在某公司从事计算机工作的张小姐，今年刚刚 25 岁。平日里，常觉得头晕、眼花、耳鸣、手麻。因为身材比较瘦弱，便自认为是因为身体虚弱造成的。于是，她购买了大量的补品。吃进去之后，并未见有什么疗效。后来，她又去了几家医院，中药、西药吃了一大堆，也是没有明显的效果。张小姐非常苦恼，经常性的头晕眼花常常使她无法正常生活和工作。

万般无奈之际，她想：还是试一试中医吧。

根据她主诉的症状，诊断为颈椎病，经 X 线摄片证实了诊断是正确的。仅仅用了一个疗程的中药外敷治疗,王小姐的症状已基本消失。

其实,像王小姐这样的病症是极易被误诊的。颈椎病是以颈椎间盘慢性退行性为主的病变。由于颈椎间盘的退变,导致颈部关节失稳、而引起颈椎骨、关节与颈部软组织一系列的病理变化,从而刺激压迫脊神经根、脊髓、交感神经、椎动脉和周围软组织,出现颈臂麻木、疼痛、头晕、头痛、心悸甚至大小便失禁等相应临床症状,而这些症状又极易与内科、神经科疾病如脑供血不足、内分泌失调、耳源性眩晕等疾病相混淆。这是因为颈椎病的几个特点使人们产生的错觉:一是颈部症状轻,颈部以外症状重,患者往往想不到自己有颈椎病;二是病变范围广,常可涉及四肢、头部、躯干、内脏;三是脊髓性颈椎病预后较差,若不及时治疗,可致终生残疾,遇到这一类的病人,临床医生只要想到有颈椎病的可能,做一个颈部 X 线片或颈部 CT,便可确诊或排除。

颈椎病一旦确诊,有很多治疗方法可以选择,但不外手术治疗与非手术治疗两大类。绝大多数病人都可以通过非手术治疗解除病痛。

4. 颈椎保健操可以预防颈椎病吗?

颈椎病是一种常见病,凡长期从事办公室工作的人,如打字、写作等都会因姿势不当造成颈椎损伤。此外,其发病还与受寒及潮湿等因素刺激有关。要防止颈椎病的发生,除了要纠正不良姿势、注意防潮、防冷外,还应积极加强锻炼,经常活动颈部。这里特介绍六式颈椎保健操,以供大家在平时练习。

一式前俯后仰：做操前，先自然站立，双目平视，双脚略分开，与两肩平行，然后双手叉腰。动作时先抬头后仰，同时吸气，双眼望天，停留片刻；然后缓慢向前胸部位低头，同时呼气，双眼看地。做此动作时，要闭口，使下颌尽量紧贴前胸，停留片刻后，再上下反复做 4 次。动作要旨是：舒展、轻松、缓慢，以不感到难受为宜。

二式举臂转身：做操前，先自然站立，双目平视，双脚略分开，与肩同宽，双手自然下垂。动作时先举右臂，手掌向下，抬头目视手心，身体慢慢转向左侧，停留片刻。在转身时，要注意脚跟转动 45°，身体重心向前倾，然后身体再转向右后侧，旋转时要慢慢吸气，回转时慢慢呼气，整个动作要缓慢、协调。转动颈、腰部时，要尽量转到不能转为止，停留片刻，回到自然式后，再换左臂。而换左臂时，放下的手要沿耳根慢慢压下，换好手臂后同样再做，来回反复做 2 次。

三式左右旋转：做操前，先自然站立，双目平视，双脚略分开，与肩平行，双手叉腰。动作时先将头部缓慢转向左侧，同时吸气于胸，让右侧颈部伸直后，停留片刻，再缓慢转向左侧，同时呼气，让左边颈部伸直后，停留片刻。这样反复交替做 4 次。要注意的是，整套动作要轻松、舒展，以不感到头晕为宜。

四式提肩缩颈：做操前，先自然站立，双目平视，双脚略分开，与肩平行，双手自然下垂。动作时双肩慢慢提起，颈部尽量往下缩，停留片刻后，双肩慢慢放松地放下，头颈自然伸出，还原自然，然后再将双肩用力往下沉，头颈部向上拔伸，停留片刻后，双肩放松，并自然呼气。注意在缩伸颈的同时要慢慢吸气，停留时要憋气，松肩时要尽量使肩、颈部放松。回到自然式后，再反复做4次。

五式左右摆动：做操前，先自然站立，双目平视，双脚略分开，与肩平行，双手叉腰。动作时头部缓缓向左肩倾斜，使左耳贴于左肩，停留片刻后，头部返回中位；然后再向右肩右耳贴于在右肩，停留片刻后，头部返回中位；然后再向右肩倾斜，同样右耳要贴近右肩，停留片刻后，再回到中位。这样左右摆动反复做4次，在头部摆动时需吸气，回到中位时慢慢呼气，做操时双肩、颈部要尽量放松，动作以慢而稳为佳。

六式波浪屈伸：做操前，先自然站立，双目平视，双腿略分开，与肩平行，双手自然下垂。动作时下颌向下前方波浪式屈伸，在做该动作时，下颌尽量贴近前胸，双肩抬起，下颌慢慢屈起，胸部前挺，双肩往后上下慢慢运动。下颌屈伸时要慢慢吸气，抬头还原时慢慢呼气，双肩放松，做2次停留片刻；然后再倒过来做下颌伸屈运动，由上往下时吸气，还原时呼气，做2次，正反各练2次。

5. 颈椎病病人日常如何进行保健?

老年人颈椎长骨刺是一种十分常见的生理现象。有人统计，40岁以上的正常人60%有颈椎骨质增生，到60岁几乎100%有骨增生。有的症状明显，有的没有任何颈椎病的症状。

因此，不要一发现颈椎有骨刺就很担心，即便有了症状，也不单纯是因骨质增生引起的，一般都还有其他原因，如工作劳累、精神紧张、感冒以及平时颈部缺乏锻炼等因素，都可引起疼痛症状。只要在日常生活中注意防治,绝大多数患者,骨刺虽未消失,但症状可以完全消失或好转。可采取以下保健措施加以预防。

(1)康复操:康复操可改善患者颈部的血液循环,松解粘连和痉挛的软组织。颈椎病康复操中不少动作对颈椎病有独特疗效;无颈椎病者可起到预防作用。

预备姿势:两脚分开与肩同宽,两臂自然下垂,全身放松,两眼平视,均匀呼吸,站坐均可。

①双掌擦颈:十指交叉贴于后颈部,左右来回摩擦100次;②左顾右盼:头先向左后向右转动,幅度宜大,以自觉酸胀为好,做30次;③前后点头:头先前再后,前俯时颈项尽量前伸拉长,做30次;④旋肩舒颈:双手置两侧肩部,掌心向下,两臂先由后向前旋转20～30次,再由前向后旋转20～30次;⑤颈项争力:两手紧贴大腿两侧,两腿不动,头转向左侧时,上身旋向右侧,头转向右侧时,上身旋向左侧,做10次;⑥摇头晃脑:头向左—前—右—后旋转5次,再反方向旋转5次;⑦头手相抗:双手交叉紧贴后颈部,用力顶头颈,头颈向后用力,互相抵抗5次;⑧翘首望月:头用力左旋、并尽量后仰,眼看左上方5秒钟,复原后,再旋向右,看右上方5秒钟;⑨双手托天:双手上举过头,掌心向上,仰视手背5秒钟;⑩放眼观景:手收回胸前,右手在外,劳宫穴相叠,虚按膻中,眼看前方,5秒钟,收操。

(2)日常保健

①情绪稳定、劳逸结合,注意颈部锻炼;②避免长时间低头伏案工作或仰头看电视;③选择适当的枕头,高度一般10cm左右为宜;④保持头颈正确姿势;⑤防止各种

外伤事故，尤其是经常进行体力劳动者，要注意休息，以减轻颈部的疲劳。

(3)饮食调养法

①豆浆适量，粳米60g，冰糖适量。以豆浆代水与粳米煮粥，粥好后入冰糖煮1～2沸即可，经常食用；②鲜蘑菇或香菇30g(干品减半)，煮汤喝。每天1次，日期不限；③大朵玉兰花3～6g，开水泡代茶。或鲜叶12～18g水煎服；④蜜糖2汤匙，开水冲服，每日2～3次。对高血压兼便秘者尤佳；⑤食醋100ml，冰糖500g。放入锅内溶化，每餐饭后饮1汤匙。若病人兼有胃溃疡胃酸过多不宜服此方。

6. 颈椎病病人饮食要受限制吗?

颈椎病是由颈椎间盘老化退变开始，继而椎体边缘、椎间关节发生骨质增生，关节囊、韧带等松弛、劳损、钙化，以及小关节错位，颈脊柱不稳定。所有这些变化压迫了脊髓、神经、血管才导致一系列的症状和体征。从颈椎病的发生发展看，这种情况不是哪一种食物所能左右。盲目地“忌口”，反而影响病人的营养情况和精神风貌，不但对颈椎病不利，反而对整个身体不利，因此，颈椎病病人无需忌口。

7. 颈椎病发病后怎么办?

颈椎病是一种慢性退行性疾病。其临床表现多种多样，尤其是椎动脉型和交感神经型颈椎病，有时确诊并非容易。一旦有了这方面的症状，一定要请专科医生帮助确诊，否则延误诊断，耽搁治疗。一旦诊断明确，一般要注意以下几个方面：

（1）对疾病要有正确的认识，树立战胜疾病的信心：颈椎病病程比较长，椎间盘的退变、骨刺的生长、韧带钙化等与年龄增长、机体老化有关。病情常有反复，发作时症状可能比较重，影响日常生活和休息。因此，一方面要消除恐惧悲观心理，另一方面要防止得过且过的心态，放弃积极治疗。

（2）注意休息：颈椎病急性发作期或初次发作的病人，要适当注意休息，病情严重者更要卧床休息2～3周。卧床休息在颈部肌肉放松，减轻肌肉痉挛和头部重量对椎间盘的压力，组织受压水肿的消退方面具有重要的作用。但卧床时间不宜过长，以免发生肌肉萎缩、组织粘连、关节粘连等变化，阻碍颈椎病的恢复。所以颈椎病的间歇期和慢性期，应适当参加工作，不需长期休息。

（3）关于保养：人体尤如一部复杂的机器，时常需要加以保养。尤其是颈椎病，本身就是一种退行性病变，更要对颈部加以保护，尽量避免不必要的损伤。无论是睡眠、休息，还是学习工作，甚至日常一些动作，都要保持良好的习惯，时刻不忘颈椎的保护。同时加强颈肌的锻炼。

（4）关于治疗：颈椎病的治疗方法有非手术治疗和手术治疗之分。绝大多数病人经非手术治疗能够缓解症状甚至治愈不发。但每一种治疗方法均有其独特的操作、作用和适应证，需要有专科医生指导，而且有一定的疗程。

8. 缓解颈椎病疼痛的口服西药有哪些？

服用西药是治疗颈椎病的常用方法之一。其主要作用是减轻或解除疼痛，从而使紧张或痉挛的肌肉松弛，以减轻肌肉对局部病灶处的牵拉，有利于局部损伤病灶的修复。

剧烈的疼痛不但给患者带来难以忍受的痛苦，影响睡眠和休息，甚至可造成病人某些生理功能的紊乱，因而对这类病人在进行确定性治疗之前，也可先服用适当的镇痛药物。

①阿司匹林：有解热、镇痛、抗风湿等作用，可用于治疗颈肩痛。使用比较安全，但常可出现胃肠道反应。②布洛芬：属于苯丙酸衍生物，有解热止痛、抗风湿作用，胃肠反应轻，可以代替阿司匹林。近年来其缓释胶囊芬必得已广泛应用于临床。③氯唑沙宗片：本品为中枢性肌肉松弛剂，作用于中枢神经系统的多突触通道而产生肌肉松弛效果。对治疗颈肩痛引起的肌肉痉挛有良好的效果。

9. 推拿对治疗颈椎病的利弊有哪些？

推拿是祖国医药学的一个重要组成部分。治疗时不用吃药和打针，仅凭推拿医生的双手和简单器械在身体的一定部位或穴位，沿经络循行的路线、气血运行的方向，施以不同的手法，达到治疗的目的。由于推拿痛苦小，简便易行，疗效有时立竿见影，深受病人的欢迎。推拿对颈椎病的治疗作用有以下几方面：

（1）疏筋通络，缓解疼痛和麻木。

（2）加宽椎间隙，扩大椎间孔，整复椎体和小关节滑脱，解除神经压迫。

（3）缓解肌肉紧张和痉挛，有利于颈椎活动。

（4）松解神经根和软组织粘连，缓解症状。

尽管推拿在缓解颈椎病症状方面具有良好的作用，由于颈椎病病因复杂，病理改变多种多样，颈部又有十分重要的结构如脊髓、神经根、椎动脉等。推拿医生对颈椎病病人不仅要有熟练的推拿手法，还要对颈椎疾病有一定认识。强力的粗暴的推拿手法是有害。

颈椎病病人大多年龄偏大，往往伴有动脉硬化，骨质增生、韧带弹性下降甚至钙化、骨化，故强力的颈部被动活动可能会造成韧带、肌肉、骨质的损伤，加重疼痛，也可能因椎动脉的突然阻断使脑部缺血产生眩晕甚至昏厥。尤其对脊髓型颈椎病病人，由于椎管容量本身小，已受到不同程度压迫，受到突然冲击可能会产生瘫痪。

所以推拿宜采用轻柔和缓的放松手法，来达到对颈椎病的疏筋通络、止痛止麻、解痉和最后缓解症状的目的。

10. 哪些颈椎病需手术？

颈椎病是常见病、多发病，症状复杂多变；表现为颈部僵硬疼痛、活动受限、颈肩部疼痛、上肢无力、手指麻木等，严重者出现颈以下瘫痪。个别患者可有血压升高或降低、心绞痛、心律失常、视力下降、听力障碍、乳房疼痛、吞咽困难等特殊症状。一般可分为颈型、神经根型、脊髓型、椎动脉型、交感神经型等几种。

颈椎病治疗可分为非手术治疗和手术治疗两大类。说到手术治疗，不可等闲视之。因为颈部解剖结构复杂，生理作用重要：①支撑颅脑；②供应大脑的血管从颈椎两侧经过；③是消化道和呼吸道的起始部位；④颈椎内部的脊髓是大脑与全身神经联系的关卡；⑤头部以外的感觉，均须经过颈脊髓才能上传，而大脑指挥躯体运动，同样无法超越颈脊髓。所以，颈椎病多采用非手术治疗，以策安全。但是，当非手术治疗无效时，必须考虑手术治疗。

1984年，我国骨科界众多专家讨论通过了“颈椎病的手术适应证”试行草案，现在仍然可行。

颈椎病手术方式也颇多，有的从颈前做切口进入（前路），有的从后面颈部做切口（后路）。选择手术进路，主要根据病人具体情况，利于解除对脊髓、神经根、椎动脉或食管压迫。

经皮穿刺颈椎间盘切吸术，是在X线监测下，应用特殊器械切除颈椎间盘，不需开刀，减少了对人体的损伤。同样在X线监测下，将特殊药物胶原酶注射到病变颈椎间盘，可以溶解突出椎间盘，解除压迫，达到治疗的目的。这两种方法，国内正在进一步探索，逐渐开展。

在采取手术治疗方案前一定先采取保守治疗，在确定保守治疗无效时方可考虑手术治疗。

11. 颈椎牵引有什么作用？

颈椎牵引是颈椎病保守疗法中最主要而且疗效确实的一种方法，其治疗作用通过以下几方面来实现：

（1）限制颈椎活动，减少对受压脊髓和神经根的反复摩擦和不良刺激，有助于脊髓、神经根、关节囊、肌肉等组织的水肿和炎症消退。

（2）增大椎间隙和椎间孔，减轻甚至解除神经根所受的刺激和压迫。

（3）解除肌肉痉挛，恢复颈脊柱的平衡，降低椎间盘内压，缓冲椎间盘向四周的压力。

(4)牵开小关节间隙，解除滑膜嵌顿，恢复颈椎间的正常序列和相互关系。

(5)使扭曲于横突孔间的椎动脉得以伸直，改善椎动脉的血供。

(6)使颈椎管纵径拉长，脊髓伸展，黄韧带皱褶变平，椎管容积相对增加。正确的牵引治疗不仅可使肌肉痉挛解除，同时也可改善神经根刺激症状。

颈椎牵引的时间视病人的症状严重程度和牵引效果来决定，若牵引方法正确，而牵引效果不好，甚至牵引时有诸多不适，则干脆放弃牵引。如果症状严重，影响生活和工作，可行卧位持续牵引；除了吃饭及大小便外，24 小时连续牵引，理论上效果最好，一般情况下白天牵引，晚上停用。对于那些症状尚能耐受，又不能放弃工作休息者，可利用上班休息时间和在家行坐位间断牵引，每天2～3次，每次半小时到1小时。颈椎牵引贵在坚持，方法简便易行，由于神经根的水肿消退大约需 2 个星期以上，一般要坚持 2～3 个星期才能有肯定的效果。

12. 颈部活动的方法有哪些？

颈椎病病人在颈椎病症状明显时，应限制颈部活动，在经过治疗，症状缓解期时，应建议病人多进行颈部活动。下面我们为你介绍几种活动方法。

(1)颈项牵拉：先做立正姿势，两脚稍分开，两手撑腰。练习时：头、颈向右转，双目向右后方看；还原至预备姿势；低头看地，以下颌能触及胸骨柄为佳；还原。动作宜缓慢进行，以呼吸一次做一个动作为宜。左右交替运动。

(2)往后观看：预备姿势同上，练习时：头颈向右转，双目向右后方看；还原至预备姿势；头颈向左转，双目向左后方看；还原。动作要配合呼吸，缓慢进行。

(3)回头望月：预备姿势同上，练习时：头颈向右后上方尽力转，上身也随同略向右转，双目转视右后上方，仰望天空；还原至预备姿势；头颈向左后上方尽力转，上身也随同略向左转，双目转视左后上方，仰望天空；还原。呼吸一次做一个动作。

以上3个动作，主要是练习颈部的伸屈与旋转功能。轻症病人可加练侧弯动作。眩晕型病人如做颈部旋转动作有不良反应，宜暂停练习往后观看及回头望月动作。

13. 老年颈椎病病人锻炼法是什么?

颈椎病是老年人的常见病，尤以从事伏案工作或有颈部损伤史者为多。颈椎间盘的老化与退行性改变，是引起老年颈椎病的根本原因。

对老年颈椎病病人来说，选择适宜的运动项目进行锻炼既是一种治疗方法，又是一种极为重要的巩固疗效的手段。运动锻炼在某种程度上要比药物治疗好。因颈椎部是整个脊椎活动范围最大的部位，但在日常生活中却极少有机会活动到最大幅度。而老年颈椎病病人，由于颈椎老化及退行性改变影响了它的生理功能，并引起一系列临床症状。通过运动锻炼，可使老年病人的颈部生理功能得以增强，症状得以消除。

治疗老年颈椎病的运动很简单，每天早晚各做1次，每次10分钟左右。具体方法如下：

(1)左顾右盼：取站位或坐位，两手叉腰，头颈轮流向左、右旋转。每当转到最大限度时，稍稍转回后再超过原来的幅度。两眼亦随之尽量朝后方或上方看，两侧各转动 10 次。

(2)仰望观天：取站位或坐位，两手叉腰，头颈后仰观天，并逐渐加大幅度。稍停数秒钟后还原，共做 8 次。

(3)颈臂抗力：取站位或坐位，双手交叉紧抵头后枕部。头颈用力后伸，双手则用力阻之，持续对抗数秒钟后还原。共做 6～8 次。另一种方法是：取站位或坐位，两手于头后枕部相握，前臂夹紧两侧颈部。头颈用力左转，同时左前臂用力阻之，持续相抗数秒钟后放松还原，然后反方向做，各做 6～8 次。

(4)转身回望：取站位，右前弓步，身体向左旋转，同时右掌尽量上托，左掌向下用力拔伸，并回头看左手。还原后改为左前弓步，方向相反，动作相同。左右交替进行，共做 8～10 次。

(5)环绕颈部：取站位或坐位，头颈放松转动，依顺时针方向与逆时针方向交替进行，共做 6 次。

上述各节的动作要领是，速度缓慢，幅度逐渐加大；每做完一节后，自然呼吸，间歇片刻后再做下一节。引起症状的动作方向需逐步适应，顺势而动。

【肩周炎】

肩周炎又称肩关节组织炎，这是肩周肌肉、肌腱、滑囊和关节囊等软组织的慢性炎症，50 岁左右的人比较常见。但办公室的工作人员由于长期伏案工作，肩部的肌肉韧带处在紧张状态，故 50 岁以下人中也不少见。肩关节是人体全身各关节中活动范围最大的关节。其关节囊较松弛，关节的稳定性大部分靠关节周围的肌肉、肌腱和韧带的力量来维持。由于肌腱本身的血液供应较差，而且随着年龄的增长而发生退行性改变，加之肩关节在生活中活动比较频繁，周围软组织经常受到来自各方面的摩擦挤压，故而易发生慢性劳损。

1. 肩周炎的诱发病因有哪些?

肩周炎真正的病因，多数学者认为是在肩关节周围软组织退行性变的基础上发生的。凡能引起肩关节和上臂活动受限的诱因，都能导致肩周炎的发生。

常见的诱因如下两种：

(1)肩关节周围病变

①肩关节周围软组织劳损或退变：可引起冈上肌腱炎、肱二头肌腱炎、肩峰下滑囊炎、关节囊炎和旋转腱袖损伤等疾病。这些慢性炎症和损伤，均可波及关节囊和周围的软组织，引起关节囊的慢性炎症和粘连。②肩关节的急性创伤：如肩部挫伤、肱骨外科颈骨折和肩关节脱位等。由于局部出现炎性渗出、疼痛及肌肉痉挛，将会导致肩关节囊和周围软组织粘连，而发生肩关节的冻结。③肩部功能活动减少或上肢固定过久：肩部活动减少，造成局部血液循环不良，淋巴回流受阻，炎性渗出淤积，日久纤维素沉着，粘连形成，导致关节囊挛缩和周围软组织粘连；肩关节脱位、上肢骨折和手术后外固定等时间过长，或在固定期间不注意肩关节功能锻炼，均可导致肩周炎的发生。

(2)肩外疾病

①颈椎源性肩周炎：指由于颈椎病引起的肩周炎。

临床资料表明，这种肩周炎的特点为先有颈椎病的体征和症状，而后再发生肩周炎。它是颈椎病的一种临床表现，或者说是一种临床类型，而不是肩关节与周围软组织退行性改变的结果。②冠心病：由于冠状动脉供血不足，造成心肌缺血或缺氧而引起的绞痛，疼痛主要位于胸骨后部，常可放射到肩、上肢或背部，左肩及左上肢尤为多见。尚可引起肌肉痉挛，肩关节运动受限，可诱发肩周炎。③其他因素：本病发生尚与精神心理因素、肩部受伤、体内有感染病灶、内分泌紊乱及自身免疫反应等有关。从临床观察中发现，肩周炎多与糖尿病、偏瘫、肺结核、颈椎病等疾病并存，并且发病率偏高。

2. 肩周炎的常见症状有哪些？

肩周炎多为单侧发病，左侧较右侧多见，少数病人可双侧同时发病。好发肩周炎的年龄与肩关节产生严重退变的年龄相一致，肩部有损伤史或曾经有局部外固定史、受寒史、偏瘫史，也有无任何诱因而发病者。

(1)主要的症状：为肩关节疼痛、肌肉无力、活动障碍。疼痛为最明显的症状，疼痛的程度及性质有较大的差异，或为钝痛，或为刀割样，有持久性，夜间疼痛加重，甚至痛醒，影响睡眠。

这种疼痛可引起持续性肌肉痉挛，肌肉痉挛有的很轻，有的很重；疼痛与肌肉痉挛可局限在肩关节，也可以向上放射至后头部，向下可达腕及手指，也有的向后放射到肩胛骨，向前到胸部；也有的放射到三头肌或者放射到三角肌、二头肌直达前臂的桡侧。肩周炎压痛点范围广泛，因病期不同压痛点部位和压痛程度也不一致。

(2)临床分期:根据肌肉痉挛引起的肌肉疼痛与压痛部位不同,尚可区分与本病有关疾病的诊断。如左侧胸部肌肉的疼痛与压痛,则应考虑颈椎疾患的诊断。不同病期,肩关节活动障碍的程度也不一致,可由轻微的功能障碍到关节活动完全消失。按肩周炎的发生与发展大致可分为3期,即急性期、慢性期、恢复期。各期之间无明显界限,各期病程长短不一,因人而异,差别很大。

①急性期:这是肩周炎的早期。肩部自发性疼痛,其疼痛常为持续性,表现不一。有的急性发作,但多数是慢性疼痛,有的只感觉肩部不舒适及束缚的感觉。疼痛多局限于肩关节的前外侧,可延伸到三角肌的抵止点,常涉及肩胛区、上臂或前臂。活动时,如穿上衣时耸肩或肩内旋时疼痛加重,不能梳头洗脸,患侧手不能摸背。以后肩疼痛迅速加重,尤其夜间为重,病人不敢患侧卧位。由于肌肉痉挛和疼痛,逐渐出现肩关节活动范围减少,特别是外展和外旋受限最为显著。肩部外观正常。局部压痛点多位于结节间沟、喙突、肩峰下滑囊或三角肌附着处、冈上肌附着处、肩胛内上角等处。②慢性期:肩痛逐渐减轻或消失,但肩关节挛缩僵硬逐渐加重呈冻结状态。肩关节的各方向活动均比正常者减少50%～20%,严重时肩肱关节活动完全消失,只有肩胛胸壁关节的活动。梳头、穿衣、举臂、向后结带均感困难。病程长者可出现轻度肌肉萎缩,多见于三角肌、肩胛带肌。压痛轻微或无压痛,此时持续时间较久,通常为2～3个月。③恢复期:肩痛基本消失,个别病人可有轻微的疼痛。肩关节慢慢地松弛,关节的活动也逐渐增加,外旋活动首先恢复,继则为

外展和内旋活动。恢复期的长短与急性期、慢性期的时间有关。病程越长，恢复也越慢；病程短，恢复快。.

3. 易患肩周炎的人群有哪些？

肩周炎被认为是中老年人的常见病。据国内有关资料显示，国内45岁以上50%～60%都患有不同程度的病症。30～60岁的中老年人，尤好发于50岁左右的女性（男女之比约为1∶3）。

综合来看，多发病人群多见于长期伏案工作者、计算机工作者、教师、家庭妇女、会计、长期手工业劳动者、办公室职员。上述职业已被认为高发职业病之一。

另外，患糖尿病、营养不良、心脏病、偏瘫、颈椎病或精神病的人较易发生本病。多数病例为慢性发病，一般无外伤因素，少数有轻微外伤，如有的病人在肩部或上臂开始有一个小的外伤而后发展成为肩周炎。

4. 哪些特殊检查方法可用于肩周炎的诊断？

(1)电子计算机X线横断体层扫描(CT)及磁共振成像(MRI)检查：目前主要应用于肩袖病变，肱二头肌腱病变，滑囊及关节囊变，肩关节不稳等。CT检查可以发现肩袖损伤以及肱骨干旋转不正常所致的肱骨头前倾角过大，如今用低浓度双重对比剂造影有助于发现前关节囊的弛张，盂唇剥离等病变。这种特殊影像检查诊断技术，我国刚刚开始在大的诊断中心使用，在技术上尚不成熟，属于探索阶段，有待今后进一步积累经验，使这种新技术逐渐达到实用化。

(2)B超检查：目前已应用到肩袖病变，肌腱滑囊及关节囊的病变。对完全性肩袖断裂及重度撕裂可提供良好的影像改变，以助于肩袖病变的诊断，但临床应用尚不普遍。

(3)肌电图检查及肩关节运动解析方法：对麻痹所造成的肩关节不稳有确诊断价值，对特发性肩松动症及肩袖间隙分裂有一定的参考价值。对颈源性肩周炎神经根病损或胸廓出口综合征所致的肩部病变，肌电图检查对确定诊断均有帮助。

(4)关节镜检查：肩周炎急性期可见关节腔滑膜充血，绒毛肥厚，增殖，充填关节间隙及肩盂下峰壁间隙，使关节腔狭窄，容量减少，肱二头肌长头关节内段表面为血管翳覆盖。有持续性肩痛及活动受限病例，关节囊有粘连。慢性期可见肩肱关节囊纤维化，增厚，关节腔粘连，肩盂下滑膜峰壁间隙闭锁，关节容量明显减少。

关节镜还可以观察到关节内有小的鳞片漂浮。肩峰下滑囊关节镜检查，可发现许多病例中肩袖滑囊面有明显的病理改变，滑囊有水肿，粘连。此外，肩关节镜检查尚可观察到肩肱中韧带及上，下韧带的病理变化及肩峰下骨结构的改变和冈上肌腱的病理变化，尚可切取活体组织进行病理检查。关节镜检查虽对肩关节疾病有较高的诊断价值，但属侵入性、有创性诊断方法，存在着一定的局限性。由于尚需一定的设备条件和操作技术，目前尚未普遍开展。

5. 肩周炎如何与颈椎病相区别?

颈椎病，为颈神经根、颈髓、交感神经、椎动脉受刺激或压迫引起。肩周炎是肩肱关节囊及其周围韧带、肌腱和滑囊的退变引起的慢性非特异性炎症。主要鉴别点为：颈椎病的病变在颈椎；肩周炎在肩肱关节内外的软组织。

颈椎病的疼痛来源于颈神经根，并和分布相一致；肩周炎的疼痛来源于颈痉挛的肌肉，与神经分布无关。

颈椎病的活动受限在颈椎；肩周炎活动受限在肩关节。肩周炎的肩关节造影可见关节囊收缩变化；颈椎病则无此变化。肩周炎在肱二头肌增加张力的位置可引起疼痛；颈椎病则无此特点。

6. 肩周炎如何与冠心病相区别?

冠心病，是由于冠状动脉病变引起的心脏病。肩周炎是肩肱关节囊及周围软织退变引起的疾病。其鉴别点如下：冠心病肌肉的疼痛与压痛在左侧胸部，位于胸骨上段或中段之后，常放射至肩、上肢、颈或背部，左肩及左上肢尤为多见；肩周炎疼痛多在肩关节周围，向患侧的前臂或手放射。

冠心病多为突然发病，常在劳动、兴奋、受寒或饱食后发生；肩周炎多缓慢发病，一般认为在肩关节退行性变的基础上，感受风寒，轻微外伤，长期固定或过度劳损等诱因而产生。

冠心病疼痛性质多为压榨性或窒息性，每次发作时间为 3～5 分钟，最长 15 分钟，休息或给亚硝酸盐制剂疼痛消失；肩周炎疼痛多为钝痛或刀割样，疼痛常为持续性，夜间较重，影响睡眠，休息或服用上述药物疼痛不消失。

冠心病发作时，心电图可见 ST 段压低及 T 波的减低；肩周炎发作心电图无此变化。

7. 中老年人怎样预防肩周炎?

肩周炎发病于40岁以上的中、老年人。肩关节疼痛和活动功能受限等严重影响了患者的工作和日常生活,危害着中、老年人的身心健康。有关资料表明,肩周炎在我国城市的发病率为8%,这说明有大量工作着的人们正遭受或可能遭受这一疾病的痛苦,对此进行积极有效的预防有着十分重要的意义。

基于对肩周炎的病因、病理的认识,以及中医学对骨关节痹证的病因病机的辨证分析,我们从中医学的未病先防,既病防变,病后防复等原则介绍肩关节周围炎的预防问题。

(1)未病先防:肩周炎的发生与劳损、外伤及骨关节退行性变均有一定的关系。如教师、打字员及手工业工人等在常年的工作中多易引起积累性损伤,进入中、老年后诱发肩周炎是较常见的。对这部分人群,应注意劳动作业保护,通过相应的保健操如五禽戏、练功十八法等练习,消除肩部软组织的疲劳,改善局部血液循环。

中老年人的急性肩臂部损伤也是致发肩周炎的重要诱因之一,对急性的局部软组织扭挫伤,应及时恰当彻底地进行治疗,杜绝诱因,预防发病;对肩关节脱位及肩臂部的骨折等手法整复不宜粗暴,应尽量采用无创治疗。对手术治疗者,应注意手术过程中的操作,避免因渗血、粘连而诱发肩周炎;对因损伤而需制动固定者,应注意制动固定时间,不宜过长,解除制动固定后应即时进行功能锻炼。对中老年人应使心情舒畅,减少日常生活中产生意外损伤的可能。

此外，相应注意中老年人的饮食、起居、房事等，对预防肩周炎的发生也有积极意义。如饮食上的偏嗜酸咸等，过度的饮酒，吸烟都对骨关节有不良的影响；过度的房事使肾精亏虚致不能主骨，在这些方面注意节制，也是预防肩周炎的措施之一。

肩周炎在中医学上称为露肩风等，与中医学上的风、寒、湿诸邪入侵有密切关系。因此，中老年人的起居应注意避风寒，不可久居寒湿之地，气候骤冷时应注意肩部的保暖。睡眠中注意就卧姿势，多以仰卧为宜，并且避免在睡眠过程中将肩部暴露在外。

中老年人的退行性变是属自然现象，但适宜的调护则有助于延迟退变年龄或避免出现病变。中国传统的养生学在这方面颇有论述，如练养生功，导引，自我按摩以及药膳等。常见的一些体育运动如慢跑、打太极拳等均有助于预防肩周炎的发生，适当服用胡桃、黑芝麻、木瓜、当归等可积极调理气血，舒筋通络，对肩周炎之类的骨关节疾患的预防也相当有效

总之，只要时常注意，积极预防，肩周炎的发生是可以避免的。

(2)既病防变：当肩周炎发生后，在接受临床医学或康复医学的治疗同时，预防也是至关重要的问题。积极有效的预防手段可防止肩周炎患者病情加剧，又可使其避免出现其他并发症。

首先是心理防变，也就是要树立良好的精神状态，坚定战胜疾患的信心，积极配合治疗，遵循医嘱。保持心情舒畅，乐观，戒躁戒怒，消除紧张心理，解除精神负担，都

是预防疾病进一步发展的有效方法，这些与心理康复是相一致的。

肩周炎患者多接受过按摩、体疗等治疗手段，注意营养是必要的；同时中医学的辨证施治理论要求患者在治疗期间应忌食生冷、油腻等，饮食以清淡为宜。对于患病的肩周炎，在起居方面尤宜注意，四时保暖，忌汗出当风，忌睡眠侧压等。治疗期间最好能避免房事，但能相应地予以节制也是预防病情发展和发生并发症的有益措施。

病人在接受治疗过程中，应注意与医生配合以发现潜在性病变，预防并发症的发生。在进行养生功、导引及体育锻炼时，务必适宜，与自身体能相当，避免超生理范围，预防并发症。一旦发生并发症，应积极治疗。

(3)病后防复：肩周炎的预后是良好的。通过恰当积极的治疗，一般能在数月内得以康复，少数病人病期虽达1～2年，但最终也能恢复正常。经治愈数年后复发者在临床上也并非少见。这表明病愈后的预防更为重要，具体方法可参考未病先防的有关措施，最主要的是通过功能练习，中医药等手段，巩固疗效，防止复发。

病愈后进行的功能练习，应持之以恒，坚持不懈，无论是做体操或养生功，导引，均应突出患过病的肩关节，且不忽略未发病肩关节的功能练习，动作终点要尽量达到生理范围。

中医药在病愈后的防复效果是相当引人注目的。肩周炎又有五十肩之称，《黄帝内经·素问·上古天真论》：七八肝气衰，筋不劝，天癸竭，精少，肾脏衰，形体皆极。50岁以上的中老年人肝肾亏虚，是肩周炎的诱发因素之一。肩周炎的发病，使肝肾亏虚更明显，从中医药角度对其进行中药调护预防，对防止肩周炎的复发有着相当积极的作用，较为常见的是少量饮服如虎骨酒、十全大补酒等药酒以及补益肝肾的中药，药膳等。

综上所述，预防对于肩周炎的发生、发展、复发等问题是相当重要的。目前，关于肩周炎的预防，尚不为人们所重视。然而，随着人类对身心健康的追求水平不断提高，有关肩周炎的预防问题势必将更详尽而系统。

8. 肩周炎的锻炼与康复有哪些方法？

有关肩周炎的徒手锻炼与康复内容繁多，常见的有以下方法。

（1）翻云覆雨法：患者直立，两足分开与肩同宽，两臂下垂。然后屈肘上提至胸前与肩平，两掌与前臂相平，掌心向下；稍停，两掌用力下按至两臂伸直为度。动作过程宜缓慢，上提时肩用力，下按时沉肩，掌臂用力。

（2）四面出击法：患者直立，两足分开与肩同宽，两手握拳夹于腰间，然后双拳交替向前及左侧或右侧用力冲拳。动作过程干脆利落，冲拳和收拳都要肩部用力。

（3）左右开弓法：患者直立，两足分开与肩同宽，两掌放目前，掌心向外，手指稍屈，肘斜向前。然后两掌同时向左右缓慢用力分开并渐成虚拳，至两前臂与地面呈平行状，胸部尽量挺起，稍停，还原。

（4）单环轮转法：患者直立，两足分开与肩同宽，两臂自然下垂，患臂以肩关节为轴，进行顺时针方向的轮转绕环，速度由慢而快，幅度由小而大。

（5）双环轮转法：与单环轮转法相似，为两臂同时轮转绕环。

(6)俯身探海法：患者两足分开略宽于肩，上体前屈，头稍仰起，两臂自然下垂。然后右臂放松尽量向上摆，同时左臂放松尽量向后摆，交替进行；还原，两臂同时向左右上摆，至最大限度时回摆于胸前交叉。

(7)屈肘摇肩法：患者直立，两足分开与肩同宽，两臂屈肘，双手叠按胸前，然后患肩自前向后摇肩关节 1 周，随即自后向前摇肩关节 1 周。

(8)轮转辘轳法：患者直立，两足分开与肩同宽，健手叉腰，患手向患侧平伸举，肩部放松，缓慢地将患臂顺时针方向摇 1 圈，再逆时针方向摇 1 圈，还原。

(9)夹臂展肩法：患者直立，两足分开同肩宽，两臂屈曲，两手十字交叉置于头后，然后两手扶头，两臂相对向内夹紧，随后两臂尽量外展，同时手扶头不动，挺胸，而后还原。

(10)翻掌托天法：病人下立，两足分开，两臂自然下垂。然后两臂侧平举并翻掌使掌心向上，继而两臂经前上而下在体前绕环 1 周半，在脸前方时两手相互交叉，掌心朝前，接着两臂屈曲上举并翻掌使掌心朝上，再尽量向上伸直双臂，还原。动作过程中可适当以健手帮助患侧手臂完成上托动作。

(11)霸王举鼎法：患者直立，两足分开与肩同宽，两手握虚拳并屈肘使双拳在胸前与肩平，然后双虚拳放开呈掌心向上，两臂向上直举如托重物。尽最大可能上举，抬头挺胸，稍停后两手逐渐下降还原。

(12)内收后伸法：病人直立，两足分开如肩宽，两手自然下垂，然后右臂屈肘，右手前摆到右肩，同时左臂屈肘，左手摆到右肩胛角处，尽量争取动作到位，稍停，还原，左右交替进行。

(13)随波逐浪法：病人直立，两足分开如肩宽，两手叉腰，然后身体向左侧屈，左手沿体侧向下伸直，右手沿体侧上至腋下胸胁部，稍停，还原。左右交替进行。

(14)弓拔刀法：病人直立，两足分开与肩同宽，两臂下垂，健臂屈肘向上提起，掌心向弯前，提出头顶向患侧搭住颈项部，稍停，还原；然后患臂屈肘向上提起，掌心向前，尽量提过头顶向健侧以搭住颈项部，健臂屈肘在体后上提以手背贴于腰背部，稍停，让患侧手掌经过头顶由前下垂而还原。

(15)单臂摘果法：病人直立，两足分开与肩同宽，右臂屈肘向上提起，掌心向外，提过头顶，右掌横于顶上，掌心向上，左臂同时屈肘，掌心向后，自背后上提，手背贴于后腰，稍停并尽量使右掌上托，抬头挺胸。左右交替进行。

(16)旋转乾坤法：病人直立，两足分开与肩同宽，两臂屈肘夹于腰际，两手握拳，拳眼向内相对，然后两臂外旋使拳眼朝外，稍停，还原。

(17)顶上摘瓜法：病人直立，两足分开与肩同宽，两臂自然下垂，然后患侧手沿体侧提起置于头部耳垂处，再继续向上移到头顶并经过头顶向健侧耳部移动，尽量争取触及健侧耳尖部。

(18)俯身圈地法：病人直立，两足分开与肩同宽，上身前屈，健手撑腰，患臂自然下垂，然后以患肩为轴心使患臂对着地面划圆圈，幅度由小而大。

（19）体后拉手法：病人直立，两足分开与肩同宽，两手置于身体背后，以健手握住患手，由健手牵拉患侧手臂，至最大可能限度后回推，一拉一推均须带动患侧肩关节。

（20）挎篮摆臂法：病人直立，两足分开与肩同宽，健手叉腰，患肘屈曲90°，以肘部紧贴腰部，上臂紧靠胸廓，患手握虚拳，拳心向上，然后使患侧前臂向外摆出，稍停，还原。

9. 肩周炎病人如何进行按摩保健？

按摩疗法强调施行手法的循序渐进，力求避免因手法不当而造成新的局部损伤和其他并发症，主张以不间断的按摩手法作用使局部循环得以加强，从而逐渐提高局部组织的痛阈，充分拉长紧张或痉挛的肌肉，最终达到止痛和恢复功能的目的。

采用按摩法治疗肩周炎，临床上一般根据肩周炎的不同病期而有针对性地施以不同的手法。

（1）急性期：肩周疼痛明显，关节功能受限尚不严重。按摩治疗时多采用按摩、拿捏、点按、摇晃等较温和的手法，缓解痉挛，消除疼痛，防止粘连。常用操作方法如下：

①患者取坐位，术者立于患侧、术者一手扶患肩，另一手自其健侧起揉摩颈肩、肩背部3～5遍，并逐渐过渡移向患侧颈肩、肩背部，按摩约1分钟；

②术者一手握住患侧上肢腕部，另一手自其肩井穴处沿其肩外侧，以拿捏手法轻快地自肩至腕拿捏患侧肩周及其上肢部肌肉，反复5～7次；

③术者一手在患肩的前缘、外缘及后缘施行滚法各

约2分钟，同时以另一手握其患侧手腕或肘部使患肢配合进行轻度的肩外展、内收、内旋、外旋、后伸、上举等动作；

④术者以指推、捋顺等手法在患肩处沿肩周肌肉、肌腱的走向反复理筋5～7次；

⑤术者一手扶患肩，另手按其腕，牵引患侧上肢外展后进行旋转划圈运动，幅度由小而大，反复多次；

⑥术者双手配合，使患侧上肢做被动的肩外展、内收、内旋、后伸、上举等动作，逐一进行，以患者最大耐受程度为限；

⑦术者一足踏病人座椅边缘，将其患肢屈肘置于膝上，以双手对扣搭在患肩处进行按摩约半分钟；

⑧术者握住患肢腕部牵拉并抖动其患侧上肢3～5次，再轻轻摇晃片刻；

⑨术者一手握空拳在患肩周围及颈肩、肩背处施以轻快的叩击法，且过渡移向健侧，反复3～5遍，术毕。

(2)慢性期：病人肩周疼痛渐轻或趋于不明显，但肩关节功能受限却较显著，甚至呈冻结样。按摩治疗时宜着重施以推扳、旋摇、牵拉等手法，在舒筋止痛的基础上，松解粘连，恢复肩关节功能。常用操作方法如下：

①患者取坐位，术者立其患侧。先以揉摩滚推、拿捏等手法在患肩周围及颈肩、肩背、患侧上肢等处施法3～5分钟；

②术者在患侧肩前(相当于肱二头肌长头腱处)、肩外(当于三角肌止点处)、肩后(相当于同上、同下肌处)等部位压痛点处，施以弹拨手法或弹筋束，或垂直拨筋肌，

再顺肌肉走向进行持续，反复做 3 分钟；

③术者在其患肩前、后，外侧，搭住其肩周肌群如三角肌、冈上肌、同下肌等，推扳 3～5 次；

④术者一手按扶其患肩以固定，另手握其患侧肘部，以肩关节为轴心，做向前环转后接做向后环转的旋转回环动作，幅度由小而大，反复 10～15 次；

⑤术者一手握患肢肘部或腕部，另手紧按其肩部，将患侧上肢拔伸上举，同时双手一起用力，在其上举的最大限度稍停片刻，反复做 3～5 次；

⑥术者一手扶住健侧肩部，另手托住患侧肘部，使患肢屈肘内收经胸前向健侧靠移，在最大限度的位置上维持片刻，反复做 3～5 次；

⑦术者一手扶患肩，另手握其腕部使患侧上肢后伸，同时握腕之手轻轻施以扭转之力，使后伸的患侧同时有内旋动作；然后，让患肢在后伸位屈肘靠贴在其腰骶部，握腕之手向上提拉，使其自低位逐渐向背上移动，至最大上移位置时稍停并维持片刻，再缓缓放下，反复 2～3 次。整个过程中，病人在肩前部有明显的疼痛点，术者宜用扶肩之手不断揉按、弹拨；

⑧让病人恢复端坐位，术者按揉其患肩约 1 分钟后、自其肩部处拿捏至腕臂部，反复数次后，从其肩部以双手相向扶住患肢揉搓至臂腕部，反复数次，最后术者双手牵握其手腕行牵抖法片刻。

上述手法，对年老体衰者亦可在病人卧位时施行。施治过程中的肩关节被动活动，应以病人可能为限，切忌猛力施术，活动范围宜由小到大，力戒盲目求功，防止造成意外损伤。

对慢性期病人，通常是每周施法 3 次，一般经 1～2 个月的治疗可取得较好的疗效。

(3)恢复期：此时肩关节活动功能受限已有一定的改善，疼痛也不明显，按摩治疗时可选择揉按、拿捏、牵抖等手法缓和进行或可配以适量的转摇、推扳手法，以促进肩关节的功能恢复。具体手法可参考前述两期的施治手法，灵活运用。

10. 治疗肩周炎的常用西药有哪些？

基于目前对肩痛的认识水平，在西药应用上尚较局限，且疗效不显著。

一般临床上常用的西药有：

①解热镇痛类药物，如阿司匹林片，去痛片，安痛定注射液等；

②消炎镇痛类药物，如吲哚美辛（消炎痛），布洛芬等；

③激素类药物，如泼尼松，抗炎松等。

这些药物，多仅适用于颈肩痛早期的局部疼痛患者，也就是在急性期内，对缓解疼痛有一定作用，对慢性期功能受限者则取效微小。

（海　涌）

第十七节　中老年常见眼病

【白内障】

1. 何谓白内障？

在眼球内有一个小巧而又有弹性的放大镜，悬吊在眼球的前部，就像照相机里的镜头。医学名称叫晶状体。成人晶状体厚约 4～5mm，直径 9～10mm。晶状体颜色随年龄增大而有所变化，青少年无色，35 岁以上为淡黄色，老年人则带黄褐色。当由于种种原因使晶状体发生混浊时，就被称作“白内障”。

健康体检时发现的白内障主要是老年性白内障和先天性或后天发育性白内障。前者发展到一定程度时可手术治疗，后二者多为静止性的，而且不会发展，如果不影响视力，则无需治疗。

老年性白内障是晶状体在老化过程中逐渐出现的变性浑浊，凡 45 岁以上得病，又无尿糖、外伤、眼病、皮肤病、内分泌障碍、中毒等原因可稽者，称为老年性白内障。

普查发现，老年性白内障是老年眼病中致盲率最高的一种，约占 49.77%，随年龄增长百分率增加。60 岁以上的人，将近 90%可有晶状体浑浊，但多数发展非常缓慢。从发病到成熟可历时数月至数年。

我国老年性白内障的发病率，南方显著高于北方，西藏发病率最高。随着人们寿命的延长，老年性白内障患病率也逐年增加。普查结果表明，50 岁以上组主要致盲病为老年性白内障；80 岁年龄组致盲率最高，双眼盲患病率达 91.18%，为青壮年的几十倍。

2. 白内障是怎样形成的?

老年性白内障的发生机制是复杂的，主要有以下几个方面：

(1)生理的衰老：主要是新陈代谢功能的减退。当肝、肾功能减退，全身及眼部出现血管硬化时有可能产生一些有毒物质，这些有毒物质进入晶状体后，会引起它的蛋白质变性，形成浑浊。

(2)紫外线：主要来自太阳光，属于辐射损伤。在高原和南方，日照时间较长，受紫外线影响也大，那里发生的老年性白内障比平原地区和北方要早得多。

(3)营养障碍：包括某些维生素摄入不足和许多离子物质的平衡失调，如钠、钾、钙、镁、碘化物、氯化物等。

(4)内分泌紊乱：如糖尿病可促使老年性白内障发展加快。

3. 如何判断自己是否患了老年性白内障?

老年性白内障主要表现为无痛性的进行性视力减退。早期常有随眼球转动而移动的眼前黑点，眼球停止转动时，黑点也停止了移动。也可有单眼复视或多视的现象。有一部分人近视程度增加，配戴眼镜可增加远视力，而读书可以不戴老花镜了。有的人觉得眼睛容易疲劳，随着病情的进展可能出现视物变形、眩光等现象。一些中老年人，误将上述表现认为是“花眼”，是人衰老的必然结果。一部分老年性白内障发生在晶状体的周边部，对视力影响不大，需经过散瞳检查才能确诊。我们在这里要提醒大家，当您感觉到视力不如以前或出现上述异常现象时，应及时到医院去检查。

4. 老年性白内障如何预防及治疗?

老年性白内障与人体抗氧化状态密切相关。所以，经常食用具有抗氧化作用的营养素对预防和延缓白内障形成或发展十分有益。研究结果提示，维生素 C、维生素 E 和类胡萝卜素以及水果、蔬菜等，可调节人体抗氧化状态，减少白内障发生。

目前国内外出售的抗白内障药物很多，理论上是从防止晶状体的异常代谢和蛋白变性而达到治疗目的。经临床应用观察，此类药物对早、中期白内障有一定的效果。白内障发展到一定程度时，最有效的治疗还是做手术。

5. 老年性白内障如何手术治疗？

目前老年性白内障的手术治疗主要有：现代囊外白内障摘除术、人工晶体植入术；白内障超声乳化摘除术人工晶体植入术。

现代囊外白内障摘除人工晶体植入术（即 ECCE）：是指在显微镜下操作，截除瞳孔区的晶体前囊膜，将晶状体核娩出，冲洗抽吸剩余皮质后，将人工晶体植入保留的晶状体囊袋内。超声乳化白内障吸除术：是在上述手术操作的基础上使用超声乳化设备将晶状体核粉碎吸出，具有切口小、手术时间短等优点。但要指出的是：并不是所有的白内障病人都适合做超声乳化手术，因为超声能量可损伤角膜内皮，角膜内皮数量少的患者，术后可能会发生角膜失代偿，导致永久性的角膜混浊。

手术前要做全身检查，特别对有高血压、糖尿病和其他心脑疾病的病人，应先控制全身病，有局部或全身化脓性病灶或急慢性炎症者应先给予治疗，待病情稳定后方可进行手术。

6. 白内障诊治过程中有哪些错误认识？

（1）老年性白内障往往是在不知不觉中发生而且发展缓慢，有许多老年人在感觉到看远处物体不如以前清晰时，自认为是“花眼”而不到医院检查。

（2）有的白内障病人被告之“等看不见了再手术”，于是就耐心地等待，不到医院做定期检查。结果患了其他眼病也不知道，如慢性闭角型青光眼，黄斑病变，眼底及玻璃体出血等等。待到视力严重障碍时，上述疾病已发展到比较严重的程度，错过了治疗的最好时机，在这种情况下，即使做了手术，也不能恢复满意的视力。

（3）过去的传统观念认为，只有等到白内障成熟后方可手术，这尤其对双眼白内障的病人来说，未免太残酷了，因为这些病人要在朦胧的世界中等待较长的时间才能重获光明，使他们失去了许多工作机会和生活乐趣。随着现代医学的发展，眼科显微手术已经十分成熟与普遍，现代白内障囊外摘除术以及晶体超声乳化技术，能使未成熟的白内障获得良好的治疗效果。现最新的激光乳化微创技术，正逐步运用于临床。因此，为了提高生活质量，白内障病人在感到视力障碍已影响正常工作或生活时，就可以接受手术治疗了，不必等到白内障成熟之后。

（胡莲娜）

【中老年常见眼底病】

所谓“眼底”是指眼球内位于晶体以后部位的眼组织，包括玻璃体、视网膜、脉络膜与视神经（图 2-12）。视网膜是一种透明的膜状组织，在视觉功能中扮演着重要角色，通常被比喻为照相机底片，负责产生视觉冲动，视神经将视觉冲动传入大脑形成视觉图像。玻璃体是一种凝胶样透明的结缔组织，充满于眼球腔，与视网膜内表面相连，对视网膜起着支持缓冲等作用。脉络膜位于视网膜外部，富含血管，负责视网膜外层的血液供应，维持视网膜的正常功能。因此在眼底组织中，视网膜是眼底最重要的部位，视网膜的病变将可能直接影响视觉功能；而玻璃体、脉络膜和视神经等是与视网膜密切相关的组织，它们发生病变同样会影响视觉功能。

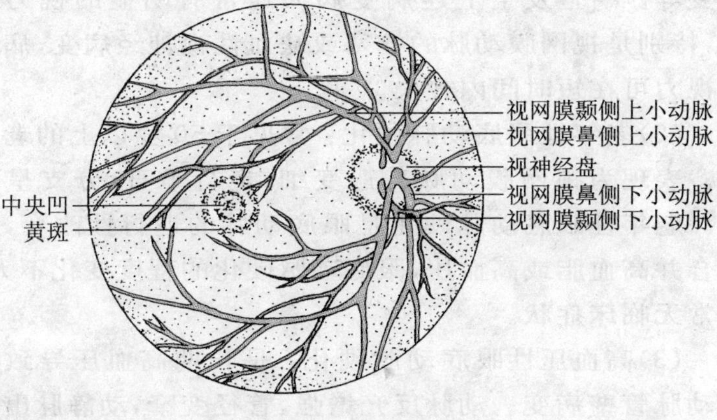

图 2-12 眼底结构

中老年是眼底病好发年龄，特别是与视网膜血管病变有关的眼底病显著增加，其中一些眼底病变，如视网膜中央动脉阻塞可导致严重的视力损害甚至失明。常规眼底检查有助于发现早期眼底病变以及眼底病变的危险因素，提高眼保健水平。以下介绍中老年常见眼底病变。

1. 什么是眼底动脉硬化？分为几类？

眼底动脉硬化是全身动脉和小动脉硬化的眼底表现，其特征为视网膜动脉管壁增厚、僵硬、失去弹性，管径缩小。眼底动脉硬化可分为 3 类：动脉粥样硬化、老年性动脉硬化和高血压性动脉硬化。

(1)眼底动脉粥样硬化:为发生在大中血管内膜的类脂沉着,可在全身分布。眼部动脉粥样硬化少见,主要位于视神经内或视网膜血管主干。眼底动脉粥样硬化可导致视网膜动脉栓塞,视网膜中央静脉阻塞和缺血性视盘病变等。一旦发生上述病变病人通常有明显的视力障碍,特别是视网膜动脉的栓塞或缺血性视神经病变,病人的视力可在短时间内丧失。

(2)老年性眼底动脉硬化:常见于50岁以上的老年人。表现为视网膜动脉普遍变细,走行平直,分支呈锐角。老年性眼底动脉硬化是眼底动脉的退行性改变,如不合并高血脂或高血压,眼底动脉硬化的程度变化不大,通常无临床症状。

(3)高血压性眼底动脉硬化:是长期高血压导致的小动脉管壁病变。动脉反光增强,管径变窄,动静脉出现交叉征,如GUNN征(交叉处静脉隐蔽和压迫现象)和SALUS征(交叉处有静脉隐蔽和移位现象)。高血压眼底动脉硬化按Scheie分级方法分为4级:1级,小动脉光反射增宽,有轻度或无动静脉交叉压迫征;2级,小动脉光反射增宽,动静脉交叉压迫较显著;3级,小动脉铜丝状,动静脉交叉压迫征明显。4级,动脉银丝状,动静脉交叉压迫征更严重。我国协和医院结合临床实践将高血压眼底动脉硬化分为轻、中、重三级。轻度:动脉反光轻度增宽,交叉处静脉可见度减低,稍细;中度:动脉铜丝状,交叉处静脉变尖,远端轻度扩张;重度:动脉铜丝状,静脉在交叉处呈离断和移位。高血压性眼底动脉硬化如不合并视网膜病变，通常无临床症状，但是一旦发生视网膜病变或发生静脉阻塞等并发症将会出现不同的临床症状。

高血压性视网膜病变可发生在缓进型高血压的晚期或急进性高血压的患者。典型的高血压性视网膜病变表现为：视网膜动脉明显狭窄，视网膜水肿，出血伴软性及硬性渗出，视盘水肿。少数严重的患者可发生渗出性视网膜脱离。高血压性视网膜病变分 4 级：1 级，广泛的小动脉狭窄，管径尚均匀；2 级，小动脉狭窄更明显，可有小动脉局部收缩；3 级，局部或弥漫的小动脉狭窄更为严重，可有视网膜出血；4 级，以上病变加上视网膜水肿、硬性渗出及视盘水肿。

治疗：老年性眼底动脉硬化一般不须特殊治疗。动脉粥样硬化以及高血压性眼底动脉硬化应治疗原发病，控制血脂和血压，同时应强调健康饮食观念，限制盐和脂肪的摄入量，防止视网膜及全身并发症。高血压性视网膜病变的治疗以降低血压为主，同时辅助维生素、钙剂及中药等治疗，有助于视网膜病变的吸收。

2. 视网膜中央动脉阻塞有何临床表现？治疗原则是什么？

视网膜中央动脉阻塞多发生在老年人，病人平均年龄大于 60 岁，男性多于女性，有 1%～2%双眼发病。视网膜中央动脉阻塞后果严重，是导致盲目的眼科急症之一，诊断治疗是否及时直接影响视力预后。

(1)临床表现与诊断：视网膜中央动脉完全阻塞时，视力即刻或几分钟内完全消失。部分病人有先兆症状，表现为一过性视力丧失，数分钟后可缓解。反复发作数次后盘视力骤降至眼前手动或数指。约4%的病人视力丧失，患眼无光感，瞳孔散大，直接对光反应消失。眼底检查：视盘颜色苍白，视网膜动脉显著狭窄，小分支不易看见。静脉可正常、狭窄或扩张，血管内血柱呈节段性改变。视网膜水肿呈灰白色浑浊，黄斑区可呈樱桃红点外观。眼底荧光血管造影可见视网膜动脉充盈迟缓，阻塞动脉内低荧光及毛细血管无灌注等表现。视野检查通常在颞侧残留小岛状视野。有睫状视网膜动脉供应者可保留小区中心视力。

(2)治疗原则：视网膜中央动脉阻塞可能与动脉栓塞，动脉壁血栓以及血管痉挛等多种因素有关。治疗应紧急抢救，争分夺秒。积极扩张血管，吸氧，降低眼压。对可能有血栓形成的病人给予纤溶剂。其他药物治疗，包括降低血黏度药物、B族维生素及能量合剂等。治疗的目的是帮助病人恢复视网膜循环，减低缺氧对视网膜的损害，尽可能挽救病人的视力。同时应治疗全身性疾病如高血压，高血脂及糖尿病等。

3. 视网膜静脉阻塞有何临床表现？治疗原则是什么？

视网膜静脉阻塞发病率高于动脉阻塞，是常见的可致盲性视网膜血管性疾患。多发生在50岁以上的老年人。病因复杂。高血压、高血脂、动脉硬化、血液高黏度等因素均与本病有关。根据阻塞部位分为视网膜中央静脉阻塞、半侧视网膜静脉阻塞和分支视网膜静脉阻塞。根据眼底荧光血管造影表现分为缺血型和非缺血型。一般而言中央静脉阻塞预后较分支静脉阻塞差，缺血性视网膜静脉阻塞较非缺血性者差。当视网膜中央静脉或分支静脉不完全阻塞时，视网膜的缺血程度一般较轻，预后较好。

（1）临床表现与诊断：视网膜中央静脉阻塞的主要症状是视力障碍，常突然发生，视力可降至数指或手动。眼底检查可见视盘充血和水肿。视网膜静脉纡曲、扩张，血流淤滞。视网膜水肿并布满大量火焰状出血及渗出。黄斑区可见出血、囊样水肿。眼底荧光血管造影可帮助判断阻塞部位，程度，视网膜缺血的范围以及黄斑区有无水肿等。视网膜中央静脉阻塞的预后取决于黄斑水肿的程度和视网膜缺血的范围与程度。黄斑囊样水肿常常是视力预后不良的原因之一。视网膜严重缺血可导致视网膜新生血管形成，导致日后玻璃体出血和增殖性玻璃体视网膜病变。眼前部严重缺血可导致新生血管性青光眼，后者将给病人带来极大的痛苦且较难治疗。

视网膜分支静脉阻塞对视功能的影响取决于阻塞静脉分支的大小和部位。鼻侧分支静脉阻塞一般不影响视力，颞侧分支静脉阻塞往往累及黄斑区，易出现视力障碍。视网膜分支静脉阻塞的并发症是黄斑水肿和新生血管。一些视网膜分支静脉阻塞并发新生血管的病人因无视力障碍，而不知晓患病，直到发生玻璃体出血时才会就诊。常规体检对这样的病人十分有益。

（2）治疗：视网膜静脉阻塞的治疗包括全身治疗和激光治疗。全身治疗包括纤溶与抗凝，降低血黏度，中药活血化淤。视网膜中央静脉阻塞存在视网膜缺血氧时，可行全视网膜激光光凝术。缺血型视网膜分支静脉阻塞可行象限光凝。激光光凝可改善视网膜缺氧，促进视网膜出血吸收，减轻黄斑水肿，防止新生血管及发生血管性青光眼。

4. 糖尿病性视网膜病变有何特点?

糖尿病是严重影响人们健康和生命的常见病。糖尿病性视网膜病变是糖尿病常见而严重的并发症之一，也是重要的致盲性眼病。糖尿病视网膜病变的发病率各家报道结果不同。北京协和医院报道糖尿病视网膜病变的患病率为51%。

(1)临床表现：糖尿病性视网膜病变表现在眼底出现一系列病理改变。早期眼底可出现微血管瘤、少量出血点，随着病变的发展可能出现大量出血斑、硬性渗出、棉絮斑等。如果病变累及视网膜黄斑部位（视觉最重要的部位），或出现黄斑水肿，病人会出现视力下降，否则无自觉症状。当病变进一步发展，视网膜缺血达到一定程度时，可出现视网膜新生血管和纤维组织增生。一旦出现视网膜新生血管，表明视网膜病变进入增殖期，对视力的危害程度明显增加。新生血管破裂可导致玻璃体出血，病人会出现突然的视力下降，甚至完全看不见。玻璃体出血会加重视网膜和玻璃体的增殖性病变，导致牵拉性视网膜脱离。此时病人视力的损害将不可逆转。

(2)诊断与分期：糖尿病性视网膜病变的表现主要是眼底的改变而不是病人的自觉症状，只有到了晚期病人才可能出现视力障碍。因此，根据自觉症状判断有无糖尿病性视网膜病变是不可靠的。散瞳眼底检查是发现糖尿病性视网膜病变的最好方法。糖尿病性视网膜病变的眼底表现虽然有共同的特点和一定的发展规律，但是由于每一位病人病程长短不一，病情轻重不等，眼底病变的差异很大。为了更好地反映眼底病变的程度和指导治疗，国内外眼科机构对糖尿病性视网膜病变制定了各种分期标准。目前我国的分期标准将糖尿病性视网膜病变分为2型6期。2型包括单纯型（也叫背景型或非增殖性）和增殖型。分期以罗马数字表示，共Ⅰ～Ⅵ期。其中Ⅰ～Ⅲ期的病变属于背景型，Ⅳ～Ⅵ期的病变属于增殖型。分期数值越大表明病变程度越重，增殖型病变如不及时治疗，容易导致失明。

（3）糖尿病性视网膜病变的分期标准如下：

Ⅰ期，微血管瘤或合并小出血点。

Ⅱ期，硬性渗出合并Ⅰ期病变。

Ⅲ期，棉絮斑合并Ⅰ或Ⅱ期病变。

Ⅳ期，新生血管或并发玻璃体出血。

Ⅴ期，纤维血管增殖膜。

Ⅵ期，牵拉性视网膜脱离。

除了眼底检查外，眼底荧光血管造影是确定糖尿病视网膜病变程度，指导激光治疗的重要方法。眼底荧光血管造影检查特别适合需要了解视网膜无灌注区大小，黄斑水肿程度和可疑为增殖性糖尿病视网膜病变的病人。此外眼电生理检查也是评估糖尿病性视网膜病变视觉损害的可靠方法。

（4）治疗：背景型糖尿病视网膜病变以控制糖尿病为主，同时应控制血脂和高血压，定期复查眼底。对伴有显著性黄斑水肿的病人 应行激光光凝治疗。激光治疗可减轻黄斑水肿，防止视力进一步损害。增殖性糖尿病视网膜病变在控制血糖同时应及时行全视网膜激光光凝。全视网膜激光光凝可使视网膜新生血管消退，增殖性病变过程被扼制，从而防止严重的增殖性玻璃体视网膜病变和牵拉性视网膜脱离。对于严重玻璃体出血不吸收或牵拉性视网膜脱离累及黄斑区的病人可行玻璃体切割手术治疗。

(5)筛查与防盲：糖尿病性视网膜病变的致盲原因主要是增殖性糖尿病视网膜病变和糖尿病性黄斑水肿。目前激光光凝疗法是治疗糖尿病性黄斑水肿和增殖性糖尿病视网膜病变的有效方法。筛查的意义在于及时发现危害视力的糖尿病性视网膜病变，并及时给予激光光凝治疗，从而达到防盲的目的。在世界许多发达国家，糖尿病性视网膜病变的筛查已经成为糖尿病防盲的重要策略。筛查的主要方法是散瞳眼底检查或眼底照相。在我国，有组织的筛查还不普及，因此对没有条件在糖尿病中心进行筛查的病人可定期去眼科进行散瞳眼底检查。筛查的频率一般应在糖尿病诊断后进行首次检查，此后定期复查。无眼底病变者可每 1～2 年复查 1 次，已经发生眼底病变者应在专科医生指导下定期复查。

5. 什么是老年性黄斑变性?

老年性黄斑变性又称年龄相关性黄斑变性(英文缩写为 AMD)，是与年龄相关的致盲性眼病，在英美等发达国家是 65 岁以上老年人最常见的致盲原因。在我国随着人口趋于老龄化，其他致盲性眼病得到控制，老年性黄斑变性日益成为重要的致盲性眼病。在北京顺义进行的流行病学调查表明，在50岁以上的老年人中，老年性黄斑变性的发病率在5%以上。

（1）临床诊断与分型：老年性黄斑变性临床分为两型即萎缩性和渗出型。萎缩型又称为干性老年性黄斑变性。其特点是进行性视网膜色素上皮萎缩，导致感光细胞变性，引起中心视力减退。病变早期眼底可见色素改变及玻璃膜疣，但对视力影响不大，病人常无自觉症状。随着病程进展，眼底可出现地图状或非地图状视网膜脉络膜萎缩区，自觉中心视力减退包括视物模糊、变形。视野检查可有绝对中心暗点。眼底荧光血管造影有助于判断玻璃膜疣的大小和多少，色素上皮萎缩的范围和程度。视觉电生理检查可判断视功能的改变。病人也可以采用Amsler方格自行监测视功能的改变，可以方便地发现患眼视物变形的程度及视野缺损等改变。

渗出型也称湿性或新生血管性老年性黄斑变性。特点是在视网膜下或脉络膜有新生血管形成。由于视网膜下新生血管的出现可导致黄斑区渗出、出血和色素上皮浆液性脱离。晚期血管膜机化，黄斑区瘢痕形成。此型病变症状明显、视力下降显著。早期即可出现视物模糊，视物变形，中心视力下降、阅读困难，或色觉不正常、自觉中心暗点等。眼底检查在黄斑区可见一类圆形病灶，呈灰白色或黄白色，病灶实质是视网膜下新生血管膜，附近可有范围不等的暗红色视网膜下出血和黄白色渗出。眼底荧光血管造影可显现视网膜下新生血管和出血等病变，但是对于隐匿性新生血管效果不佳。近年来吲哚青绿脉络膜血管造影可更好地显示视网膜下脉络膜新生血管，协助诊断与治疗。

(2)治疗：老年性黄斑变性的病因及发病机制尚不明确，因此尚无有效的治疗和预防手段。目前认为老年性黄斑变性与视网膜光损害和玻璃膜老年性改变有关，可试用抗氧化剂治疗如维生素C、E、B、胡萝卜素等。复方丹参片、明目地黄丸等均可服用。渗出性老年性黄斑变性药物治疗可促进出血和渗出的吸收，但是无法消除视网膜下脉络膜新生血管膜。对于中心凹 500μm 以外的新生血管膜可行激光光凝治疗。中心凹下的新生血管膜可行光动力疗法。此法可通过光化学作用损害新生血管，促进其闭塞和萎缩。光动力疗法的优点是对视网膜无损伤，缺点是费用昂贵，常需重复治疗。

眼底病对中老年病人的视觉健康威胁较大，但是眼底病是可查、可防、可治的。常规体检有助于早期发现和及时治疗眼底病变。值得强调的有些眼底病变发病急，如果等到体检时再就医，就可能耽搁病情。因此对于眼部的出现视功能异常特别是视物变形或视力骤降时应及时就诊，防止视功能不可逆性损害。

(伍春荣)

【青光眼】

1. 什么叫青光眼?

老刘在眼科体检，一测视力是1.5，他很高兴，但是检查眼底以后，医生却通知他有可能是青光眼，需要做青光眼的排查，老刘很奇怪，自己的眼睛从来没有痛过，看东西也很清楚，怎么会是青光眼呢?

这是因为，有许多青光眼发病是不痛的，而且早期视力也不下降，但是眼底视神经及视野却已经悄悄地逐渐损害，它只有通过医生检查眼底和用专业的视野仪器才能检查出来。这部分病人往往没有自觉症状，到视野严重受损出现视力下降时才来就诊，这种无痛性隐匿进展的青光眼，多见于原发性开角型青光眼和慢性闭角型青光眼，它能在你不知不觉中逐步损害你的视力。等到病人发觉视力下降而来就诊时，已经到了病情的中、晚期，因此常常贻误了治疗。

还有一种类型的青光眼是急性闭角型青光眼，发作前常有生气、劳累等诱因，眼压急骤升高，出现虹视、眼痛、头痛、恶心、呕吐、视力下降、眼红和流泪等症状。这部分病人因为通常有眼痛，眼胀，视疲劳，休息后可以缓解等先兆表现，所以比较容易及早就诊。

2. 青光眼有何危害?

目前，我国原发性青光眼病人已达千万人以上，成为我国当前主要致盲眼病之一。青光眼大多发生在40岁以上的成人，而且具有遗传倾向。青光眼病人家庭的发病率比一般家庭高得多，屈光不正，近视眼、远视眼，糖尿病，长期服用抗抑郁药物的病人有较大的青光眼倾向。

引起青光眼的确切病因尚不清楚，由于某些因素使眼内液（房水）从眼内排出的正常通道闭塞或受阻，以致房水在眼内积聚引起高眼压，高眼压使神经纤维及其供血的血管受损，引起视神经功能障碍，视力不可逆下降，最后失明。

在常规眼部体检时，医生检查眼底主要观察视盘轮廓和深度，当发现视杯扩大，也就是视神经乳头的生理凹陷异常扩大时，医生会告知有可疑青光眼视神经改变。这时，您还需要进一步做视野，青光眼视神经分析（眼底照相），眼压，电生理等检查，如果结果异常，就可以确诊青光眼，如这些检查结果均正常，那么可以暂时排除青光眼，但仍需要定期检查，以免病情进一步发展。

3. 如何防治青光眼?

青光眼目前尚无有效的预防及根治办法。早期检查，早期发现和早期治疗能控制青光眼，防止视力进一步损害，使病人在有生之年保证有用视力。也就是说，如果说能够早期诊断，那么青光眼就能受到控制，视力损害就能延缓。如果任其发展，则周遍视力及中心视力都将严重受损，造成永久的失明。这就是40岁以上人群需要常规眼部保健检查的重要性所在。

确诊青光眼病以后，通常通过滴用一些眼药水及口服药便可得到有效的控制，但大部分病人需要手术或者激光治疗。这主要与发现疾病的早晚以及青光眼的类型有关。发现早的开角型青光眼主要采用药物治疗；而晚期开角型青光眼和闭角型青光眼主要是激光或手术治疗。治疗的目的就是要降低眼内压，以防止视力的进一步的损失。

治疗分为药物治疗、手术治疗、激光治疗，简介如下：

（1）药物治疗：包括局部滴减少房水生成的药物，缩瞳剂、口服碳酸酐酶抑制药、静脉滴注甘露醇等，经上述药物治疗后眼压降低，病情进入间歇期，根据需要可行手术或激光治疗。

(2)手术治疗:采用哪种手术,应根据青光眼类型,发病时间长短,眼压高低,前房深浅,房角宽窄,虹膜组织健康程度来定。常用手术有虹膜周边切除术、滤过性手术等。

(3)激光治疗:激光治疗青光眼的方法是多种多样的,其滤过术的建立和日渐成熟,大有取代常规器械性滤过手术之势。当然,激光治疗也是要掌握一定的手术时机,如病情严重,仍需要手术治疗。

尽管有这么多的治疗方法,但是请您切记,青光眼无法根治,早发现,早治疗,长期随诊是挽救视力的惟一手段。

现在,您明白了,常规眼科体检中的青光眼的专项检查,对于40岁以上的人来说,是一种多么重要的眼睛保健措施。良好的视力是您生活质量的重要保证,青光眼的防治,需要你我携手,共同努力让光明永存。

(罗　灵)

第十八节　痛　　风

1. 什么是痛风和痛风性关节炎?

无论是从食物中摄入的嘌呤还是在体内合成的嘌呤其代谢最终产物都是尿酸。正常人血中尿酸可通过肾脏排出,保持在一定的水平保持动态平衡,。嘌呤代谢异常使血中尿酸增加过多,或肾脏排出尿酸减少,均可导致高尿酸血症,并可引起一组临床病变,称为痛风。可表现为:无症状高尿酸血症、痛风性关节炎、泌尿系结石和肾脏病变。

尿酸盐在关节软骨或滑膜沉积，导致滑膜及周围组织的炎症反应，称为痛风性关节炎。并不是所有血尿酸升高的患者都会发生痛风性关节炎。有的病人血尿酸水平升高，但无临床表现，不须特殊治疗。但要注意多饮水，适当运动控制体重，合理的饮食结构，忌酒等综合措施来减少血尿酸的生成及促进尿酸排泄。

2. 痛风性关节炎与性别和年龄是否有关？

痛风性关节炎主要发生在中青年男性（占 80%）及绝经后妇女。是 40 岁以上男性最常见的炎性关节病变，以往有人称为“富贵病”、“酒肉病”。近 10 余年来，随着人们生活水平的提高，饮食结构的不合理，痛风病人逐年增多，将成为现代文明社会的常见病、多发病。饮酒、摄入大量高脂肪和高蛋白的食物、受凉、劳累、手术和精神创伤等。临床上绝大多数痛风性关节炎病人发作前均有以上的诱因。因此，去除以上诱因是治疗该病的基础。

3. 急性痛风性关节炎有哪些症状？

有人称急性痛风性关节炎发作为“戏剧性变化”，是指该型关节炎发作之快，病人睡前一切如常，半夜或凌晨足趾红肿疼痛而惊醒，症状逐渐加重无法忍受，受累的关节最常见为大脚趾关节，其次是足背、踝、膝，而手、腕、肘关节较少受累（图 2-13）。有些病人伴有发热、畏寒等全身不适，症状持续 1～2 周。

4. 痛风与肥胖、高脂血症、糖尿病有关系吗？

痛风与肥胖、高脂血症、糖尿病密切相关，互为因果、互相影响。肥胖者易发生痛风、高脂血症、糖尿病，因此

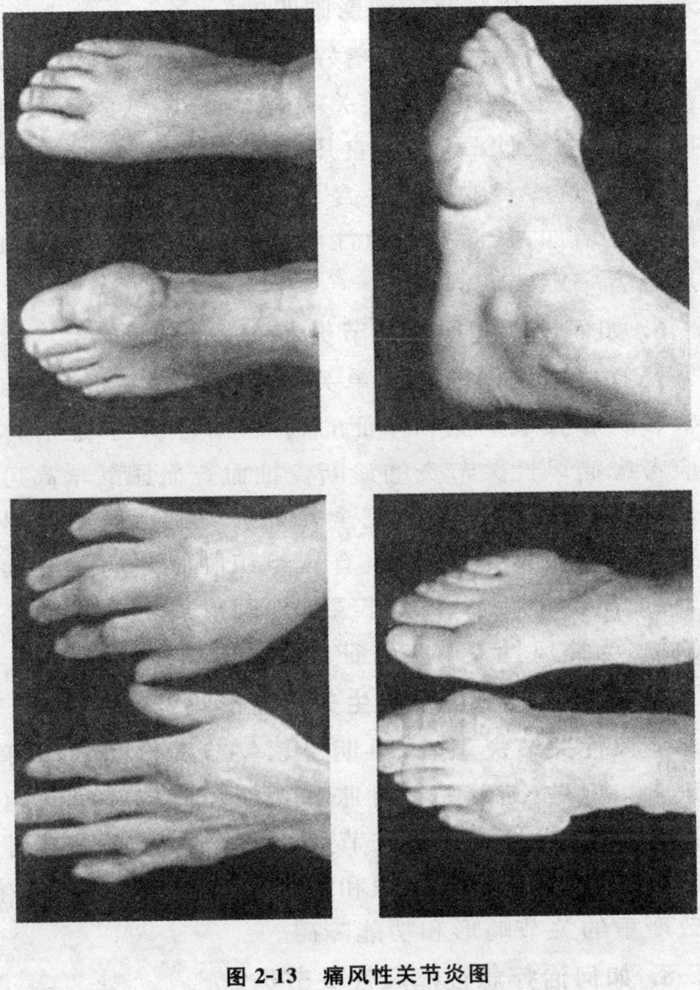

图 2-13 痛风性关节炎图

科学合理的饮食结构，使体重控制在正常水平，是减少痛风、高脂血症、糖尿病发生和治疗的基础和根本。

5. 饮酒对痛风有不利影响吗?

痛风病人往往有饮酒嗜好,经常大量饮酒,可导致血尿酸增高,诱发急性痛风性关节炎。另外,饮酒还可刺激嘌呤增加,加之饮酒时,常食用较多高蛋白、高脂肪食品及豆制品,这些食物中嘌呤含量高,其体内代谢最终产物尿酸随之增加,从而导致急性痛风性关节炎发作。因此,痛风患者一定要戒酒。

6. 如何诊断痛风性关节炎?

凡有典型发作的下肢单关节炎,特别是有第一蹠趾关节、踝、膝关节病史和体征的病人,结合诱因,肥胖体态都应考虑痛风性关节炎的诊断。抽血查血尿酸增高可证实,但血尿酸不高亦不能完全除外。痛风性关节炎早期X线片无特殊改变,有时仅有软组织肿胀。病变继续发展,手或足的小关节骨软骨缘出现圆形或不整齐的穿凿样缺损,为痛风性关节炎特征性改变。

7. 痛风性关节炎会发生关节变形吗?

痛风性关节炎患者,早期受累关节发作间歇期可恢复正常。但是,随着关节肿胀和功能障碍持续时间越来越长,即成为慢性痛风性关节炎,晚期可导致关节软骨和骨质侵蚀,关节周围软组织和纤维组织破坏和骨质增生,导致严重的关节畸形和功能障碍。

8. 如何治疗急性痛风性关节炎?

以往常首选秋水仙碱缓解痛风性关节炎发作,由于该药有一定副作用,且药源较少,经临床观察其他抗炎药物具有与秋水仙碱相近的作用,目前已广泛应用其他药物治疗痛风性关节炎。可选用扶他林 25～50mg，每日 3 次，芬必得 300mg 每日 2 次，以及萘普生等均有较好疗效。但要注意该类药物均有轻度胃肠不适、水肿、皮疹等过敏反应，尤其对老年病人，应用中要严密观察疗效和药物副作用。

一般不主张用激素治疗。但个别病例，急性痛风性关节炎反复发作十分严重，其他药物治疗无效或不能耐受，此时可选用泼尼松，每日 10～30mg，分 2～3 次服用。待症状控制后，渐减量或停用，不要长期应用。

9. 什么叫痛风石？

在控制高尿酸血症的有效药物问世之前，约有 50％的痛风病人，在临床或 X 线摄像时发现组织内有单水尿酸钠结晶沉积，称为“痛风石”。痛风石表面皮肤绷紧，光亮而菲薄，可形成溃疡，有石灰样白色物质排出，痛风石大小不等，形状不规则，痛风石好发于滑膜、软骨下骨质、跟腱、前臂的伸侧、鹰嘴滑囊和关节附近的皮下组织，也可见于耳廓软骨。一般来说，血尿酸水平越高，痛风石出现越早、越广泛。约有半数的痛风病人可发生痛风石，首次发作痛风性关节炎，一般 10 年左右出现痛风石。

10. 痛风性关节炎病人是否会发生泌尿道结石？

慢性高尿酸血症病人，由于尿酸盐在肾脏沉积可发生泌尿道结石。全部痛风病人中，约有 20％有泌尿系结石。合并结石时，可有腰痛、血尿，表现为长期慢性尿路感染，症状时好时坏，甚至引起慢性肾功能衰竭，成为痛风病人死亡重要原因之一。

11. 间歇期痛风应注意什么?

对于间歇期痛风的治疗,应使血尿酸维持在正常水平。除了控制体重、忌烟酒、避免过度劳累及受凉等诱因外,还应多饮水,每日2 000ml 左右,有利于尿酸排泄。对高尿酸血症者,应食用低嘌呤食物,定期检查血尿酸,如已出现痛风石或肾结石,需服用降尿酸药物。对肾功能不全者应选用抑制尿酸生成的药物,如别嘌呤醇,其初始剂量为 100mg,每日 1～3 次,定期调整剂量至正常范围,维持有效剂量。如肾功正常,无痛风石、肾结石者,宜选用排尿酸药物,如丙磺舒或苯溴马龙,商品名痛风利仙,每次 25mg,每日 1 次,逐渐增加剂量。用药期间,定期复查血常规,注意有无白细胞及血小板下降。

12. 痛风病人饮食应该注意什么?

痛风病人的发作常与大吃大喝有关,因此,调节饮食结构,是预防痛风发作的重要环节。痛风病人应少食中嘌呤食物,不食高嘌呤食物,这样才能降低血尿酸水平。一般饮食分为高嘌呤、中嘌呤和低嘌呤三类。

(1)每 100g 食物嘌呤含量小于 50mg 的为低嘌啶,其中有:

五谷类:米、麦、高粱、玉米、土豆、面条、通心粉;

蛋类:鸡蛋、鸭蛋、松花蛋;

奶类:牛奶、奶酪;

饮料:汽水、可可、咖啡、果汁、茶、各种水果和蔬菜等;

(2)每 100g 食物含 50～100mg 的为中嘌呤,其中有：

肉类：鸡肉、猪肉、羊肉、牛肉、鱼、虾、螃蟹；

豆类：黑豆、绿豆、红豆、豌豆、菜豆、豆腐及笋干、金针菜、花生、腰果、芝麻；

(3)每 100g 食物中含 100～500mg 的为高嘌呤，其中有：

豆苗、黄豆芽、芦笋、菜花、紫菜、香菇、乌鱼、鲨鱼、鳕鱼、海鳗、动物内脏等、干贝、带鱼、沙丁鱼、牡蛎、鸡汤、肉汤等。

第十九节　病理学检查与肿瘤

病理学检查是采用细胞学和组织学的方法，通过直接观察细胞或组织的形态学变化来诊断疾病的一项技术。在一般体检工作中，妇科的宫颈涂片（或刮片）就是病理学的检查方法之一。

病理学是医学中最古老和最经典的学科之一，自从1843 年德国人威尔啸开始用显微镜观察病变部位的细胞和组织结构以来，病理学技术在临床疾病的诊断中一直发挥着不可替代的作用，在各种先进仪器设备层出不穷、诊断方法不断翻新的今天病理学检查仍然是医学诊断的“金标准”。为什么病理学诊断最准确呢？主要是因为病理学检查是获取病变部位的细胞或组织进行显微镜直接观测，因而比其他间接的方法可靠和准确。但是，如果没有取到病变细胞亦可出现假阴性的结果。

(1)首先，谈一下细胞学的检查方法以及在防癌普查中的作用。细胞学一般指脱落细胞学，即细胞标本来源于生理或病理情况下自然脱落下来的细胞，如痰、胸腹水、尿液、宫颈涂片等均属脱落细胞学范畴。近年来出现的一类利用细针穿刺吸取病变部位的少量细胞（如淋巴结穿刺、甲状腺、乳腺包块穿刺、经皮肺穿刺和超声引导下肿块穿刺等）进行诊断的称之细针吸取细胞学。细胞标本获取后，先要进行固定和染色，再用显微镜观察。根据细胞体积大小、形态差异及其排布情况，特别是细胞核的大小、形态、染色深浅、有无核分裂相、核/浆比值等改变，进行综合分析判断。目前，国内引进的计算机辅助的自动细胞筛查系统业已用于宫颈癌的普查。以下仅以宫颈细胞学检查为例说明报道结果的意义。目前国内宫颈涂片结果报道仍沿用 George N. Papanicolaou (1945)提出的巴氏分类改良法：巴氏Ⅰ级：未见异常细胞，即正常细胞学；巴氏Ⅱ级：细胞学有异型性但无恶性证据。临床工作中又分为Ⅱa 和Ⅱb 级，前者指炎性增生病变，而后者为非炎性增生的细胞学异常。病理报告中出现的“巴氏Ⅱ级”通常指Ⅱa 级。对Ⅱb 级细胞学结果应引起重视，进行复查或密切随访，必要时做进一步检查。巴氏Ⅲ级：细胞学怀疑恶性但证据不足；巴氏Ⅳ级：细胞学高度怀疑为恶性；巴氏Ⅴ级：肯定为恶性。其他细胞学诊断往往采用直接描述，或用“阴性”、“可疑”和“阳性”分级，意义比较容易理解。除宫颈涂片外，在美国痰、尿和前列腺液等细胞学检查也已列为普查项目之一。

(2)其次，谈一下组织学检查方法。组织学检查又称活体组织检查（活检）。由于组织学检查依赖于从活体获取组织来进行显微镜观察，不管是通过细针穿刺还是通过外科手术都是有创检查，在体检中一般不开展此类项目。只有当细胞学检查怀疑恶性肿瘤时，才需要进行活检，以期对细胞学诊断进行再证实。由此可见，组织学诊断比细胞学诊断更值得信赖，这主要是因为组织学检查除原位观察细胞形态外，还可以检查细胞的排列方式和生长方式，通过与正常组织的比较，可以做出是炎症还是肿瘤、是良性还是恶性的判断。如果常规组织学检查仍有困难时，还可以利用获取的组织标本进行组织化学、免疫细胞化学、分子杂交、电子显微镜和生物芯片技术等检查，以最大限度地获取信息，使诊断更精确、分型更细微、预后判断更可靠。

(3)最后，谈一下肿瘤诊断中长出现的一些专业词汇。

癌症(cancer)：是泛指的恶性肿瘤，根据发源的组织不同，又分为癌(carcinoma)(来自于上皮组织)和肉瘤(来自于间叶组织)。

分化：指的是细胞由幼稚向成熟转化的过程，肿瘤组织越接近于正常组织，分化就越好，叫“高分化”，预后好；反之，叫“低分化”，预后差。

癌前病变：指的是一些可能发展成恶性肿瘤的病变，“不典型增生”是最常见的癌前病变；根据可能恶性转化的概率大小，又将其分为“轻、中、重”三级。不典型增生在细胞学上常被描述为“核异质细胞”。目前在国外已采用“上皮内肿瘤”或“上皮内病变”作为诊断名词，替代或包容“不典型增生”和“核异质”等癌前病变的描述。

2003 年 4 月，世界卫生组织发布的《世界癌症报告》中指出，到 2020 年恶性肿瘤的发病率将再增加 50%，每年达1 500万！其中 1/3 是可以预防的，1/3 是可以治愈的。可预防的肿瘤 80%发生在第三世界国家，而可以治愈的肿瘤主要依赖于早期发现。因此，在我国肿瘤的普查和早期防治至关重要。

以下就一些常见肿瘤预防和早期发现等问题分别做一简要介绍。

（张建中）

【肺 癌】

1. 什么是肺癌？

原发于支气管和肺泡组织的癌，简称为肺癌。是最常见的恶性肿瘤之一。我国与世界上多数国家一样，近 10 余年来肺癌发病率迅速增高。据统计在男性常见恶性肿瘤中占首位，在女性常见恶性肿瘤中占第二或第三位。正常肺脏如图 2-14 所示。

我国肺癌的流行病学特点是：

(1)近 10 年来肺癌发病率和病死率逐年上升，其平均年递增率为 12%左右，居所有恶性肿瘤之首。

(2)男性多于女性，约为 2：1。

(3)城市多于农村。

(4)发病年龄一般自 40 岁以后迅速上升，在 70 岁达高峰，其后略有下降。但近年 40 岁以下发病人数增多。

2. 肺癌的病因有哪些？

肺癌的确切病因和发病机制尚不十分清楚，但流行病学和职业病的研究已为寻找和确定肺癌病因提供了大

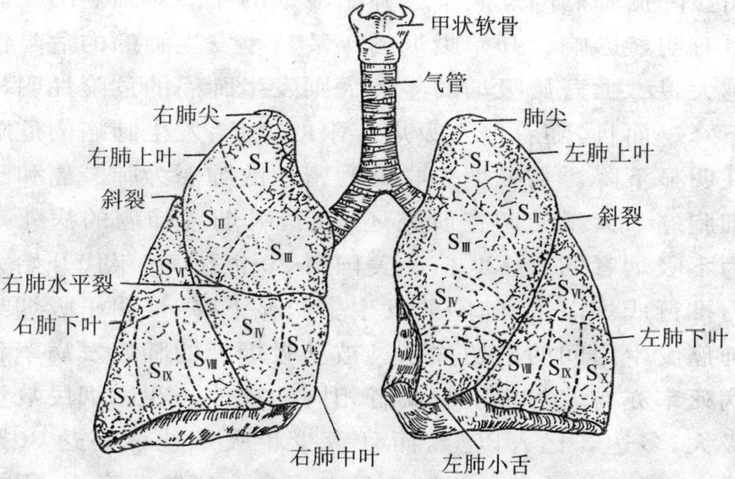

图 2-14　正常肺脏图

量可靠的线索和依据。肺是一个开放的器官，和皮肤一样直接与外界接触，导致很多致癌物质很容易进入其内。目前认为已知的致癌因素有吸烟、辐射、大气污染、室内环境污染和职业危害等。以及过去肺部疾病基础、营养状况、免疫机制异常和内分泌紊乱等。在这些因素中以吸烟、环境污染和营养状况等最为重要。

3. 吸烟与肺癌有何关系？

吸烟是已知能导致肺癌的最主要原因。国内外研究早已证明，吸烟指数（每日吸烟支数×吸烟年数）达到或超过 400/年支的人的肺癌发病率为不吸烟者的 10 倍以上，并且随着每日吸烟量和吸烟年限的增加，发生肺癌的危险性亦在增加。值得注意的是，带过滤嘴的纸烟并不明显降低肺癌的发病率。开始吸烟的年龄对肺癌的发病也有明显影响。开始吸烟的年龄越小发生肺癌的危险性越大，反之，开始吸烟的年龄大则发生肺癌的危险性明显下降。而且，随着停止吸烟年限的增长，发生肺癌的危险性明显下降。与吸烟关联最为密切的肺癌为肺鳞癌和小细胞癌。大量的调查研究还表明，吸烟者肺癌的病死率为不吸烟者的 8～20 倍。美国自 20 世纪 80 年代开始大力推行戒烟以来，肺癌的发生率明显下降，证明了吸烟与肺癌发生之间的密切关系。被动吸烟者的肺癌发病率和病死率亦有着与主动吸烟者相同的规律。我国烟民数量极大，多达 3 亿人以上，而且青少年吸烟比例高达 30％以上，因此前景令人担忧。只有提高全民防范意识，积极戒烟，才能有效降低肺癌发病率。

4. 肺癌常见的临床表现有哪些？

肺癌因其发生的位置不同和病理类型不同而症状复杂多样，一般比较轻而隐匿。经常在体检或因其他疾病做 X 线检查时无意发现。常见的临床表现有：

咳嗽：以阵发性、有压迫感的刺激性干咳为多见，并常为首发症状。如合并感染则可以伴有黄痰、发热。

痰中带血或咯血：可以持续性也可见间断性，以血丝痰较多见。

胸痛：常为间歇性深部钝痛，如果癌肿侵犯到胸膜则可出现持续、尖锐、固定部位剧烈的疼痛。

胸闷、气促：由于肿块堵塞或挤压支气管使呼吸通道不畅和痰液引流不畅，常常出现胸闷、气促。

发热：常因支气管部分或完全堵塞引起局部炎症而

发热，在肺癌晚期组织破坏严重也常常出现发热。以反复不愈或持续低热多见。

其他表现：肺癌早期也可以伴有乏力、食欲下降、体重减轻等不特异的表现。

5. 肺癌转移常见的症状有哪些？

肺癌的转移比较容易辨认，不同部位的转移常引起相应的症状。

声音嘶哑，膈肌麻痹和呼吸困难，一侧面部、颈部、上肢和上胸部水肿，心包积液，胸腔积液，骨关节肿痛、病理性骨折。

6. 肺癌的高危人群有哪些？

（1）40 岁以上的男性和 50 岁以上的女性吸烟者，特别是吸烟年×支数/日达到或超过 400/年支的人。

（2）超过 2 周的干咳或有黏液痰，经过一般消炎、止咳治疗无效，尤其是痰中带血者。

（3）有长期慢性咳嗽、咳痰的患者，近期咳嗽性质发生变化。

（4）肺的同一部位反复发生肺炎，甚至肺脓肿。

（5）不明原因突然发生的肺不张，特别是上叶前段的肺不张。

7. 肺癌普查有何意义？包括哪些内容？

肺癌的潜伏期和癌前期一般都要经历几年到几十年的时间，估计一般长达 15～20 年，从原位癌（指癌细胞仅位于支气管黏膜表层，而未累及其他组织）到浸润癌一般也要经过几年甚至十几年。这时一般无症状，称之为“亚临床阶段”。若能在此阶段发现肿瘤或癌前病变，如不典型重度增生，并且及时治疗，就可以挽救病人，达到治愈肺癌的目的。对肺癌的高危人群进行普查可以增加发现早期病人的比例，从而实现早期发现、早期诊断、早期治疗的目标，从而明显提高病人的生存率。

肺癌普查的对象主要为高危人群，一般应包括：

(1)询问包括性别、年龄、吸烟史、家族肿瘤病史、职业接触史、慢性疾病史。

(2)了解一年内有无咳嗽、咯血、胸痛、气促及发热等。

(3)检查项目：胸部X线检查：一般胸透或摄X线片检查，可疑者及时做胸部CT检查。

(4)痰液脱落细胞病理学检查：咳出的痰应在2小时内检查，每天1次，连续3天以上。没有痰时可以用高渗盐水(3%～10%)或5%～10%丙H醇雾化诱导排痰。在痰中查找癌细胞。

(5)纤维支气管镜及活组织检查：当X线检查发现肺部阴影，特别是位于中心而又怀疑为肺癌时，作此检查可以明确诊断及帮助制定治疗方案。

(6)若有浅表淋巴结肿大，则应进行淋巴结活检。

(7)追踪随访，对高危人群应该定期检查，间隔时间以4～6个月为最佳。如果间隔1年，那么在发现时肿瘤很可能已经处于晚期，从而延误了诊断。

8. 怎样才能做到肺癌的早期诊断？

肺癌的疗效、生存质量和生存时间除取决于病理类型和病人的一般情况外，主要取决于能否实现早期发现、早期诊断、早期治疗，其中早期诊断最为关键。由于早期肺癌的临床表现不典型甚至缺乏，因此要做到早期诊断就要在思想上重视，并且要充分认识和了解肺癌的早期症状、体征和X线特征。有些征象在动态观察过程中更会愈来愈典型。特别需要注意的是，对那些普通胸片检查无异常发现的肺癌高危人群，应该每4～6个月复查一次，那么早期诊断是完全可能的。

（王　萍　彭文鸿）

【消化道肿瘤】

1. 消化道肿瘤的分类及常见肿瘤有哪些？

（1）消化道肿瘤的分类：分为良性和恶性肿瘤，由于良性肿瘤较少见，且预后较好，因此临床上对消化道恶性肿瘤更为重视。

（2）消化道恶性肿瘤：包括食管癌、胃癌和结肠癌等，均在人类五大恶性肿瘤之列（五大恶性肿瘤为胃癌、肺癌、肝癌、食管癌和结直肠癌），占成人肿瘤发病率的50％以上。所以，如果经体检排除了消化道恶性肿瘤，则除外了患癌肿的最大可能。

2. 消化道肿瘤如何早期诊断？

消化道肿瘤的早期诊断：消化道肿瘤的早期诊断有赖于病人早就诊和医生进行早期检查。消化道肿瘤的诊断，特别是早期诊断有赖于消化道内镜检查。胃镜检查可以早期诊断食管癌和胃癌等；结肠镜检查可以早期诊断结肠癌和直肠癌等。

（1）食管癌早期常无症状，有如下表现应及时检查。

①吞咽时胸骨后疼痛、不适感；②吞咽时食物过缓、滞留感；③吞咽时咽下哽噎、阻挡感；④体重减轻。

(2)胃癌早期常无表现，出现如下症状应及时检查。

①消化不良；②上腹部疼痛；③纳差、食无味；④体重减轻。

(3)结直肠癌早期粪便隐血可能阳性，出现如下症状应及时检查。

①排便习惯改变：排便次数增加或减少，或里急后重感；②粪便性状改变：腹泻（稀便）或便秘，或腹泻与便秘交替，或黏液血便等；③腹部疼痛；④体重减轻。

（屈昌民）

【甲状腺癌】

什么样的甲状腺包块需要手术治疗？常常有人问：我的甲状腺上发现有包块，那么我需不需要手术？

1. 怎样发现甲状腺包块？

需要正确的检查：正常甲状腺位于甲状软骨下方和两侧，表面光滑，柔软不易触及。正常甲状腺外观不突出。正确的触诊方法如下：①前面触诊：一手指压于一侧甲状软骨，将气管推向对侧，另一手食、中指在对侧向前推甲状腺侧叶，拇指在前缘触诊，配合吞咽动作，重复检查。②后面触诊：方法与前面触诊类似。如手法不正确，则可能把正常的甲状软骨及胸锁乳突肌当成包块，虚惊一场。有时甲状腺包块较小，不易触及，可以选择B超检查。B超是目前检查甲状腺较好的检查手段，价格便宜，无创伤性，非常普及。一般甲状腺包块，B超可以看到，您在体检时，可以要求做B超。

2. 什么样的甲状腺包块需要手术？

在回答这一问题之前，我们将甲状腺的病变作简要概述：常见的甲状腺疾病主要有：甲状腺功能亢进、甲状腺炎、单纯性甲状腺肿、甲状腺腺瘤、结节性甲状腺肿、甲状腺癌等。其中，除甲状腺癌外，均为良性病变。而上述病变中，前三者多表现为甲状腺弥漫性肿大，后三者则表现为局限性包块。

为了便于普通人了解上述病变，我们以一个最主要的特征总结：

(1)甲状腺功能亢进：伴有全身症状的甲状腺弥漫性肿大，T_3、T_4升高。

(2)甲状腺炎：有局部症状的甲状腺弥漫性肿大。

(3)单纯性甲状腺肿：无症状的弥漫性甲状腺肿大，多较巨大。

(4)甲状腺腺瘤：单发的无症状的局部甲状腺包块，质不硬。

(5)结节性甲状腺肿：多发的无症状的局部甲状腺包块，质不硬。

(6)甲状腺癌：单发无症状质硬的局部甲状腺包块。

是否手术，需要具体问题具体回答。总体上说，有2种情况需要手术：①良性甲状腺包块，有压迫症状或保守治疗无效者。如单纯性甲状腺肿压迫气管或甲状腺功能亢进经过长期内科治疗无效。②怀疑恶性或有恶变可能者。如甲状腺腺瘤、结节性甲状腺肿、甲状腺癌。一般来说，多发的、有症状的局部包块恶性的可能性小一些。下列情况需要警惕：①地方性甲状腺肿非流行区的儿童甲状腺结节；②成年男性甲状腺体内的单发结节；③多年存在的甲状腺结节，短期内明显增大；④儿童期曾接受颈部放射治疗者。

【乳腺癌】

1. 乳腺包块有哪些类型？如何区分？

临床上经常见到一些病人，特别是中老年病人说：我发现乳腺上有包块，能否判断是什么性质？

常见的乳腺包块有以下类型：乳腺增生，乳腺纤维腺瘤，乳腺炎及乳腺癌等。基本情况如下：

(1)乳腺增生：多见于30～50岁的妇女，表现为乳房胀痛，在月经前3天左右更甚。为大小不一，圆形、质韧的结节，往往分布在两侧整个乳房。停经后症状多缓解。

(2)乳腺纤维腺瘤：多见于20～25岁的妇女，单发，与雌激素刺激有关。有癌变及肉瘤变的可能，不易与乳腺癌区别。

(3)乳腺炎：多见于产后哺乳期妇女，患者乳房红、肿、热、痛，患侧乳房肿大，可有高热、寒战，腋窝淋巴结肿大。

(4)乳腺癌：大都发生在40～60岁绝经期前后的妇女。表现为单侧乳房内孤立性的质硬肿物，表面不光滑，与周围组织分界不清，一般无任何症状。晚期可于腋窝触及肿大的淋巴结。

我们可以粗略地对乳腺包块作如下概述：①有症状的乳腺包块多为良性；②多发、双侧的乳腺包块多为良性；③无症状孤立性质硬的结节有恶性可能，需要手术治疗。

上述结论只是为了便于记忆的粗浅认识，需要具体问题具体分析，不能一概而论。

2. 如何做到早期发现乳腺癌？

乳腺癌是最重要和最常见的乳房疾病，已成为女性发病率最高的恶性肿瘤。乳腺癌大都发生在 40～60 岁绝经期前后的妇女。是严重影响中老年女性身心健康的重要疾病。但是乳腺癌乳及早发现，是完全可以达到治愈的。如何做到早期发现乳腺癌呢？

(1)乳腺触诊：是乳腺检查的重要内容，是发现乳腺病变的首要途径。中老年妇女可以通过体检及自我触诊方式发现乳腺病变。触诊方法：检查者手指和手掌应平置在乳房上，应用指腹，轻施压力，以旋转或来回滑动进行触诊。检查左侧乳房时右外上象限开始，然后顺时针方向由浅入深触诊，最后触诊乳头。以同样方法检查右侧乳房，但沿逆时针方向进行。

正常乳房呈模糊的颗粒感和柔韧感，青年人乳房柔软，质地均匀一致，而老年人则多呈纤维和结节感。乳房由腺体组织和小叶组成(图 2-15)，当触及小叶时，切勿误认为肿块。当有包块存在时，要注意包块的部位、大小、硬度、活动度等。乳房触诊后应仔细检查腋窝、锁骨上及颈部是否存在肿大的淋巴结。乳腺癌肿块多位于乳腺外上象限，多为单发，无任何症状，大小不一，质地较硬，边界不清楚，活动度差。

(2)B 超检查：方便实用。能清晰显示乳腺各层软组织结构及肿块的形态，对乳腺癌的确诊率达 80%，已成为临床判断乳癌的首选方法。但对于较小的、直径小于 1cm 的乳癌确诊率较低。

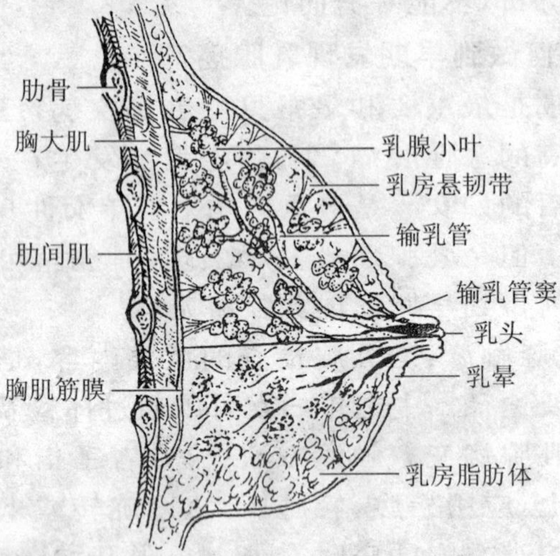

图 2-15　女性乳房(矢状切面)

(3)CT 及 X 线检查:X 线片检查及钼靶胶片检查均有边缘效应,容易检查出较小肿块和微小钙化灶,诊断乳癌正确率可达 90%。CT 能较好显示乳腺如组织各层,分辨率较高。

(4)透照检查及热象检查:因肿瘤组织局部的血液循环及局部温度应用近红外冷光源及热象对乳腺进行检查。上述检查方法具有无创、价廉等特点,适合于普查。但由于假阳性率较高,检查结果仅供参考。

(5)针吸细胞学检查和切除组织学检查:这是一种通过病理检查确诊的检查方法。针吸细胞学检查即应用细针穿入肿块内吸取少量组织,诊断正确率为 80%,但对于直径小于 1cm 的肿瘤不易取到标本。切除活检是将肿块全部切除，切除组织送冰冻病理检查或石蜡病理检查。上述方法直接切除肿物，确诊率很高。

早期乳腺癌较小，触诊不易触及。另外较小的包块不易与乳腺增生和乳腺纤维瘤等良性疾病鉴别。部分病人可能乳腺检查无包块存在，但腋窝淋巴结肿已经转移，表现为腋窝淋巴结肿大，临床称为隐匿性乳腺癌。因此对无痛性腋窝淋巴结肿大，也要引起重视。

（杨鹤鸣）

【宫颈癌】

宫颈癌是常见的妇科恶性肿瘤之一，发病率在女性恶性肿瘤中居第二位，仅次于乳腺癌。据世界范围内的统计，每年大约有 50 万左右的宫颈癌新发病例，我国每年有 13.5 万宫颈癌新发病例，严重地影响了广大妇女的健康和生活质量。现已证明宫颈癌是一种叫做 HPV（人乳头瘤病毒）感染引起的肿瘤，是属于感染性疾病，是可以预防的、可以治愈的疾病，其理由是：认真地普查和随访，积极地处理癌前病变可以阻断病程，预防宫颈癌，特别是宫颈浸润癌的发生。所谓普查是指凡是有性生活史的妇女均需每年进行一次妇科防癌检查，由专科医生例行宫颈细胞刮片检查，通过特殊染色及阅片不但可以发现宫颈的异常细胞，还可以判断有否 HPV 感染，为进一步诊断癌前病变还是宫颈癌奠定了基础。按一般规律，从宫颈癌前病变发现到宫颈癌要经过数年的时间，所以说做好每年一次的防癌检查就可以使宫颈癌前病变的病人得到及时的诊断、及时的治疗，也可以使宫颈癌的病人得到早期诊断、早期治疗。一般地说，宫颈原位癌的治愈率几乎是百分之百。

为了使大家对宫颈癌有一个明确的认识，现介绍一下宫颈癌有关方面的知识。

（1）宫颈癌的病因学：除了前面所介绍的宫颈癌与HPV感染有关外，还要重视其他危险因素，如多个性伴或性伴有多个性伴；早期性行为；患有其他性病者，HIV（艾滋病）感染者；正在接受免疫抑制剂治疗者；吸烟、毒瘾者；有过宫颈病变者（宫颈癌前病变者、宫颈糜烂、宫颈裂伤），以上均是宫颈癌的高危人群。另有研究提示，包皮垢与宫颈癌的发生有一定关系，犹太族妇女的宫颈癌发病率很低，被认为与犹太族男婴出生后即一律行包皮环切术有关，还有研究证实宫颈癌的发生和精神创伤、社会经济状况有关，可能是通过对高级神经系统调节的影响，导致某些方面代谢障碍。

（2）宫颈癌的临床表现：也就是说当妇女出现阴道不正常出血或阴道分泌物增多时必须找医生检查，如同房后的阴道出血或大便干燥时出现的阴道出血，或者妇女已绝经又出现阴道出血，我们均称为不正常的阴道出血。阴道白带增多可发生于阴道不正常出血之前，亦可发生于其后，开始白带量多无特殊味道，如同时伴有感染可有恶臭，如淘米水样，如癌瘤发展至晚期还可出现骶髋部持续性疼痛及腹痛。

简单介绍宫颈癌的治疗，可有手术治疗、放射治疗及化学药物治疗，这要根据病人的具体病情，具体制定治疗方案，病变越早期，治疗效果越好。

（3）预防：前面已讲过宫颈癌是可防可治的疾病，那么我们如何预防宫颈癌呢，主要要做好以下几个方面：

①防癌普查普治：由于宫颈癌瘤形成之前有一个相当长的癌前病变期，在癌瘤形成后发展过程中又有一个相当长的原位癌阶段，利用宫颈细胞刮片检查和其他有关诊查方法，完全有可能在癌前病变及原位癌阶段就可以发现，而在这一阶段的患者，如能及时得到治疗，效果可达100％，所以女同志每年都要进行一次防癌检查。

②积极治疗癌前病变：防癌普查不仅能发现早期癌，还能发现很多癌前病变，如能积极治疗也可以减少宫颈癌的发病率，而且这些治疗损伤小、安全性高、痛苦小，如激光治疗、冷冻治疗以及宫颈环状电挖术等。

③针对有关因素进行防治，降低发病率，如积极地治疗与宫颈癌发病相关的宫颈糜烂等慢性炎症，注意个人性卫生，节制性生活，治疗包皮过长，性交前注意阴茎的清洁，月经期、产褥期禁止房事等。

综上所述，我们坚信只要通过广泛的健康教育，提高人民群众对宫颈癌的认识，一定会战胜宫颈癌这一严重危害妇女健康的疾病。

（王维华）

【卵巢癌】

卵巢恶性肿瘤的发病率在女性常见恶性肿瘤中占2.4％～5.6％。在女性生殖道癌瘤中占第三位，次于宫颈癌和宫体癌。其发生率近年呈上升趋势，至今尚无确切有效的早期诊断方法和预防筛查措施，约70％～80％病人就诊时届已晚期，5年生存率仍在30％左右；病死率已超过宫颈与宫体恶性肿瘤之和。

卵巢癌在早期无明显自觉症状。当疾病进一步发展出现腹部包块、腹水时，常求助于内科医生，而忽略了进行妇科检查，往往已到了晚期。而且即使在这种情况下，由于腹胀、腹水也容易被误诊为结核性腹膜炎或肝硬化。常常抽腹水化验，发现瘤细胞后，到妇科检查才得到明确诊断。

如何做到早期诊断。由于卵巢恶性肿瘤早期无典型症状及体征，故详细询问病史及认真地体检和妇科检查仍很重要。临床如遇可疑的情况，应借助阴道B超和血清肿瘤标记物CA_{125}、CEA、铁蛋白及组织多态抗原联合检测，可提高诊断的可靠性，有助于及早作出诊断。所谓可疑情况，长期不明原因的消化道症状或泌尿道症状，久治不愈的“附件炎”，幼女卵巢增大或绝经后扪及卵巢，以及原可疑为卵巢瘤的迅速增大、固定、变硬。

阴道B超检查，正常妇女月经后1周测卵巢体积（长×宽×高/2），最大不超过$18cm^3$，绝经后妇女不超过$8cm^3$。所以老年妇女作B超检查时，测量卵巢体积大小非常重要。绝经后妇女超声检查卵巢任何一剖面直径≥5cm，体积＞$8cm^3$，同时CA_{125}≥35kU/L，均有剖腹探查指征。老年妇女的卵巢肿瘤主要也以上皮性为主，常见有浆液性乳头状癌、浆液性囊腺癌、黏液性腺癌、子宫内膜样癌及透明细胞癌。在做B超检查时发现囊性卵巢肿瘤，结合上述病理类型和超声特点综合考虑。老年女性卵巢肿瘤在超声检查时，也应观察肿瘤内壁结构、壁厚度、分隔厚度及回声等综合考虑。阴道彩色血流多普勒脉冲指数<1.0 多考虑为恶性，阻力指数<0.4 也考虑为恶性。

（杜建新）

【前列腺癌】

1. 前列腺癌的病因是什么？

前列腺细胞为何发展为癌的原因至今尚未明了。1985 年美国报道认为癌基因是最重要的因素。病毒亦是可能的病因，性激素与前列腺癌的关系是众所周知的，青春期切除睾丸不会发生前列腺癌，抑制雄激素可使前列腺癌消除。有统计青春期性活动与前列腺癌发病有关，青春期性激素过多是助癌因素。统计证明前列腺癌有家族性发病倾向。在环境因素中，现认为镉对前列腺癌的脂代谢和功能重要，加拿大 Alberta 地区有一村庄前列腺癌发病率极高，其饮水中镉含量亦高，值得重视。

2. 如何诊断前列腺癌？

前列腺癌在欧美是男性癌死亡的主要原因之一。我国及日本等国家为前列腺癌低发地区，临床病例较少。前列腺癌起始时常无临床症状，仅能在体检时直肠指诊发现前列腺结节。前列腺癌起始于前列腺外周带，容易摸到。尿潴留和血尿可能和同时伴有前列腺增生有关，癌引起排尿困难和血尿时常属晚期。临床上有相当数目前列腺癌是前列腺增生手术标本病理检查发现的，亦有很多病例因转移症状就医。

前列腺癌的诊断有 3 个要点：原发肿瘤；淋巴结转移；远处转移。

（1）原发肿瘤：直肠指诊发现前列腺结节，经直肠前列腺超声扫描可了解肿物大小及范围，正常前列腺回声均匀，侵及包膜时界限不清。回声改变亦可由于炎症和结石所致，应予鉴别。CT、磁共振（MRI），亦可了解肿瘤的病变范围以及膀胱、精囊、淋巴结的病变。

（2）淋巴转移：淋巴结转移的诊断近年依靠 CT 及 MRI，但不能发现小病灶。

（3）远处转移：静脉泌尿系造影发现输尿管梗阻时，说明肿瘤已侵犯精囊、膀胱颈和淋巴结，并有远处转移的可能。

骨转移常见，仅次于淋巴结。全身核素扫描增强而平片正常应想到是转移。肺 X 线摄像可发现肺转移，常为淋巴管扩散，结节状少见。

血清酸性磷酸酶升高与前列腺癌转移有关，但缺乏特异性。近年用放射免疫测定可提高其特异性。前列腺酸性磷酸酶单克隆抗体，前列腺抗原测定有待提高其特异性。

3. 前列腺癌如何治疗？

前列腺癌的治疗可分为前列腺根治术、放射治疗、内分泌治疗和化学治疗。

（1）根治性前列腺切除术：主要适用于前列腺癌局限在前列腺以内者，但没有已侵犯精囊和淋巴结者经根治手术后获长期生存。以前常用经会阴前列腺切除术，近年普遍采用耻骨后前列腺癌根治术，前列腺癌手术并发症有：阳萎、完全尿失禁、压力性尿失禁、直肠损伤、尿道膀胱吻合口狭窄、另外有切口感染、血栓栓塞、淋巴水肿等并发症。前列腺癌根治术的手术死亡率 1%～5%。

目前较广泛应用的该手术即“保留神经的前列腺根治术”。

（2）放射治疗：对大部分没有转移的病例有效，并可缓解转移性骨痛。

放射治疗的并发症：急性胃肠道反应为30%～40%，常在第4周发生，包括腹泻、直肠不适、里急后重；约5%因而停止治疗，慢性胃肠并发症为慢性腹泻，直肠溃疡、狭窄和瘘道占12%，泌尿系并发症有尿频、排尿困难、血尿。有报道亦可引起尿道狭窄，尿失禁等，亦有外阴和下肢水肿、阳萎等。

（3）内分泌治疗：前列腺细胞的正常代谢功能依赖于雄激素，前列腺内细胞对雄激素的信赖各不相同，癌细胞大多数信赖于雄激素，内分泌治疗直接去除雄激素可抑制其生长。未分化癌及导管癌常不依赖雄激素，内分泌治疗无效。肾上腺分泌雄素烯二酮和脱氢异雄素酮，近年来认为这些雄激素对前列腺癌的发生和发展关系极小。

睾丸切除术：睾丸切除可使血清睾酮从500ng/dl降至50ng/dl，从而有效地阻止了大多数依赖雄激素前列腺癌的代谢，使癌消退。睾丸切除术后可能出现阵发性发热、出汗、阳萎等。

雌激素：无论天然和合成的激素都可通过垂体性腺轴降低睾酮水平，常用已烯雌酚每月1～2mg，可使睾酮达到去睾水平，雌激素连续应用2年以上去睾成为不可逆。

（4）化学治疗：由于前列腺癌70%～80%依赖雄激

素，故优先考虑内分泌治疗，化学治疗常用在内分泌、放射等治疗失败以后采用。

总之，前列腺癌的化学治疗是不理想的，客观肿瘤消退 10％～15％，中间值约 6 个月。

（岳　明）

第二十节　骨质疏松症

1. 什么是骨质疏松症？

骨质疏松症是一种慢性影响骨骼的疾病。骨骼不仅为人体提供支持及保护，而且是人体制造血液的中心。骨骼的主要成分为钙及磷 2 种矿物质。正常的骨骼由外层骨皮质和内层骨髓质所构成，随着年龄的增长，身体逐渐老化，35 岁以后，每年骨质平均减少 1％。骨的新陈代谢功能亦会减慢，骨骼组织的钙质会逐渐流失，骨骼内孔隙变大变多、骨小梁变小、骨皮质变薄、骨密度变小、单位体积骨骼所含的矿物质量减少。正常的骨质减少称为“骨质缺乏”，但若骨质减少的速度加快，骨质变得脆弱而形成骨质疏松并且容易折断，就叫“骨质疏松症”。通常已经患有骨质疏松症的病人都察觉不出有任何症状，待发生骨折后才知道其存在。骨质疏松后最容易发生手腕部、髋部和脊柱骨折。正常骨骼及其结构如图 2-16 所示。

2. 骨质疏松症是如何发生的？

正常骨骼的代谢过程称为“骨骼再造”，就是噬骨细胞溶解骨头与生骨细胞填补骨头的这两个过程不断地周而复始地进行，以维持一平衡状态。35 岁以后，骨溶解

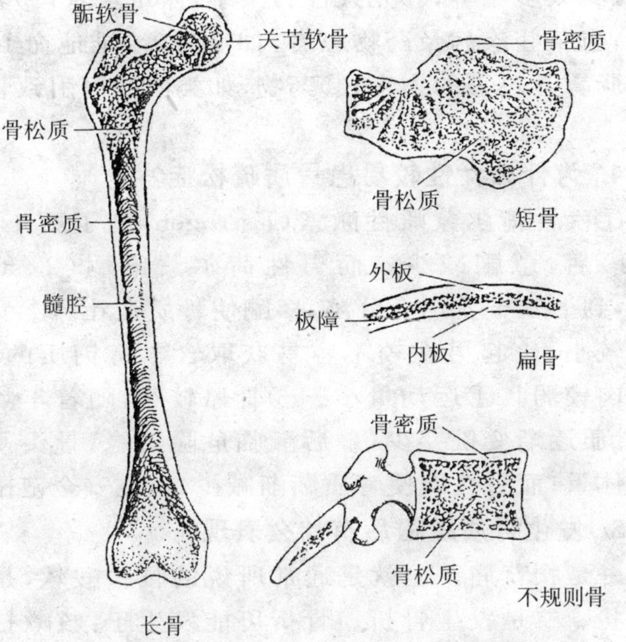

图 2-16　骨骼图

速度逐渐超过骨合成速度，逐渐形成了骨质疏松症。

3. 常见的发病因素是什么？

①年龄增长；②性别：女性患病率是男性的 6～8 倍；③雌激素缺乏，女性过早停经（45 岁以前）或做过手术切除卵巢而导致提早停经；④种族差别，亚裔人及白种人比黑种人更易患此症；⑤缺乏运动；⑥长期摄取钙质不足，偏食或节食的妇女，尤其是不喝牛奶、其他乳制品、豆类及蔬菜，因钙质不足而患上此症；⑦不良饮食习惯，吸烟、

酗酒、喝太多咖啡；⑧先天性骨架小，体重轻者；⑨家族性遗传；⑩某些疾病及药物患者，如洗肾者、维他命 D 缺乏者和肠胃开过刀的人士；⑪药物，如类固醇可引致骨质流失。

4. 为什么女性较易患骨质疏松症？

①女性荷尔蒙雌性激素（Estrogen）到了更年期（约 50 岁）后，急剧减少。而男性荷尔蒙睾酮（Testosterone），到七八十岁仍会分泌，睾酮使骨质强壮。②女性食量比较小，比起男性较不容易获取含丰富钙质的食物。③肌肉较弱。④运动量小。⑤骨骼较小，随着年龄的增长，骨质逐渐变松变少，最后濒临危险边缘，骨头便无法支撑体重；而男性即使骨质渐渐减少，也在安全范围。

5. 发生骨质疏松后有什么表现？

一是腰背痛。也就是通常所说的腰膝酸软，是最见的症状。二是发生骨折。骨折可能发生于：咳嗽打喷嚏时、弯腰抱起小孩时、屈身捡拾东西时、回头转身时。最容易发生骨折的 3 个部位是：手腕部，髋部和脊柱。因此，老年人尤其要注意防止摔倒。还可引起其他症状：如，驼背、脊椎或关节变形、行动能力受限等。

6. 骨质疏松症有哪些常见类型？

原发性骨质疏松症包括①停经后骨质疏松症：停经后女性荷尔蒙分泌减少、副甲状腺功能降低、尿排钙增多；②老年性骨质疏松症：发生于老人、副甲状腺功能亢进、尿液中钙量正常；③继发性骨质疏松症：继发性骨质疏松症病因：胃和（或）小肠切除、双侧卵巢切除、甲状腺病变、副甲状腺功能亢进、肝脏病和（或）肾脏病、无月经和(或)更年期、维生素D摄取不足、癌症化学治疗、重金属中毒(镉、镍、铬)。

7. 如何早期诊断骨质疏松症?

①X线(只有当骨质流失已达40%才看得出);②双光子骨吸收密度仪;③检查血液和尿液的钙与磷浓度;④测定副甲状腺激素值;⑤测定维生素D及其代谢产物;⑥利用钙的同位素作钙的动态评估;⑦测定Osteocalcin(骨骼内的非胶原质蛋白质)。

其中双光子骨吸收密度仪检查血液和尿液的钙与磷浓度简便易行,很多医院都配有双光子骨密度检查仪,费用约120元/次左右。如果测量的骨密度值低于正常值,但没有全身的症状,如腰背痛或骨折,只能诊断为骨质疏松;只有出现了症状,才能诊断为骨质疏松症。

8. 得了骨质疏松症能不能治疗?

骨质疏松症,是可以进行有效治疗的。与其他疾病一样,骨质疏松的治疗包括两部分:一是病因治疗,即“治本”,二是对症治疗,即“治标”。病因治疗;引起骨质疏松的原因很多,治疗骨质疏松首先要去除病因,特别是内分泌及代谢原因引起的骨质疏松,一旦控制住病因,骨质疏松可逐渐好转。所以,在治疗骨质疏松之前,一定要全力找出致病原因及因素,然后有针对性地采取治疗措施。对症治疗:对于老年性骨质疏松,由于骨质疏松与骨骼的衰老有关,因而主要是采取对症治疗,减轻骨质疏松引起的疼痛和不适。对于其他原因引起的骨质疏松,也可在病因治疗的同时,有针对性地治疗疼痛、肿胀、畸形等。

9. 骨质疏松症具体有哪些治疗方法?

预防胜于治疗。防治骨质疏松症的最重要原则是:在年轻时储存最大量的骨质;选用高钙食物;定期做骨密度检查。饮食起居作息要正常,运动要适度,避免危险因子,每日摄取足够的钙质等。

具体的治疗方法有:

①饮食治疗:饮食治疗的关键是合理安排饮食结构。老年人要多食入一些含钙、磷、维生素及蛋白质丰富的食品,以弥补体内与骨代谢有关物质的不足。饮食治疗贵在长期、合理地调节饮食,短时间内暴饮暴食不但对身体无益,反而有害。

②药物治疗:针对老年性骨质疏松体内代谢异常,可以用药物进行调整。如老年性骨质疏松者往往存在骨钙的丢失和某些维生素的缺乏,因而可以服用一定量的钙剂、维生素制剂,来补充体内的不足。

③激素治疗:严格地讲,激素治疗也属于药物治疗,但有其特殊性。老年性骨质疏松治疗所用的激素不同于常用的固醇类激素,而是性激素(如雄激素、雌激素)。性激素可刺激骨骼形成,减少骨质分解,达到治疗骨质疏松的目的。对于女性绝经后产生的骨质疏松,性激素的治疗更为重要、有效。

④体育治疗:体育治疗简称体疗,是通过体育活动,调节全身代谢状态,改善骨骼血液循环状况,增加外力对骨骼的刺激,从而缓解骨质疏松。

⑤物理治疗:物理治疗简称理疗,是将电、光、声等现代化理疗仪器作用于人体及骨骼之上,促进骨骼的合成。

主要包括超声波、超短波、磁疗、热疗等。

⑥心理治疗：心理治疗长期以来不被人们所重视。近年来，人们越来越认识到，各种疾病（包括骨质疏松）的症状轻重与人的心理状态关系密切。心胸广阔、心情愉快、性格豁达者症状往往较轻，治疗效果也好；心胸狭窄、性格怪癖、心情压抑者症状常表现得较重，治疗效果也较差。因此，心理状态的调整日益受到重视。

10. 如果因骨质疏松发生骨折怎么办？

这时候您应该去正规的医院进行治疗。如果是手腕部的骨折，通常需要进行骨折复位，在外面用石膏绷带固定 4 周，4 周左右再拆除石膏进行功能锻炼。如果是髋部骨折，通常是股头颈骨折或股骨粗隆部骨折，对于身体较好，耐受力好一些的老年患者，可采用手术治疗的方法。如经济条件不允许，也可以卧床保守治疗，但容易出现肺炎并发症，有时甚至危及生命，应遵医嘱积极预防并发症的发生。如果发生了脊柱骨折，过去通常采用卧床保守治疗，现在已经发明了新型的微创手术方法，即椎体成形术和球囊扩张后凸成形术。后者在复位骨折的基础上进行骨折的固定，危险性小，效果更佳。其原理是通过皮肤一个很小的切口，插入专用的手术器械，进行椎体骨折复位，后在监视下注入骨水泥，使骨折固定。术后疼痛明显减轻，1～2 天可以下地活动，恢复快，疗效好。

11. 延缓骨量丢失和防治骨质疏松最好的方法和原则是什么？

骨质疏松症的发生是一个渐进的过程，原发性骨质疏松症是随着年龄的增长而发生的；特发性骨质疏松症有人将之列入原发性骨质疏松症范畴。实际上有其特有的因素(如遗传、妊娠、哺乳等);继发性骨质疏松症是由某些疾病或某些原因所致,不论是哪种类型的骨质疏松症,其治疗、预防的原则应是共同的。

(1)延缓骨量丢失或增加骨量:在骨质疏松症的治疗和预防中特别强调年龄段,女性35岁以前为骨量增长期,此后为逐渐丢失,50岁以后呈快速丢失,在骨量增长年龄段我们要尽量使骨峰值加大,并使骨峰值维持较长时间,在骨量丢失年龄段(女性绝经前),应延缓其骨量丢失,在女性绝经后快速丢失时应采用相应的治疗和预防措施(如雌激素替代疗法)。骨量丢失年龄段,女35岁以后,男40岁以后,应想尽办法延缓其骨量丢失,特别注意的是70岁以后的老年人要想通过治疗来延缓骨量丢失很不容易。

(2)预防骨折的发生:骨折是骨质疏松症最严重的后果,所以预防骨折的发生是骨质疏松症的治疗和预防中最重要的,我们采取的措施是使骨峰值达最大,延缓骨量丢失,这是预防骨折发生的最有效的步骤。在摔倒的机会中视力是非常重要的,强调保护视力,使其减少摔倒的机会。中国以及在世界范围内有些地区,由于环境因素影响,摔倒机会多,骨折发生率也高。所以应采取相应的治疗、预防措施,减少其骨折(如增加光疗、紫外线疗、防止滑倒等)。

12. 应该怎样进行补钙,哪些食品富含钙质?

适度钙质摄取。每日钙质摄取建议量:儿童:出生至半岁360mg,半岁至1岁540mg,1～10岁800mg,10～

18 岁1 200mg；成年人：停经前的妇女1 000mg，停经后的妇女1 500mg，男士1 000mg，怀孕期或哺乳中的妇女2 000mg。

含钙质丰富的食物有乳类食品：牛奶、乳酪、酸乳酪、鸡蛋、蛋糕；豆类制品：豆皮、豆腐乳、豆干、油豆腐；海鲜类：含骨小鱼、生蚝、蚌类、虾米。蔬菜植物类：头发菜、紫菜、海藻、芝麻、金针菇、九层塔、咸菜干。

13. 中老年补充钙质会不会为时太晚？

不会。对于儿童来说，摄入足够的钙质可以促进他们的骨骼生长；对于成年人，补充钙质能让他们保持强健骨骼的骨质含量。而在老年人身上，钙质的补充可以阻止由缺钙引起的骨质流失。即使有些骨质的流失已经造成，只要能停止骨质的进一步流失并稳定骨量，也能有效预防骨折的发生。

14. 要预防骨质疏松症，哪些运动最适合？

从促进骨骼健康的角度来看，负重和力量训练是最适合的。游泳尽管是一项有效的防止心血管疾病的运动，却不十分有利于骨骼的健康。而步行虽然是负重运动，但必须快步走或慢跑才能达到健康骨骼的目的，至少要达到每小时 5 公里的速度，最好是每小时 6.5 公里。

15. 防治骨质疏松有哪几个误区？

误区一：全民缺钙，补钙跟着广告感觉走。

由于利益的驱动，众多的补钙产品生产厂家纷纷展开广告攻势，一些企业利用我国人均钙摄入量平均值较低的实际状况，宣扬全民缺钙，宣称通过食补已不能满足人体对钙的需求，提出全民需集中补钙的口号，一时间闹得沸沸扬扬，在此氛围下，很多人争着补钙，补钙保健品遂大行其道。

误区二：在商场、药店通过仪器的简单测试就能确定是否缺钙。

近期发现，在一些大城市的商场、药店中，部分补钙产品生产厂家在免费为消费者测钙，只要挽起袖子，把胳膊往所谓“单光子骨密度测试仪”上一放，就会在计算机里显示出被测试人骨骼的样子，然后测试人员就会告诉您的身体是“轻度、中度或重度缺钙”。

误区三：必须通过吃钙保健品才能迅速补钙。

透过各种各样的广告宣传，传达给对补钙问题感兴趣的人们这样一种信息或暗示：在似乎全民缺钙、人人需要补钙的形势下，通过食补已不足以补充人体需要的钙质，更不要说对业已缺钙体质的钙补充，因此必须集中补钙，通过服用补钙产品才能迅速、完全地补充人体中的钙质，从而摆脱身体缺钙造成的不利局面。

误区四：补钙产品越贵，含钙量越高，吸收率就越高，效果越好。

据调查，目前在市场上销售的各类补钙品，以含纯钙质每克计，零售价格从几角钱至20余元不等。巨额的利润和竞争也带来了生产厂家之间的广告大战，各自宣称自己产品的优点。

误区五：老年人单纯补钙就能防治骨质疏松症。

人到老年对钙的吸收能力会下降，又由于食欲减退、活动减少等原因，容易产生钙摄入不足，加上骨骼中的钙质流失，使老年人容易患上骨质疏松症。再加上历史的原因,多数老年人都经历过动荡饥饿,身子骨并不十分健壮,不少人患有骨质疏松症,如今生活宽裕了,大家更在意身体健康。一些补钙品厂家看中了其中的商机,大做老年人单纯补钙就能迅速治愈骨质疏松症的广告,借以推销自己的补钙产品。

误区六:补钙首选含维生素D的产品。

根据医学原理,维生素D能促进钙质的肠壁吸收和减低结肠的碱性,缺少维生素D是影响钙质吸收的主要因素。因此许多消费者认为,补钙只能选择与维生素D相结合的产品,从而忽视了人体皮下脂肪内含有的活性物质在阳光作用下也能转换成维生素D,过量摄入维生素D反而会抑制体内自身维生素D的生成,甚至造成体内积蕴中毒。

(马华松)

第二十一节 亚 健 康

1. 什么是健康?

"健康不仅仅是没有疾病和虚弱,而且是身体、心理和社会适应的完满状态"。这是世界卫生组织(WHO)给健康的正式定义。WHO对健康确定了如下10条具体的评价标准:

(1)充沛的精力,能从容不迫的担负日常生活和繁重的工作而不感到过分紧张和疲劳。

(2)处世乐观,态度积极,乐于承担责任,事无大小,不挑剔。

(3)善于休息,睡眠好。

(4)应变能力强,能适应外界环境中的各种变化。

(5)能够抵御一般感冒和传染病。

(6)体重适当,身体匀称,站立时头、肩位置协调。

(7)眼睛明亮,反应敏捷,眼睑不发炎。

(8)牙齿清洁,无龋齿,不疼痛,牙龈颜色正常,无出血现象。

(9)头发有光泽,无头屑。

(10)肌肉丰满,皮肤有弹性。

2. 什么是亚健康状态?

依照世界流行的 MDI 健康评估法,对人类死亡危害最大的疾病排序,依次对各大疾病作检测、预报,根据检测状况逐项打分,最终得出总评分。按满分 100 分计,通过世界普查得出如下结果:

85 分以上——第一状态(健康状态)——约占 10%

70 分以下——第二状态(疾病状态)——约占 20%

70~85 分——第三状态(亚健康状态)——至少 60%以上,约 70%。

在 70~85 分段密集了如此之多的人,令医学界尤为震惊,并给予了高度重视,从而掀起世界范围内的"第三状态"研究热潮,在国内则称之为亚健康状态。

亚健康状态目前尚无明确统一的定义,但大体上趋于一致的认识是:

介于健康与疾病之间的一种游离的状态,即不是某种确定的疾病,各种仪器或理化检查也无明显阳性结果,无器质性病变,但有功能性改变,又称"第三状态"或"次健康"。它与脑疲劳有密切关系,有人称为"疲劳综合征”;因其主诉症状多种多样,且不固定,也被称为“不定陈述综合征”。通俗点说,就是在医院检查不出毛病,又自我感觉身体不舒服的情况。

“亚健康状态”是一种动态的变化状态,有可能发展成为第二状态,即疾病,也可通过治疗恢复到第一状态,即健康。“亚健康状态”处理得当,则身体可向健康转化;反之,则患病。因此,对亚健康状态的研究,是下个世纪生命科学研究的重要组成部分。

3. 亚健康到底算健康还是算疾病?

根据世界卫生组织(WHO)对亚健康所下的定义,没有明确疾病也不一定算是健康。后来,《国际疾病和统计分类》又单独列出了一章,叫做“和健康有关的相关问题”,列举了人体无明确疾病但却有种种不适的症状。为了更准确地对这部分人群定位和调研,国内学者将亚健康粗线条地定义为:介于健康和疾病的中间状态,在经县以上中心医院系统检查和单项检查,未发现有疾病,而病人自己确实感觉到了躯体和心理上的种种不适。亚健康并不健康,它属于身体功能失调疾病。当然,它不属于现有的已经明确病因和定义的疾病,但它会诱发这些疾病。因为在亚健康状态,人的免疫功能将大大降低,亚健康往往是一系列疾病的前兆。“亚健康”人群的健康平衡状态已经被打破,但量变还没有到质变的程度而已。

4. 如何界定亚健康?

在2001年的中国亚健康学术研讨会上,医学专家们提出了预防医学的新课题,即“从防病治病,到争取健康。”据专家介绍,我国符合世界卫生组织关于健康定义的人群只占总人口数的15%，与此同时，有15%的人处在疾病状态中。剩下近70%的人处在“亚健康”状态。

那么如何认定亚健康呢？虽然目前对亚健康状态的确认尚未达成共识，但在排除疾病之后，在以下30个项目中，有6项以上者即可初步认定处于亚健康状态。

在以下30个项目中，有6项者即可初步认定处于亚健康状态。

这30个项目是：精神紧张，焦虑不安；孤独自卑，忧郁苦闷；注意力分散，思考肤浅；容易激动，无事自烦；记忆减退，熟人忘名；兴趣变淡，欲望骤减；懒于交往，情绪低落；易感乏力，眼易疲倦；精力下降，动作迟缓；头昏脑涨，不易复原；久站头昏，眼花目眩；肢体酥软，力不从心；体重减轻，体虚力弱；不易入眠，多梦易醒；晨不愿起，昼常打盹；局部麻木，手脚易冷；掌腋多汗，舌燥口干；自感低热，夜有盗汗；腰酸背痛，此起彼伏；舌生白苔，口臭自生；口舌溃疡，反复发生；味觉不灵，食欲不振；发酸嗳气，消化不良；便稀便秘，腹部饱胀；易患感冒，唇起疱疹；鼻塞流涕，咽喉疼痛；憋气气急，呼吸紧迫；胸痛胸闷，心区压感；心悸心慌，心律不整；耳鸣耳背，易晕车船。

5. 为什么会出现亚健康？

造成身体出现“亚健康状态”的原因复杂多样，主要有以下几个方面：

(1)心理失衡：一般认为，心因常起主导作用，即随着现代化生活节奏的加快，社会竞争日趋激烈，人际关系复杂紧张，而使人的心理失衡所致。古人云：万事劳其行，百忧撼其心。高度激烈的竞争，错综复杂的各种关系，使人思虑过度，不仅会引起睡眠不良，甚至会影响人体的神经体液调节和内分泌调节，进而影响机体各系统的正常生理功能。从医学心理学角度讲，可能是由于繁多的社会信息刺激，使人的交感神经长期处于兴奋状态而引起了身体亢奋，久而久之，两种神经的配合失调，从而形成“亚健康”的病理基础，继而产生失眠、恶心、心悸、水肿、气喘等“亚健康”状态或“第三状态”的这些似病非病的状态。由于这是神经功能方面的问题，还没有引起内脏的器质性变化，所以去医院进行常规的检查时往往很难发现。

最近的调查表明，我国上班族中处于“亚健康”状态的人占 49%。医学专家、心理学专家提出，产生“亚健康”状态的根本原因是心理承受能力较差。

(2)情绪低落、以及心理障碍：喜、怒、忧、思、悲、恐、惊是人之七情。过喜伤心，暴怒伤肝，忧思伤脾，过悲伤肺，惊恐伤肾。这些，都会导致亚健康状态。

(3)过度疲劳造成的精力、体力透支：由于竞争的日趋激烈，人们用心、用脑过度，身体的主要器官长期处于入不敷出的非正常负荷状态。

(4)房事过度、繁琐穷思、生活无序。人的精气如油，神如火，火太旺，则油易干；神太用，则精气易衰。只有一张一弛，动静结合，劳逸结合，才能避免内老外伤引发各种疾患。

(5)人的个性特征差异。个体的个性特征差异也常起着特殊作用。具有过高的抱负，敌意感甚强的 A 型行为是造成“亚健康状态”的原因之一。具有这种行为特征的人还容易发生原发性高血压及糖尿病等。

(6)人体的自老化。表现为体力不足、精力不支、神会适应能力降低。

(7)现代疾病(心脑血管疾病、肿瘤等)的前期:在发病前,人体在相当长的时间内不会出现器质性病变,但在功能上已经发生了障碍,如胸闷气短、头晕目眩、失眠健忘等。

(8)人体生物周期中的低潮时期:即使是健康人,也会在一个特定的时期逆时而作。人体在进化过程中形成了固有的生命运动规律——即"生物钟",她维持着生命运动过程的气血运行和新陈代谢的规律。逆时而作,就会破坏这种规律,影响人体正常的新陈代谢。

(9)饮食不合理:当机体摄入热量过多或营养贫乏时,都可导致机体失调。现代人饮食往往热量过高,营养素不全,加之食品中人工添加剂过多,人工饲养动物成熟期短、营养成分偏缺,造成很多人体重要的营养素缺乏和肥胖症增多,机体的代谢功能紊乱。过量吸烟、酗酒等,也可出现这种状态。

(10)环境恶化:①噪声。科技发展、工业进步、车辆增多、人口增加,使很多居住在城市的人群生存空间狭小,倍受噪声干扰,对人体的心血管系统和神经系统产生很多不良影响,使人烦躁、心情郁闷。②高楼、空调。高层建筑林立,房间封闭,一年四季使用空调,长期处于这种环境当中,空气中的负氧离子浓度较低,使血液中氧浓度降低,组织细胞对氧的利用降低,影响组织细胞正常的生理功能。因此,住在高层楼的人们要经常到地面上走走，使用空调时，要及时换气。③大气污染。④长期接触有毒物品等。

(11)气候影响：比如夏季炎热，暑湿较重，加上汗泄过多，人体内耗较大，而且又因贪凉淋雨，或夜卧当风，或恣食生冷，阳气受伤，气机运转无力，更易发生亚健康状态。风、寒、暑、湿、燥、火是四季气候变化中的六种表现，简称六气。"六气淫盛"，简称"六淫"，会对人的健康带来很大的影响。

(12)锻炼不当：生命在于运动，生命也在于静养。人体在生命运动过程中有很多共性，但是也存在着个体差异。因此，练体强身应该是个体性很强的学问。每个人在不同时期，身体的客观情况都处在动态变化之中。如锻炼无章、运动不当，必然会损坏人体的健康。

(13)乱用药品：用药不当不仅会对机体产生一定的副作用，而且还会破坏机体的免疫系统。如稍有感冒，就大量服用抗生素，不仅会破坏人体肠道的正常菌群，还会使机体产生耐药性；稍感疲劳，就大量服用温阳补品，本想补充营养，但实际是在抱薪救火。

(14)外伤劳损、睡眠不足、缺少运动等，也可出现亚健康状态。

6. 如何预防和消除亚健康?

专家们认为对"亚健康"患者来说，最重要的是在于调整、调理。长期以来，社会形成一种共识：身体差了就需要"补"，再加上一些保健品的广告宣传，目前很多人对防治亚健康的理解就是服补品，其实这是错误的。大多数人是由于紧张，压力，再加上营养过剩，代谢失常才促成了“亚健康”。

消除和预防“亚健康”首先要养成良好的生活习惯，劳逸结合，平时注意锻炼身体，适当参加一些户外活动。膳食合理，饮食要少盐、少糖，应多吃些高蛋白的食物，如豆制品等。要多吃新鲜蔬菜、瓜果、鱼等，这样可以补充人体所必需的各种营养物质、维生素和微量元素。同时还要注意不要暴饮暴食或偏食。暴饮暴食会造成消化道器质性病变，偏食会因为缺乏某种营养物质而诱发“亚健康”状态。只要自己引起足够重视，亚健康人群完全可以恢复健康。在此我们应该重申世界卫生组织维多利亚宣言中提到的健康四大基石，即：一要合理膳食；二要适量运动；三要戒烟限酒；四要心理平衡。

（贾海英）